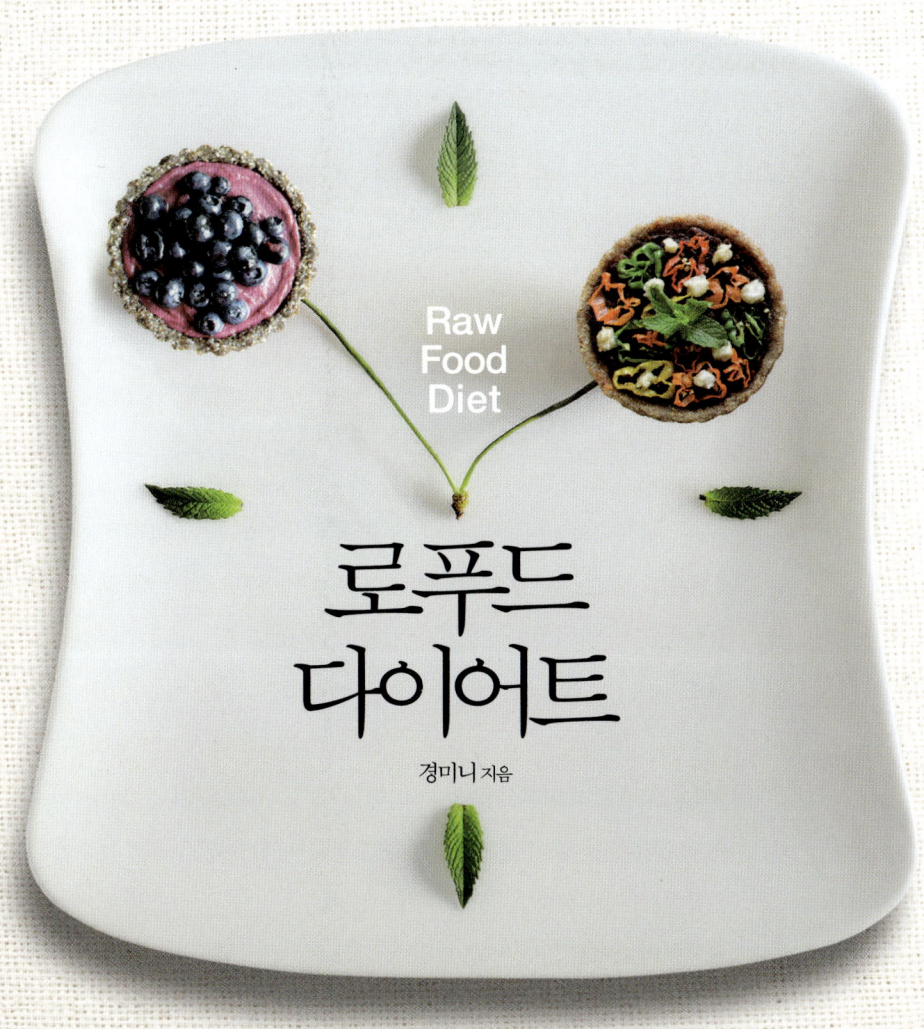

Raw Food Diet

로푸드 다이어트

경미니 지음

국일미디어

시작하는 글

몸과 마음에 선사하는 최고의 선물,
로푸드 다이어트

어떤 계기로든 세상이 달라져 보이는 경험을 하신 적이 있으신가요? 누구에게나 삶의 방식이 변하는 결정적인 순간이 있기 마련일 텐데요. 저에게는 그 순간이 로푸드와 함께 찾아왔습니다. 단지 먹는 게 바뀌었을 뿐인데 삶 전체가 바뀌었으니까요. 내 몸에 존재하던 리셋 버튼이 마침내 눌러진 것처럼 말이죠.

처음 로푸드 다이어트를 알게 되었을 때 로푸드의 효과는 마치 '이것만 먹으면 온갖 병이 다 낫는다'라고 말하는 약장사의 거짓 상술인 것만 같았습니다. 하지만 직접 체험하고 보니 이렇게 좋은데 왜 여태 우리나라에 알려지지 않았을까 싶을 정도로 의아하더군요. 늘 저를 괴롭혔던 체중 감량과 만성피로를 비롯한 여러 가지 문제들이 한번에 해결됐으니까요. 더구나 예쁘다는 말보다 어려 보인다는 소리가 듣기 좋아지는 나이가 되면서, 이십대처럼 보이는 사십대를 훌쩍 넘긴 로푸드 스타들을 보며 더더욱 로푸드의 매력에 빠져들게 되었습니다.

'다이어트'라는 이름을 달고 있긴 하지만 로푸드 다이어트는 한번쯤

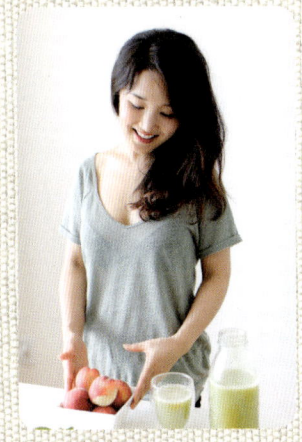

　해보고 포기하는 식의 체중 감량 프로그램이라기보다는 생활 습관 개선 프로그램에 더 가깝습니다. 단기간 배고픔을 참고 살을 빼고 또다시 요요가 오는 식의 다이어트가 아니니까요.

　특히나 식욕조절이 힘든 저에게 있어 원하는 만큼 양껏 먹을 수 있다는 점이 다이어트를 하는 내내 큰 위로가 되더군요. 게다가 여느 건강법과 달리 로푸드의 효과를 보기까지 한 달이 채 걸리지 않았습니다. (일주일의 디톡스 주스 클렌즈 프로그램만으로도 몸이 달라지는 걸 느끼게 됩니다.)

　늘 통통녀였던 제가 언제부터인가 '말랐다'는 낯설고 어색한 이야기를 듣게 됩니다. 자도 자도 졸리고 피곤하고 하루의 대부분을 몽롱하게 보내던 제가 상쾌하게 아침을 시작하지요. 절대적인 수면시간이 줄었는데 짧은 시간에 집중해 일할 수 있습니다. 대학원 공부에 로푸드 관련 일을 비롯하여 책을 쓰는 일까지 다섯 가지는 족히 되는 일들을 동시에 해낼 수 있었던 것도 전적으로 로푸드 덕분입니다. 일정이 빡빡할수록, 정신을 집중하며 일처리를 해야 할수록 더 열심히 로푸드 다이어트를

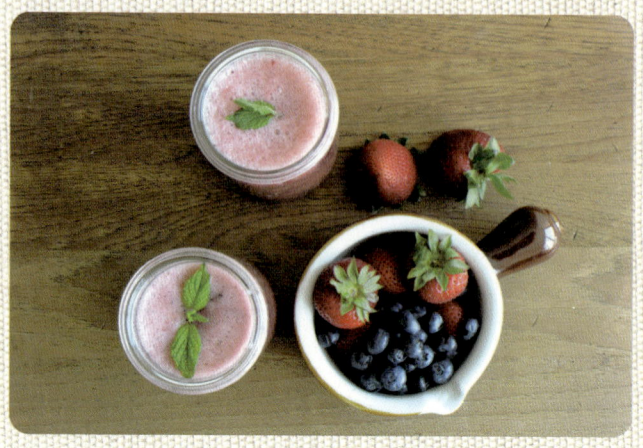

유지합니다. 그렇다보니 저에게 있어 로푸드는 절대 놓을 수 없는 삶의 일부가 됐지요.

로푸드와 관련된 책을 읽다보면 '체중 감량은 그저 로푸드 다이어트가 가져다주는 보너스일 뿐'이라는 말을 자주 봅니다. 살을 빼려다 건강해지고, 피부가 좋아지고 정신이 맑고 몸이 가벼워지면서 최상의 컨디션을 유지할 수 있게 됩니다. 로푸드를 통해 체중 감량에 성공했다거나 여드름이 사라졌다는 이야기는 흔한 경험담일 뿐입니다. 로푸드 식단으로 혈압이 내려가고 당뇨 환자가 인슐린을 끊게 되는 사례까지 있으니까요.

'힐링'이라는 단어가 유행처럼 번지고 과하게 사용되어 식상하기까지 하지만 그만큼 마음의 치유를 필요로 하는 사람들이 많다는 사실을 반증하는 게 아닐까 싶습니다. 하지만 우리 몸을 병들게 하는 음식들을 아무렇지 않게 먹으면서 마음의 치유가 가능할까요? 먹는 게 바뀌면 몸이 바뀌고 마음이 달라지는 법입니다. 마음이 아플수록 삶이 힘들수록 식

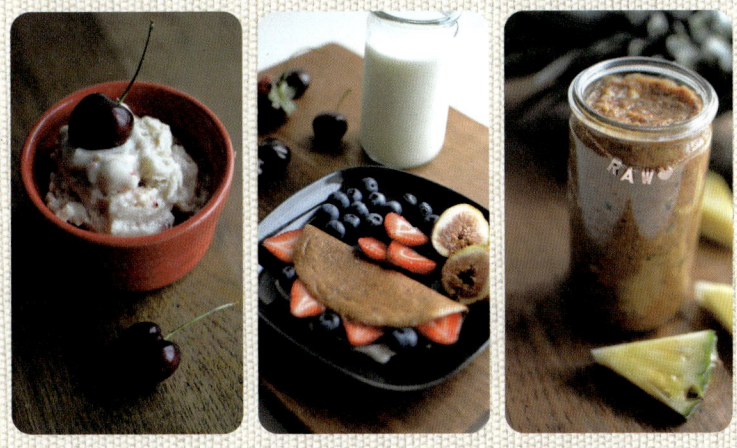

단을 바꾸고 로푸드 다이어트를 시작해보세요.

　나를 가장 사랑하는 방법. 사랑하는 내 몸에 해줄 수 있는 최고의 선물이 '주스 클렌즈' 혹은 '로푸드 다이어트'라고 확신합니다. 그동안 느껴보지 못하던 특별한 '자유로움'을 만나게 되실 테니까요. 반복되는 다이어트 실패로 좌절해 있을 분들은 물론, 책상에 앉아 있는 시간이 많은 수험생들, 직장 스트레스에 몸도 마음도 지친 샐러리맨들을 비롯해 인생을 새롭게 다시 시작하고 싶으신 분들 모두 로푸드 다이어트를 통해 몸 안에 있는 리셋 버튼을 작동시켜보세요!

2013년 뉴욕에서 러헤븐 경미니

추천하는 글

"체중 감량이 최종 목표가 아닌 활기차고 에너지 넘치는 삶을 위하여 도전하는 로푸드 다이어트. 이제 몸무게 걱정 없이 맛있게 먹고 멋진 몸매를 유지하면서 생기 있는 얼굴로 살아봅시다."

— 김태현 박사, 엘리자베스 아덴 코리아 지사장

"로푸드 요리는 자연의 빛과 향기를 우리의 몸과 마음속으로 받아들이는 아름다운 식사법입니다. 사람도 자연의 일부이며 맥동치는 생명력이기에 식물의 에너지는 현대 생활 속에서 오염된 몸과 마음, 영혼의 때를 정화해주는 자연의 선물이라고 생각됩니다. 오염된 음식으로 몸과 마음에 문제가 많은 이 시대에 심신의 디톡스에 도움이 되는 로푸드 책이 나온다는 소식을 듣고 기쁜 마음으로 응원의 메시지를 보냅니다. 러헤븐을 꿈꾸는 로푸드 셰프에게 신의 사랑이 함께 하시길!"

— 이도경, 채식 요리 연구가, 음식 철학가
《자연이 가득한 채식 요리 58》, 《나는 채식 요리사다》 저자

"로푸드, 즉 생채식은 에너지와 생명력이 넘치는 최고의 먹을거리요, 생명체 사랑법입니다. 그러나 막상 로푸드라고 하면 왠지 어렵고 독특한 사람만 하는 것이라고 오해할 수 있습니다. 여기 러헤븐 님께서 그동안 다양한 연구와 체험 속에서 익힌 고급 정보가 있습니다. 《로푸드 다이어트》는 누구라도 쉽게 로푸드의 맛을 즐기고, 건강도 챙기며, 덤으로 아름다운 몸매도 가질 수 있는 일석삼조의 식생활로 당신을 이끌어드릴 것입니다. 21세기의 식생활 혁

명, 로푸드 세계에 당신을 초대합니다!"

— 허진모, 한국니시건강회 원장, 생채식운동본부 대표, (주)한국자연건강회 대표

"처음 책을 받아보고 다이어트 책인 줄로만 알았는데 읽으면 읽을수록 건강한 삶을 위한 노하우가 많이 담겨 있더군요. 이 책에서 소개하는 '로푸드 다이어트'라면 체중 감량 효과와 건강을 동시에 잡을 수 있을 것 같습니다. 잘못된 다이어트 방법으로 건강을 해치는 주변 사람들에게 추천하고 싶네요. 또 잦은 술자리에 몸과 마음이 지친 직장인들에게도 주스 클렌즈 프로그램을 적극적으로 권하고 싶습니다."

— 김진경, 전 한국수출입은행 수석부행장

"《로푸드 다이어트》의 발간을 축하합니다. 뉴욕시에서는 매 급식마다 학생들이 마음껏 이용할 수 있는 샐러드 바를 운영하고 있을 만큼 생채소와 과일에 대한 관심이 증가하고 있습니다. 《로푸드 다이어트》를 통해 한국의 많은 사람들이 채소와 과일의 중요성을 알 수 있길 바랍니다. 다시 한 번 책의 출간을 축하합니다."

— 스티븐 오브리언, 뉴욕시 퍼블릭 스쿨 급식 담당 총 책임자

"로푸드 다이어트는 종종 '여행'으로 비유되곤 합니다. 로푸드의 참맛을 알고 온전한 효과를 보기까지의 과정은 하나의 여행과 같습니다. 또 로푸드를 알아가고 체험하는 과정 속에서 사람마다 느끼고 경험하는 것도 다르니까요.

"《로푸드 다이어트》는 많은 사람들을 건강한 삶을 위한 여행으로 초대하는 계기가 될 것입니다. 제 수업을 통해 수많은 로푸드 선생님들을 배출했지만, 한국인으로서는 미니가 처음이었고 또 학생들 중에서도 가장 활발히 활동하고 있는 만큼 앞으로 그녀의 활동이 무척 기대됩니다. 언젠가 꼭 한번 미니와 함께 한국식 스타일을 가미한 로푸드 수업을 해보고 싶습니다."

— 알리사 코헨, 로푸드 지도자 자격증 과정 'Living on Live Food Program' 운영
《살아 있는 음식을 먹고 살다》, 《모두를 위한 로푸드》의 저자

"기존 미국에서 출간된 로푸드 책들과 달리 《로푸드 다이어트》는 단순히 레시피를 제시하며 로푸드 요리를 가르치는 게 아니라 진정한 로푸드 생활을 경험하고 유지할 수 있도록 실질적인 아이디어를 제시하고 있습니다. 한국은 아직 로푸드가 많이 알려지지 않은 상태라고 들었습니다. 이 책을 통해 한국 사람들도 로푸드의 놀라운 힘을 경험할 수 있길 바라며 조만간 미국에서도 출간되기를 기대해봅니다."

— 제니퍼 콘블릿, 리빙라이트 컬리너리 아트 스쿨 강사
《만들기 쉬운 로푸드》, 《디저트를 위한 생채식》 저자

"가공되지 않은 자연 그대로의 로푸드와 채소가 근간이 되는 식단은 젊음으로 가는 샘이자 대자연과 연결되는 통로입니다. 채소가 중심이 되는 식단은 단순히 식단이 아니라 생활 방식이에요. 로푸드 셰프이자 강사로서 요리하고 로푸드 생활 습관을 가르치는 것은 제 사명이라고 생각합니다. 제 수업을 들

으러 온 학생들은 처음에는 단순히 살을 빼고 싶고 건강해진 느낌을 받고 싶어하지만 프로그램이 끝날 때는 기대했던 그 이상을 얻어가죠. 자연과 가공하지 않은 자연의 음식이 주는 경이로움에 감사하게 되고 소중한 자연을 해쳐서는 안 되겠다는 생각을 하게 됩니다. 로푸드의 힘을 경험한 후 살아 있는 것들에 대한 마음가짐이 달라지면서 결국은 비건 혹은 베지테리언이 되거나 고기를 먹는 걸 줄이게 돼요. 무엇을 먹는지에 따라 여러분 자신이 변할 수 있다는 사실이 너무 놀랍지 않나요? 이런 놀라운 일을 실천할 수 있는 너무 쉬운 방법이 이 책 속에 있답니다."

— 도리스 최, 뉴욕 나탈리아로즈 디톡스 컬리너리 스쿨 강사
《신선한 에너지 요리책》 저자

"우선 《로푸드 다이어트》의 발간을 축하하고 싶습니다. 로푸드는 지구상에 존재하는 그 어떤 음식보다 자연스럽고 또 우리 몸에 꼭 필요한 음식입니다. 가열하지 않은 신선한 생과일, 채소, 너트류, 씨앗류는 인류의 첫 번째 음식이기도 합니다. 로푸드 음식의 주재료이기도 한 과일, 채소, 너트류, 씨앗류를 섭취할수록 우리 몸은 더욱 활기를 띠게 되고 행복해진다는 것을 기억하세요. 몸무게의 밸런스가 유지되며 불필요한 체중은 줄고 무엇보다 피부가 깨끗해집니다. 심지어 질병도 사라지죠. 로푸드를 생활화하는 가장 쉬운 방법은 식단에서 로푸드의 양을 조금씩 늘리는 거랍니다. 아침 식사는 과일로 드시고, 매 끼니에 적어도 한 가지 이상의 과일 또는 채소를 포함시켜보세요. 그리고 저녁 식사에는 꼭 샐러드를 드세요. 마지막으로 《로푸드 다이어

트》를 통해 한국의 많은 사람들이 로푸드를 알게 되길 바랍니다."

― 필립 맥컬스키, 저자, 강연자, 'Vimergy.com' 대표

"나이가 들어감에 따라 모든 사람이 건강에 관심을 갖게 되는 법입니다. 그런데 어떻게 먹어야 할지도 모를 뿐 아니라, 우리가 먹는 음식이 수명은 물론 삶의 질에 어떤 영향을 미치는지에 대해서도 아는 사람이 많지 않습니다. 1938년생인 저는 현재 100% 로푸드 식단을 실천하고 있습니다. 고기, 생선, 유제품은 먹지 않고 오직 과일, 채소, 너트류, 씨앗류, 새싹채소, 해조류를 주로 먹되 섭씨 48도 이상으로 가열한 음식은 어떤 것도 먹지 않습니다. 《로푸드 다이어트》 본문에서도 다루지만 섭씨 48도 이상으로 가열할 경우 효소가 사라지고 맙니다. 이 규칙을 지켜서 제 식사에는 효소가 가득하고 덕분에 소화가 쉽습니다. 자연 그대로의 상태에 가장 가깝기에 효소뿐 아니라 영양소도 잘 보존되어 있고요. 보통은 건조기를 이용해 빵과 크래커를 비롯한 맛있는 메뉴들을 직접 만들어 먹습니다.

여러분의 식사에 로푸드를 더 많이 넣어보세요. 로푸드 위주의 식사를 통해 질병들이 사라진 사례들이 정말 많습니다. 저 역시 로푸드 식사를 유지하면서 혈압과 콜레스테롤 수치가 정상이 되었고 관절염을 고쳤습니다. 저는 에너지가 넘치고 제 나이 또래의 사람들에 비해 십 년은 젊게 느껴집니다. 제 가족 병력이 좋지 않음에도 불구하고 이렇게 건강한 걸 보면 건강에서 유전적인 요인은 그저 일부에 지나지 않는 것 같습니다.

한국 사람들이 《로푸드 다이어트》를 통해 놀라운 로푸드를 알게 되고 또 경

험해 건강한 삶을 살 수 있게 되기를 기대합니다. 모두가 건강하게 장수하기를 바랍니다."

— 미미 컬크, 《살아 있는 생채식》 저자

"인생을 바꾸는 진짜 열쇠가 이 책에 담겨 있습니다. 그녀는 이 책을 통해 세상을 변화시킬 수 있는 기회를 갖게 되고 여러분은 이 책을 통해 그동안 알지 못했던 굉장히 깊고 풍부한 특별한 경험을 하게 될 테니까요."

— 로푸드 트럭 운전사 데이브, 강연자

"책 발간을 축하합니다. 《로푸드 다이어트》를 통해 더 많은 한국인들의 삶이 개선되는 데 많은 도움이 되리라 확신합니다."

— 아리스 라담 박사, 선파이어드 컬리너리 인스티튜트 대표
선파이어드 고메 그랜드 마스터 로푸드 셰프

"MBA 시절부터 지금까지 그녀의 창조적이고 열정적인 활동에 감탄하게 됩니다. 특히나 이번 책의 주제인 로푸드는 낯설면서도 흥미롭네요. 책에서 추천한 로푸드의 장점들이 더 많은 사람들에게 알려지기를 바랍니다."

— 테트 윌린, 현 세종대 경영대학원 교수, 전 시라큐즈 대학 교수

Contents

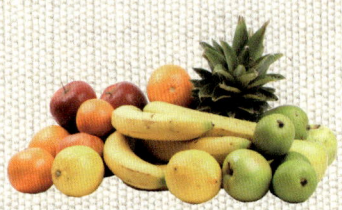

시작하는 글 ··· 002
추천하는 글 ··· 006

Chapter 1
레드카펫의 비밀, 할리우드 유명인사들의 다이어트 비밀 ··· 018

-로푸드를 사랑하는
 할리우드 유명인사 ··· 021
· 케이티 홈스
· 메간 폭스
· 브리트니 스피어스
· 미란다 커

-로푸드 스타의 위대한 탄생 ··· 026
· 비포 앤 애프터 사진으로 스타가 된 안젤라 스토크스
· 97kg 감량에 성공한 인간 트랜스포머의 신화 필립 맥클러스키
· 20대의 젊음을 가진 70세 할머니 미미 컬크
· 로푸드 다이어트로 104kg을 감량한 트럭 운전사 데이브

Chapter 2
다이어트 헤븐! Raw Heaven! ··· 032

-로푸드? 로푸드 다이어트? ··· 035
· 생명력을 가진 살아 있는 음식 로푸드
· 베지테리언? 비건? 로푸드?
· 효소가 살아 있어야 진짜 음식
· 로푸드 다이어트는 배고프다고 징징거리는 세포와의 밀당

-달라도 너무 다른 로푸드 다이어트 ··· 040
· 저칼로리 다이어트의 함정
· 미친 식욕과 폭식증을 잡아라!
· 다이어트 실패 그건 너의 잘못이 아니야!
· 요요 없는 다이어트의 성공 비결 두 가지
· 다이어트 음식의 반란, 이렇게 맛있어도 되나요?

-체중 감량은 보너스!
 Eat Raw, Live Well ··· 047
· 굿바이 만성피로!
· 로푸드 미인은 새벽형 인간
· 어깨가 결리고 몸이 찌뿌둥하다면 로푸드!
· 기분이 좋아지는 PH 밸런스의 비밀

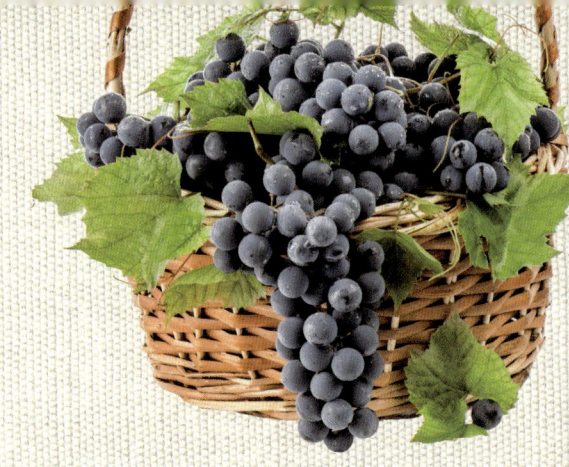

Chapter 3
디톡스와 체중 감량을 한번에! … 054

-디톡스, 다이어트의 시작 … 057
- 살이 잘 빠지는 몸을 만들어야 다이어트에 성공한다.
- 다이어트의 열쇠는 노폐물 배출
- 체중 감량을 위한 에너지를 확보해라!
- 변비가 사라졌어요!
- 소화가 빨리 되는 음식이 곧 다이어트 음식
- 든든한 아침식사는 노폐물 배출을 방해한다?

-디톡스로 해결하는 노폐물의 정체 … 063
- 다이어트 방해꾼 '이스트'를 잡아라!
- 채식주의만으로는 부족하다? 알리사 코헨의 이스트 정복 스토리
- 지구 한 바퀴를 돌아도 빠지지 않는다는 공포의 셀룰라이트

Chapter 4
리셋 유어 바디, 주스 클렌즈 … 068

-나를 가장 사랑하는 방법, 주스 클렌즈가 필요한 이유 … 071

-처음 만나는 자유, 주스 클렌즈 시작하기 … 072
- 주스 클렌즈 준비하기
- 주스 클렌즈 프로그램

-주스 만들기 … 076
- 재료
- 만드는 법
- 맛있는 주스를 만들려면?

-몸에 나타나는 변화에 주목하자! … 080
- 주스 클렌즈 주의사항
- 배출

-주스 클렌즈 보식 프로그램 … 085

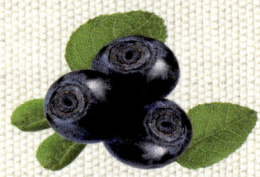

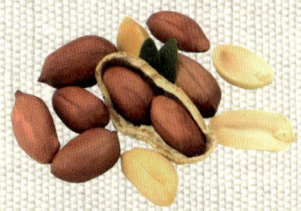

Chapter 5
웰컴 투 로푸드 다이어트! … 088

- 로푸드 다이어트 첫걸음 … 091
- 매일 먹어도 좋은 음식
  VS 제한하면 좋은 음식 … 092
- 일반식을 대신하는 로푸드 … 094
- 푸드 컴비네이션 법칙만 잘 지켜도
  살은 빠진다 … 096
- 대표적인 푸드 컴비네이션 법칙 … 098
- 과일 먹기 노하우 … 101
- 로푸드 다이어트의 시작,
  그린 스무디! … 103
- 그린 샐러드 맛에 눈뜨다 … 105
- 로푸드 요리를 더욱 맛있게 해주는
  로푸드 소스 … 107
  · 캐슈너트 마요네즈
  · 비트 토마토 케첩
  · 과카몰
  · 토마토 살사 소스
  · 호두 바질 페스토
  · 타르타르 소스
  · 아몬드 버터
  · 리코타 치즈
  · 파인애플 잼
- 로푸드 다이어트 하루 식사 패턴 … 113
- 로푸드 다이어트 워밍업 … 117

Chapter 6
나도 로푸드 셰프! … 120

- 고기 없이 고기맛을 내는 재밌는 요리,
  로푸드 … 123
- 골라먹는 재미, 로푸드 쿠킹! … 124
- 장기전을 위해서는
  로푸드 요리가 필요하다! … 126
- 있으면 좋은 로푸드 요리 도구 … 128
  1. 고속 블랜더
  2. 푸드프로세서
  3. 주서기, 녹즙기
  4. 식품 건조기
  5. 테프론 시트
  6. 슬라이서
  7. 줄리엔 필러
  8. 스파이럴
  9. 타르트 틀 또는 컵케이크 틀
  10. 계량컵과 계량 스푼
  11. 스페출라(알뜰 주걱)
  12. 스크래퍼
  13. 너트밀크 백(거름망)
  14. 스피너(채소 탈수기)

- 자주 쓰는 로푸드 재료 … 134
  1. 녹색 잎채소
  2. 뿌리채소
  3. 열매채소
  4. 새싹채소
  5. 생과일
  6. 건조 과일
  7. 너트류 & 씨앗류
  8. 해조류
  9. 아보카도
  10. 코코넛

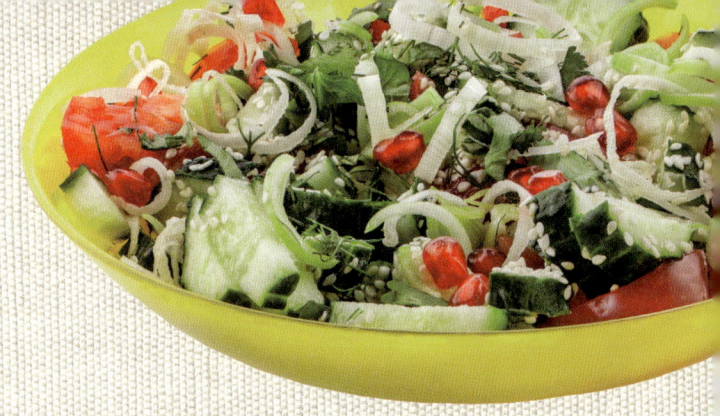

11. 레몬
12. 슈퍼푸드 파우더
13. 오일
14. 허브
15. 간장, 고추장, 된장
16. 아몬드 버터
17. 카카오 버터
18. 뉴트리셔널 이스트
19. 스테비아
20. 아가베 시럽, 메이플 시럽, 생꿀
21. 소금
22. 발사믹 식초

−꼭 알아야 할 로푸드 쿠킹 스킬 … 144
1. 주싱(juicing)
2. 블렌딩
3. 물에 불리기
4. 발아시키기
5. 마리네이팅(Marinating)
6. 건조
7. 생허브잎, 허브 분말 첨가
8. 향신료, 양념 첨가

Chapter 7
로푸드 다이어트 유지하기 … 148

−생각하면서 요리하고
 생각하면서 먹자! … 151
−생채식의 기적 … 152
−로푸드 다이어트에 실패하는 이유 … 153
−습관으로 자리 잡는 데는
 시간이 필요해! … 154
−매일 먹는 '데일리 식단' 만들기 … 155
−100% 로푸드 식단이 아니어도
 괜찮아! … 156
−포기는 금물!
 우리에겐 백업 플랜이 있다! … 157
−로푸드 비중 늘려가기
 VS 100% 로푸드 식단 … 158
−다이어트 노트,
 로푸드 다이어리 만들기 … 159
−내일 먹을 식단을 미리 정해보자 … 160
−내 몸이 보내는 신호에 귀 기울이기 … 161
−깜빡 속아 넘어갈
 가짜 배고픔의 유혹 … 163
−너는 나의 '헝그리백' … 164
−로푸드 단골 재료 너트류
 섭취량 조절하기 … 166
−로푸드 다이어트 Q&A … 168

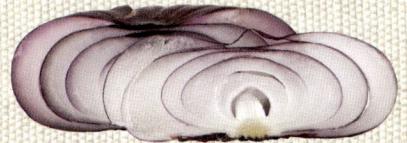

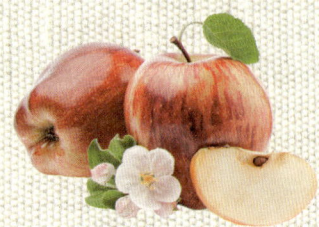

Chapter 8
맛있는 다이어트, 14일 로푸드 다이어트 프로그램 … 180

**-자유로운 다이어트,
로푸드 다이어트 시작하기 … 183**
- 프로그램 시작 전 주스 클렌즈를 해주세요.
- 로푸드 클렌즈 Week 1 프로그램
- 카페인 없는 허브차나 감잎차를 드세요
- 내 맘대로 식단을 구성하는 자유로운 다이어트
- 건조기가 없다면?
- 로푸드 요리할 시간이 없다면?
- 다이어트 중이라는 사실을 잊지 마세요.
- 14일의 기간이 부담스럽다면?

-14일 로푸드 다이어트 프로그램 … 186
-로푸드 다이어트 레시피 … 188

스무디(Smoothie) … 189
달콤쌉쌀 그린 스무디 … 190
하와이안 스무디 … 192
오렌지 파프리카 스무디 … 194
진저 애플 스무디 … 195
망고 스무디 … 196
키위 키위 스무디 … 197
토마토 바질 스무디 … 198
블루베리 스무디 … 199
석류 스무디 … 200
수박 민트 스무디 … 201

너트밀크 셰이크(Nut-mylk Shake) … 202
아몬드 밀크 & 카카오 밀크 … 204
초콜릿 바나나 셰이크 … 206
말캉말캉 카카오 치아씨 푸딩 … 208
퀸 아사이베리 파르페 … 210

수프(Soup) … 212
그린 베지 수프 … 214
호박맛 당근 수프 … 216
아몬드 브로콜리 수프 … 218

브런치(Brunch) … 220
크랜베리 그래놀라 … 222
링링 도넛 … 224
담백한 베이글 샌드위치 … 226
생크림맛 크레페 … 228

샐러드(Salad) … 230
심플 샐러드 … 232
스키니 허브 샐러드 … 234
오렌지 샐러드 & 자몽 샐러드 … 236
당근 누들 건포도 샐러드 … 238
타히니 브로콜리 샐러드 … 240

스낵(Snack) … 242
치아씨 크래커 … 244
새콤달콤 바질 샐러리칩 … 246
치즈맛 당근칩 … 248
코코넛 파인애플 케일칩 … 250
이탈리안 케일칩 … 252

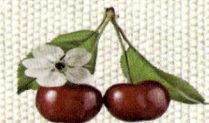

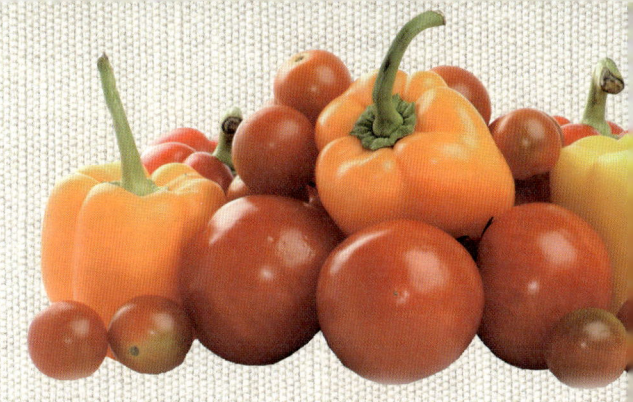

카카오 케일칩 … 254
굴 튀김맛 양송이버섯 칼라마리 & 양파링 … 256

메인 디시(Main Dish) … 258
세 가지 소스맛 오색 라자냐 … 260
핑거 콜라드 랩 … 262
심플 고추장 김밥 … 264
스파이시 미트볼 토마토 스파게티 … 266
알프레도 페투치니 … 268
천사의 맛, 엔젤 누들 … 270
채소꽃 피자 … 272
불고기맛 버섯 피자 … 274
치킨맛 파테 김밥 … 276
새싹 옥수수 토틸라 … 278
두툼 스테이크 버거 … 280
토마토 시금치 타르트 … 282

디저트(Dessert) … 284
스노우볼 … 286
바닐라 마카룬 & 카카오 마카룬 … 288
스파이시 호두 브라우니 … 290
바나나 아이스크림 … 292
핫핑크 비트 크림 케이크 … 294
오렌지 초코 케이크 … 296

부록

–나를 지켜봐 줘!
로푸드 버디 프로젝트 … 301
· 요요와의 전쟁. "뱃살이 생길 틈을 주지 않네요!"
· "똥배가 실종됐어요. 너무 쉽게 빠진 거 아닌가요?"
· "2013년 새해를 주스 클렌즈로 시작했어요!"
· "주스 클렌즈는 붓기를 싹 빼줘서 좋아요."
· "우리 남편이 달라졌어요!" 만성피로와 체중 감량을 동시에!
· 얼렁뚱땅 30일 반쪽 로푸드 다이어트

–주스 클렌즈 전문가들의 경험담 … 321
–처음 맛본 로푸드! 놀라움 그 자체 … 323
–로푸드 뷰티, 홈메이드 마스크팩 … 327
–푸드 컴비네이션과
 로푸드 PH 리스트 … 329

맺는 글 … 330

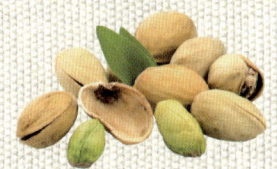

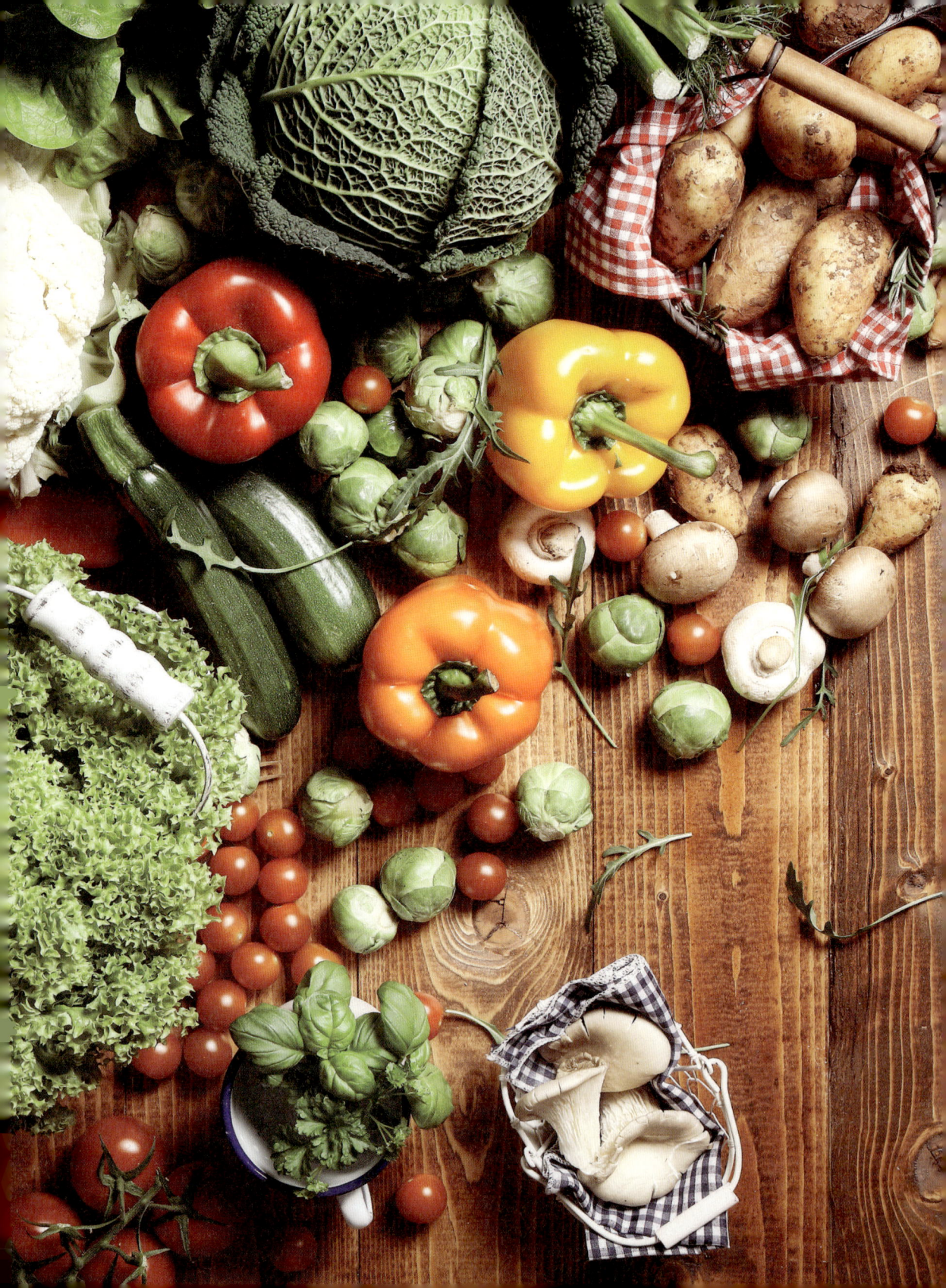

Chapter 1

레드카펫의 비밀, 할리우드 유명인사들의 다이어트 비밀

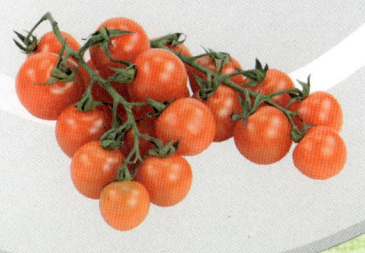

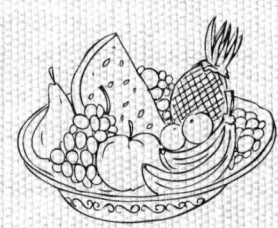

로푸드의 효과는
단순히 다이어트의 차원이 아니었어요.
삶 전체가 달라졌죠.
물론 체중을 감량한 것도 좋았지만
더 큰 수확은 잘못된 식습관 개선을 통해
감정적인 부분까지 달라졌다는 사실이에요.

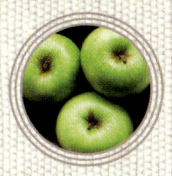

로푸드를 사랑하는
할리우드 유명인사

할리우드에 넘쳐나는 온갖 새로운 다이어트들을 보고 있노라면 할리우드만큼 다이어트에 민감한 곳이 또 있을까 싶습니다. 아카데미 시상식이라도 열리고 나면, 인터넷과 잡지들은 레드카펫 위에서 멋지게 포즈를 잡고 있는 여배우들의 사진들로 도배가 되지요. 그리고 시상식 전에 그녀들이 어떤 다이어트를 했는지 친절하게 알려줍니다. 사실 그녀들의 패션과 스타일보다 더 궁금한 게 다이어트 비결 아니겠어요?

할리우드 유명인사들에게 다이어트는 그야말로 전쟁인 것 같습니다. 그런데 이렇게 치열하고도 유행이 빠른 할리우드에 몇 년 전부터 로푸드 다이어트 바람이 불고 있습니다. 게다가 유행처럼 지나가는 여느 다이어트와는 다르게 로푸드 마니아들이 할리우드에 꾸준히 늘고 있답니다.

"패션은 사라지지만 스타일은 영원하다(Fashion fades, only style remains the same)."

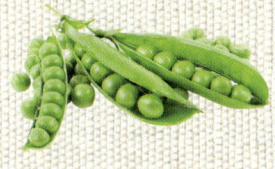

디자이너 코코 샤넬이 남긴, 제가 좋아하는 명언이에요. 이 명언처럼 유행이 빠르게 지나가는 다이어트가 넘쳐나는 세상에서 사라지지 않고 영원히 남을 '스타일' 같은 다이어트가 바로 '로푸드 다이어트'가 아닐까 조심스럽게 기대해봅니다. 그럼 이제 할리우드 스타들의 다이어트에 대해 한번 알아볼까요?

케이티 홈스

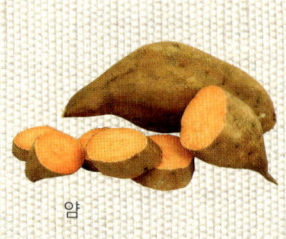
얌

톰 크루즈와의 이혼으로 팬들의 안타까움을 샀던 케이티 홈스의 늘씬한 사진이 화제가 된 적이 있습니다. 케이티가 비키니를 입고 딸 수리와 함께 해변에 있는 사진으로, 평소보다 심하게 마른 모습이었죠. 그녀에게 어떤 일이 있었던 걸까요?

"살을 빼고 싶을 땐 로푸드 채소와 딸기만 먹어요. 당근 수프와 얌(Yam, 서양고구마)을 점심으로 먹고 브로콜리를 저녁으로 먹죠. 간식으로는 아몬드를 한 주먹 정도 먹어요."

케이티는 엄격한 로푸드 다이어트 식단을 유지하면서 체중이 급격히 빠졌다고 합니다. 로푸드 다이어트를 시작해보면 곧 아시게 될 테지만, 로푸드 식단은 그 구조상 살이 빠질 수밖에 없습니다. 더구나 케이티처럼 극단적인 로푸드 식단이라면 더더욱 그렇지요.

메간 폭스

로푸드 식단으로 체중이 너무 많이 빠져 고민했던 섹시 스타가 한 명 더 있습니다. 영화 '트랜스포머'의 여주인공 메간 폭스가 그 주인공이에요. 영화에서 청바지에 탱크탑을 입고 에스 라인의 몸매를 드러내며 고장 난 차의 앞 범퍼를 여는 그녀의 모습은 여자인 제가 봐도 너무 완

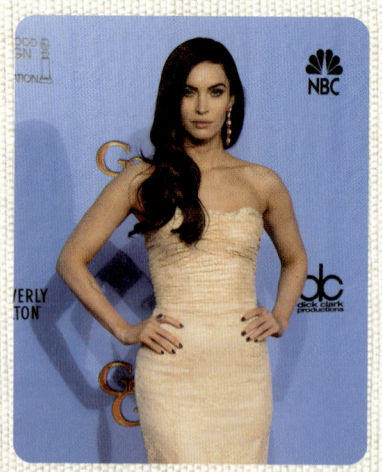

벽했죠. 그런 그녀의 몸매 비결은 로푸드라고 하네요. 한 인터뷰에서 그녀는 날씬한 몸매를 유지하는 비결이 전적으로 로푸드에 있다고 말하면서 '로푸드에 빚졌다'는 표현을 하기도 했답니다.

"살을 빼려고 특정 다이어트를 하지는 않아요. 저는 하루에 다섯 번씩 먹거든요. 다만 항상 건강하게 먹으려고 노력하고 유제품과 빵, 설탕, 커피는 먹지 않아요. 로푸드 과일과 채소 위주로 먹죠. 그런데도 살이 지나치게 많이 빠져 고민이었어요."

그녀는 2010년에 엄격한 비건(Vegan, 동물성 식품을 제한하는 식이요법) 식단을 유지하면서 체중이 너무 많이 빠져 체중을 늘리기 위해 비건식 이외의 메뉴를 식단에 포함시켰다고 합니다. 살이 너무 빠져서 고민이라는 그녀의 인터뷰는 당시는 물론 지금까지도 많은 여자들의 관심을 끌고 있답니다.

메간 폭스의 이야기는 살을 빼기 위해 열량을 줄이고 식사량을 줄인 게 아니라 건강을 위해 로푸드 식단을 유지하자 자연스럽게 체중이 감량됐다는 전형적인 로푸드 다이어트 스토리랍니다. 로푸드 다이어트를 하는 사람들 중에는 체중이 그만 빠졌으면 좋겠다고 하는 경우가 종종 있습니다. 체중이 감량될 것을 걱정해 100% 로푸드 식단을 망설이기도 하죠.

브리트니 스피어스

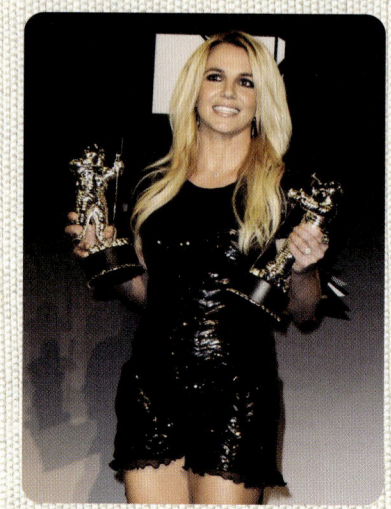

브리트니 스피어스만큼 체중이 들쑥날쑥한 유명인사도 없는 것 같습니다. 몇 년 전 브리트니 스피어스의 '로푸드 다이어트 비포 앤 애프터' 사진이 인터넷을 뜨겁게 달군 적도 있었어요. 원래 몸매를 되찾은 브리트니 덕분에 로푸드 다이어트가 주목을 받기도 했죠. 언론은 그녀의 로푸드 식단을 소개하며 다음과 같이 말했습니다.

"마법의 다이어트 약 같은 건 없었다. 브리트니의 다이어트 비결은 건강한 식습관이었다."

건강한 식습관, 즉 로푸드가 그녀의 다이어트 비법이었답니다. 특별하고 쉬운 다이어트 비법이 없다는 기사 내용에 묘한 배신감이 드시나요? 하지만 로푸드를 알면 알수록, 로푸드의 체중 감량 효과를 직접 경험할수록 로푸드가 '다이어트 비법'이라는 데 동의하게 되실 거예요.

미란다 커

미란다 커는 여성 란제리 브랜드인 빅토리아 시크릿의 모델로 잘 알려져 있죠? 얼굴은 귀여운데 몸매는 섹시한 그야말로 베이글녀의 전형이지요. 영양학 학위가 있을 만큼 건강과 음식에 관심이 많은 것으로도 유명한 그녀의 식단과 다이어트 비법은 다이어트 관련 잡지에 자주 실리곤 합니다. 미란다 커는 영국의 〈더 선데이 텔레그래프〉에 객원 에디터로 참여해 자신의 시크릿 슈퍼푸드를 직접 공개하기도 했습니다.

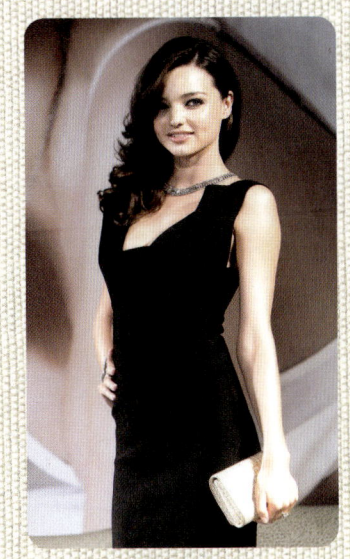

"카카오 파우더와 마카 뿌리 파우더, 아사이베리 파우더, 치아씨 같은 슈퍼푸드 파우더를 스무디나 오트밀에 타서 먹어요. 그리고 노니 주스를 매일 마시죠. 또 리퀴드 클로로필을 물에 타서 마셔요. 클로로필은 알칼리성인데다가 비타민, 미네랄, 아미노산이 풍부하니까요. 간식으로는 생카카오 초콜릿을 즐겨 먹어요. 노화를 막고 밀크초콜릿보다 지방 함유량이 적거든요. 수분이 부족할 때는 천연 음료인 코코넛 워터를 마셔요. 코코넛 워터에는 당분과 지방 성분이 거의 없답니다."

미란다 커가 자주 먹는다는 카카오 파우더, 마카 뿌리, 아사이베리, 치아씨, 노니 주스, 생카카오 초콜릿은 '슈퍼푸드'로 불리는 로푸드의 단골 재료랍니다.

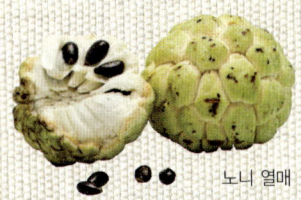

노니 열매

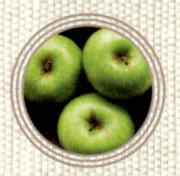

로푸드 스타의 위대한 탄생

비포 앤 애프터 사진으로 스타가 된 안젤라 스토크스

　우리나라에는 로푸드가 이제 막 알려지기 시작하는 단계지만 미국에는 로푸드로 체중 감량에 성공하고 새로운 인생을 찾은 사람들의 후기가 정말 많습니다. 구글에서 '로푸드 비포 앤 애프터(Raw Food Before and After)'란 문구로 이미지를 검색해보면 도저히 같은 사람이라고 보기 힘들 정도의 사진들이 수백 장씩 검색되지요.

　안젤라 스토크스는 로푸드 비포 앤 애프터 사진으로 유명해졌습니다. 그녀의 변화는 말 그대로 너무 드라마틱해 당장이라도 로푸드 다이어트를 시작하고 싶어진답니다. 로푸드 다이어트로 약 73kg을 감량한 그녀의 경험담이 CNN에서 소개되면서 더욱 주목을 받았습니다. 그녀는 로

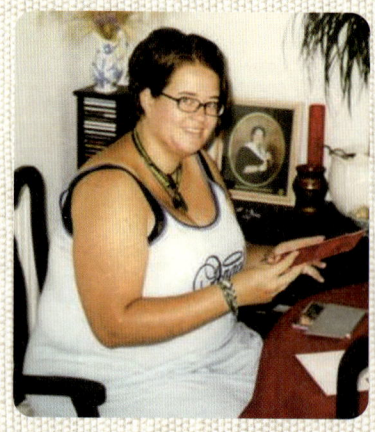
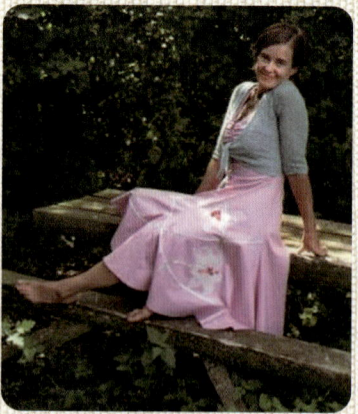

푸드를 통해 그녀처럼 로푸드 식단을 고수하는 지금의 남편을 만났고 100% 로푸드 생활 습관을 실천하고 있다고 합니다.

97kg 감량에 성공한
인간 트랜스포머의 신화 필립 맥클러스키

필립은 로푸드로 인생이 바뀐 로푸드 스타 중 한 명입니다. 그는 로푸드 레시피 책 여러 권의 저자이자 로푸드 강연을 통해 체중 감량 전문가로서 로푸드 생활 습관을 전파하고 있죠. 필립은 CBS 쇼 '더 닥터스'에 출현할 당시 살을 빼기 전에 입던 거대한 청바지를 들고 나와 많은 사람들을 놀라게 했습니다. 필립의 비포 앤 애프터 사진을 보면 다시 한 번 로푸드의 체중 감량 효과에 감탄하게 됩니다.

뉴욕에서 열린 세미나에서 만난 그는 강연 내내 굉장히 차분하고 진지하게 본인의 이야기를 들려줬습니다.

"로푸드를 알기 전 저는 하루에 두 번씩 패스트푸드를 먹었어요. 급기

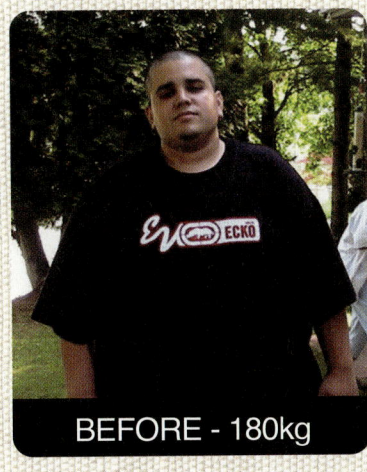
BEFORE - 180kg

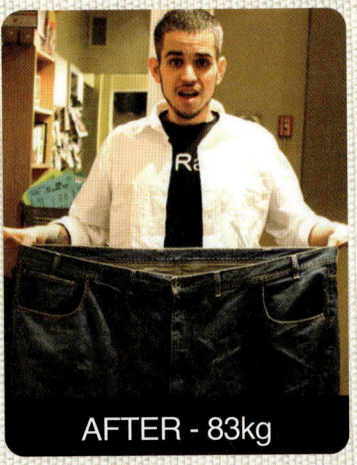
AFTER - 83kg

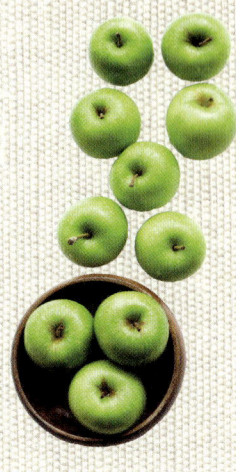

야 체중이 약 180kg으로 늘어났죠. 살을 빼기 위해 서른 가지 정도의 다이어트를 시도해봤지만 모두 다 실패했어요. 결국 위를 절제하는 수술만이 마지막 방법이라고 생각했어요. 하지만 바닥까지 떨어졌던 그 순간 로푸드 다이어트를 알게 됐고 로푸드가 저를 구해줬답니다."

필립은 100% 로푸드 식단을 통해 수술이 아닌 자연적인 방법으로 1년 만에 무려 45kg을 감량했고 그 후로도 총 97kg 감량에 성공했다고 합니다.

"로푸드의 효과는 제게 단순히 다이어트의 차원이 아니었어요. 제 삶 전체가 달라졌죠. 물론 체중을 감량한 것도 좋았지만 더 큰 수확은 잘못된 식습관 개선을 통해 감정적인 부분까지 달라졌다는 사실이에요. 뚱뚱한 외모와 반복되는 다이어트 실패 때문에 항상 우울했고, 불안했어요. 매사에 소심하고 무기력했죠. 하지만 로푸드를 통해 이 모든 것을 멋지게 극복할 수 있었어요. 에너지가 재충전되는 것을 느꼈고 생동감과 행복을 되찾았죠. 세상에 이런 다이어트는 또 없을 거예요."

20대의 젊음을 가진 70세 할머니 미미 컬크

언론을 통해 최강 동안 외모로 주목받는 로푸드 스타가 한 명 있습니다. 미미 할머니가 그 주인공이에요. 미미 할머니는 단순히 '젊어 보인다' 라고

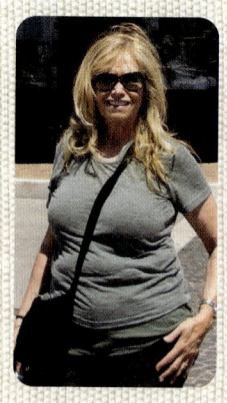 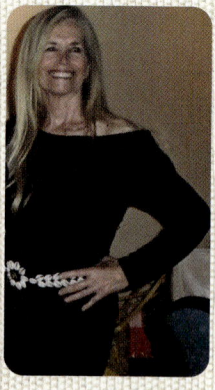

표현하기엔 부족해요. 동안이다 못해 아름답고 또 여전히 섹시하거든요. 그녀는 가장 섹시한 베지테리언을 뽑는 대회에서 우승하면서 주목받기 시작했어요. 50세 이상의 후보 중에 우승자를 가리는 대회에서 70세가 넘은 미미 할머니가 우승을 차지하자 여기저기 앞다투어 그녀를 소개하기 시작했죠.

"2007년부터 로푸드 다이어트를 시작한 후로 100% 로푸드 식단을 실천하고 있어요. 남자친구를 위한 요리를 할 때 맛을 보는 것만 빼고요. 40년간 베지테리언으로 살았지만 어느 순간 식단이 흐트러지면서 관절통이 생기고 혈압과 콜레스테롤 수치가 올라갔어요. 특단의 조치가 필요하다고 생각했죠. 그래서 디톡스 채소 주스를 마시고, 오일 및 지방을 제외한 샐러드를 먹기 시작했어요. 1주일 만에 혈압과 콜레스테롤 수치가 내려갔고, 피부가 좋아지더군요. 그리고 에너지가 넘치는 것을 느낄 수 있었어요. 또 로푸드를 시작하고 노화 과정을 거스르고 있다는 느낌이 왔어요. 로푸드가 굉장히 특별한 힘을 갖고 있다는 것을 직감적으로 느낄 수 있었답니다. 전 이제 체중 걱정은 하지 않아요. 오히려 건강에 더 신경을 쓰죠. 기존 다이어트 방법은 사람들을 요요의 늪에 빠지게 할 뿐이에요. 베지테리언 역시 건강하지 못한 가공 식품을 먹죠. 하지만 로푸드는 달라요. 로푸드를 먹게 되면 우리를 살찌게 하는 가공 식품과 글루텐 음식이 자연스럽게 식단에서 제외된답니다. 하루라도 채소가 식단에서 빠지면 컨디션이 확실히 달라요."

미미 할머니는 그녀의 책에서 말합니다. "나이 먹는 걸 두려워하지 마세요. 희망이 있어요."

그녀가 말하는 희망은 노화를 거스르는 로푸드가 아닐까 싶습니다.

로푸드 다이어트로 104kg을 감량한 트럭 운전사 데이브

세미나를 통해 알게 된 데이브는 로푸드 다이어트를 통해 230파운드(약 104kg)에 달하는 체중 감량에 성공했을 뿐 아니라 대장암과 당뇨를 이겨냈습니다.

"트럭 운전사인 나도 암을 이겨내고 체중을 감량했어요. 여러분도 할 수 있습니다. 희망을 버리지 마세요."

체중 감량 체험담 정도를 기대하고 세미나에 참가했던 저는 데이브에게 가슴 뭉클해지는 이야기를 들을 수 있었어요. 그는 세미나에 참가한 많은 사람들에게 로푸드에 대한 확신을 심어주었습니다.

로푸드 다이어트를 시작하기 전 데이브의 체중은 430파운드(약 195kg)에 육박했고 신장은 제 기능을 하지 못하는 상태였다고 합니다. 소화가 잘 되지 않아 매일 소화제를 달고 살았고요. 뿐만 아니라 고혈압에 대장암 1기였고 당뇨 진단을 받은 상태였지요.

죽음을 앞두고 길어야 1~2년 정도 남았다는 생각을 할 즈음 데이브에게 놀라운 일이 생겼습니다. 트럭 운전에 관심 있는 한 커플을 만난 데이브는 그들에게 로푸드를 소개받았습니다.

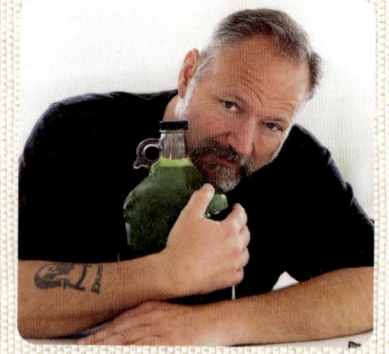

트럭 운전사라는 직업 특성상 데이브는 대부분의 끼니를 운전하는 도중 보이는 음식점에서 때

우기 일쑤였다고 합니다. 대부분 스테이크 하우스였고요. 처음 로푸드에 대해 알게 된 그는 식욕이 워낙 좋아, 로푸드로 자신의 체중 문제가 해결될 거라는 기대는 하지 않았다고 합니다. 하지만 하루 식단 중 신선한 생채소로 만든 주스와 새싹 채소의 섭취량을 늘리고 스테이크 하우스 대신 로푸드 레스토랑에서의 식사 횟수를 늘려가면서 놀라운 일이 생기기 시작했습니다. 제일 먼저 체중이 빠졌고 로푸드 다이어트를 시작한지 6개월이 되었을 즈음에는 끝날 것 같지 않던 당뇨와 고혈압, 대장암과의 싸움에서 벗어나게 됩니다. 로푸드 다이어트가 시한부 인생을 살던 그에게 새로운 인생을 가져다준 셈이지요. 그는 현재 미국 각 지역을 돌며 자신이 경험한 로푸드 다이어트의 놀라운 효과를 강연으로 알리고 있습니다.

어때요? 이정도면 로푸드 다이어트 한번 해보고 싶지 않으신가요? 자, 그럼 지금부터 본격적으로 로푸드 다이어트에 대해 소개해 드리겠습니다.

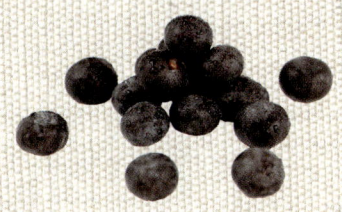

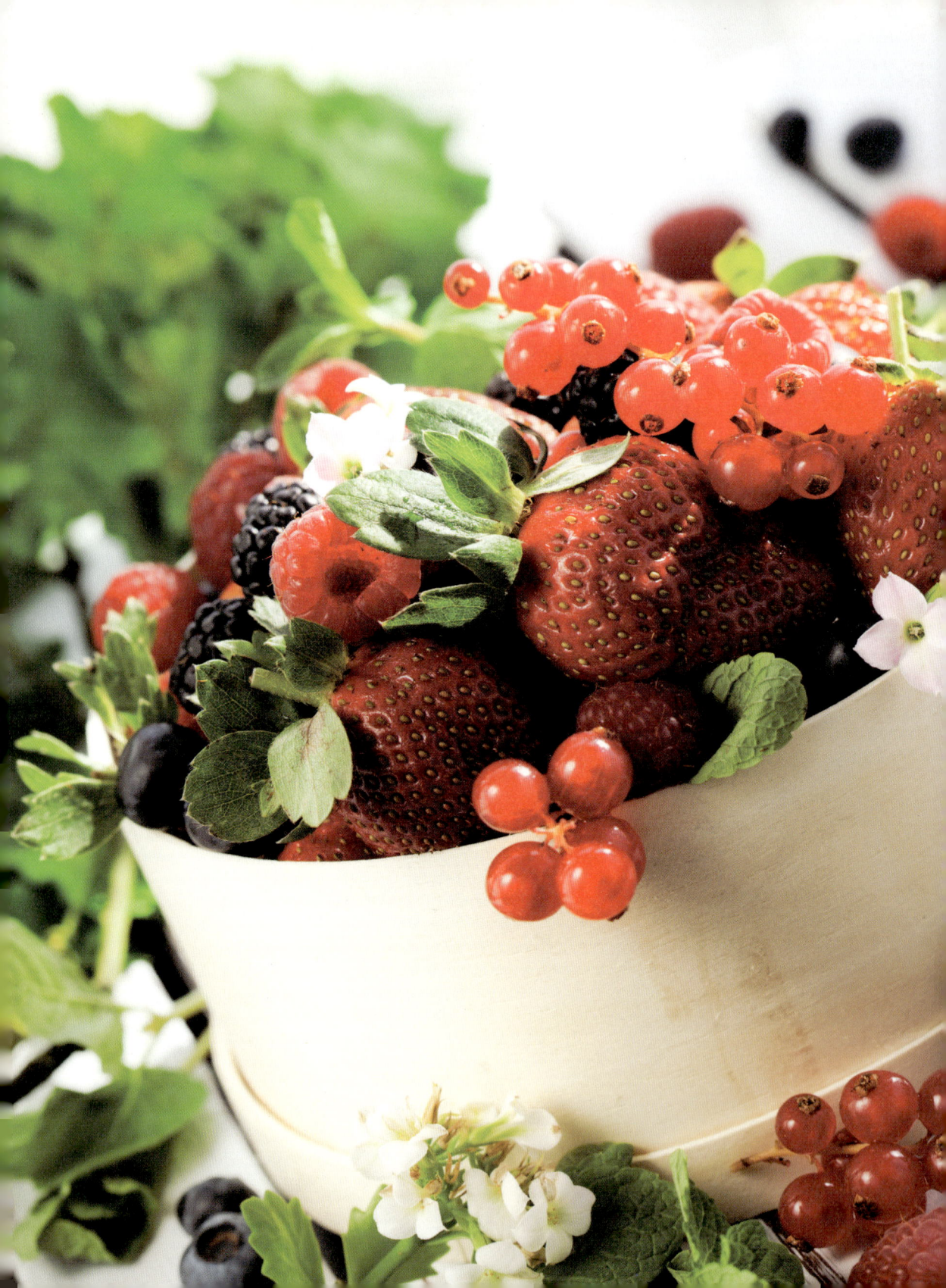

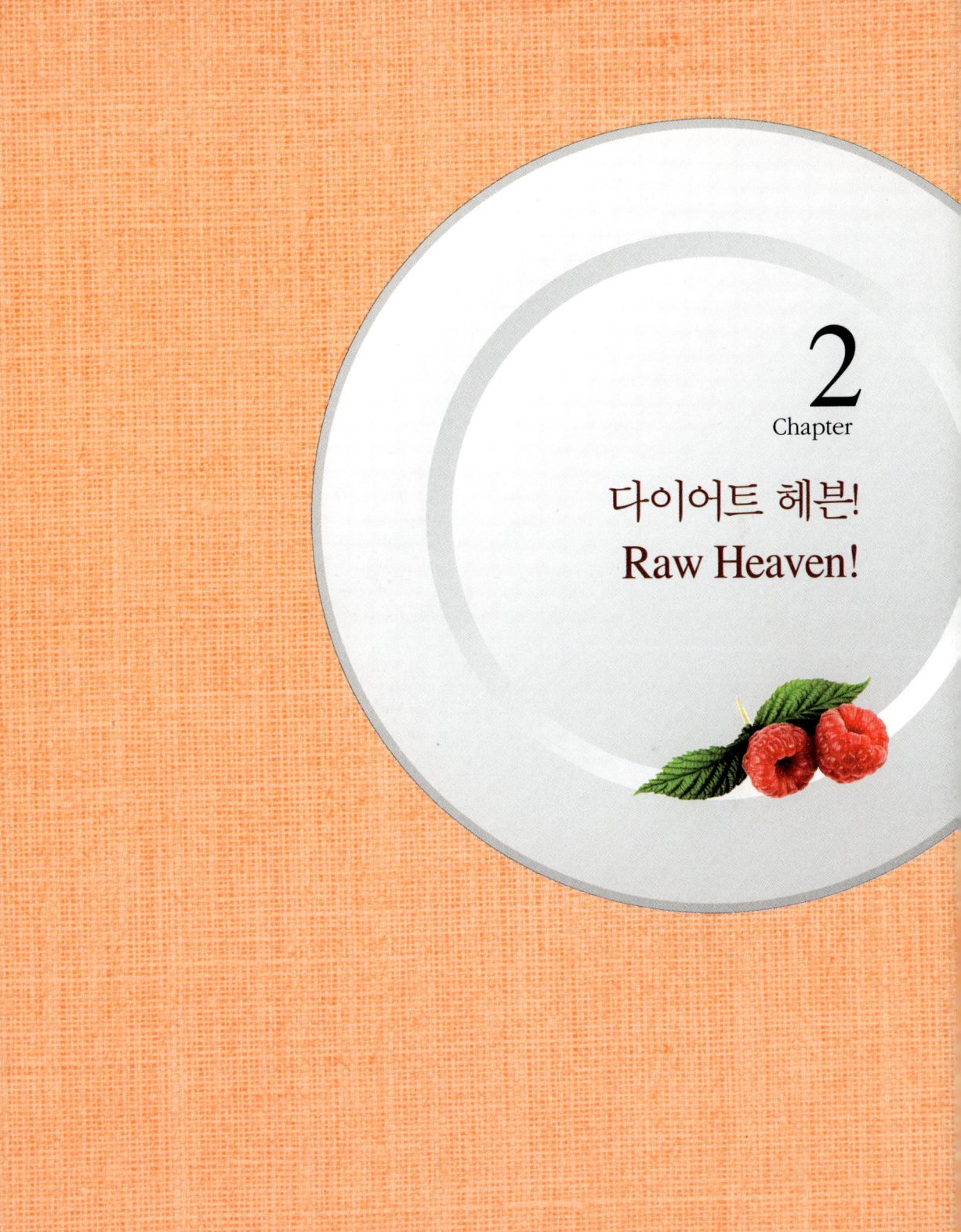

Chapter 2

다이어트 헤븐!
Raw Heaven!

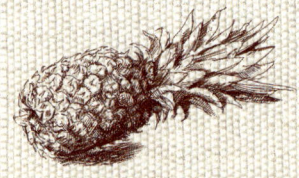

최고의 다이어트 방법의 조건이 뭘까요?
무엇보다 다이어트 프로그램이 건강한 식습관 개선에
초점 맞춰져 있는지를 보는 것이 가장 중요할 거예요.
다이어트 기간 동안에만 반짝 식단을 바꾸는 방법으로는
요요를 피할 수 없으니까요.

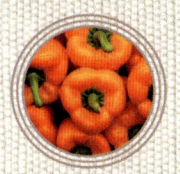

로푸드?
로푸드 다이어트?

생명력을 가진 살아 있는 음식 로푸드

로푸드 다이어트는 가공되지 않고, 조리되지 않은, 자연 상태 그대로의 음식이 가장 건강한 선택이라는 믿음을 바탕으로 합니다. 그렇기 때문에 기름에 볶고 튀기고 굽는 조리법이 아닌, 생채소 그대로 샐러드로 먹거나 즙을 내어 주스로 만들어 먹습니다. 혹은 너트류와 씨앗류, 해조류, 허브, 건조 과일 등을 이용해 일반 요리 못지않은 다양하고 맛있는 메뉴들을 만들기도 합니다.

'로푸드'라고 하면 언뜻 말 그대로 가열하지 않은 날것 그대로의 음식을 떠올리시겠지만 로푸드가 꼭 익히지 않은 날음식만을 말하는 건 아니랍니다. 식품 건조기를 이용해 재료들을 말리기도 하고 따뜻하게 데우기도 하거든요. 집집마다 냉장고를 채우고 있을 소시지와 햄, 통조림 음식, 냉동 만두 같은 '가공 식품' 그리고 파스타, 라면, 빵, 과자 등 밀가루와 설탕을 이용해 만든 정제 탄수화물 음식들을 로푸드의 반대 개념으로 보면 '로푸드'를 이해하기 쉬우실 거예요.

로푸드는 살아 있는 '에너지' 음

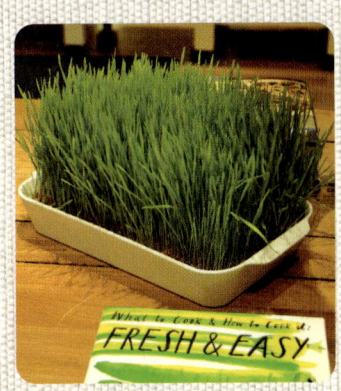

밀싹

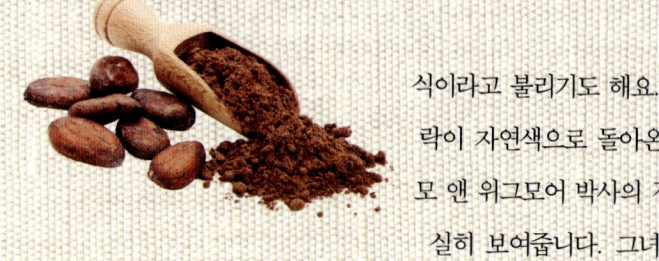

식이라고 불리기도 해요. 로푸드 밀싹즙을 통해 회색 머리카락이 자연색으로 돌아온 일화로 잘 알려진 로푸드 계의 대모 앤 위그모어 박사의 경험담은 로푸드가 가진 생명력을 여실히 보여줍니다. 그녀는 미국 보스톤에 있는 자연건강센터 '히포크라테스 헬스 인스티튜트'를 설립해 로푸드로 수만 명의 사람들을 치료하기도 했습니다.

뉴욕에서 열린 로푸드 엑스포에서 앤 위그모어 박사가 창시한 '리빙 푸드 라이프 스타일'을 접할 기회가 있었어요. 살아 있는 음식인 로푸드에 들어 있는 영양분은 조리된 음식에 들어 있는 것과는 비교할 수 없을 정도로 풍부하다고 합니다. 또 인공적으로 합성된 영양분(단백질 파우더, 비타민 보조제)과 로푸드를 통해 섭취하는 자연 상태의 영양분 사이에는 분명한 차이가 있다고 강조하더군요. 그 차이는 로푸드가 갖고 있는 생명력에서 비롯됩니다. 그녀는 살아생전 이런 질문을 종종 던졌다고 합니다.

"조리된 음식을 먹으며 그저 숨만 쉬며 살아갈 것인가 아니면 로푸드를 먹으며 에너지 넘치는 삶을 살 것인가?"

베지테리언? 비건? 로푸드?

연예계의 대표적인 채식주의자를 꼽자면 이효리, 이하늬, 한가인, 김효진 씨 등을 떠올릴 수 있습니다. 그녀들을 한데 묶어 '채식주의자'라고 말하지만 사실, 이효리 씨와 이하늬 씨는 '베지테리언(Vegetarian)'이라기보다는 '비건'에 가깝습니다. 일반적으로 베지테리언이 고기는 제한하지만 우유와 버터, 치즈 등의 유제품을 먹는 것과 달리 비건은 고기는 물론 유제품도 먹지 않습니다. 철저한 비건들은 꿀벌도 동물로 보고 꿀조차 먹지 않는답니다.

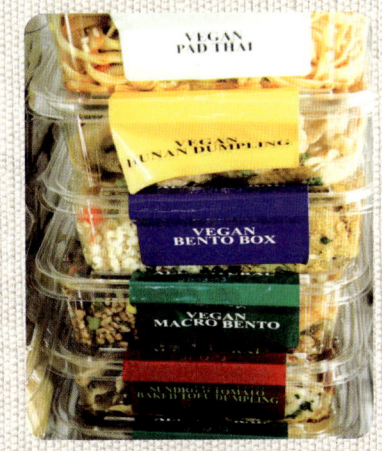

 특히 이하늬 씨 덕분에 '비건'이라는 표현이 많이 알려진 것 같습니다. 이하늬 씨가 출현하는 요리 프로그램 중에 콩고기를 만드는 코너가 있었답니다. 비건은 쇠고기, 돼지고기, 닭고기 같은 동물성 식품을 먹지 않기 때문에 콩으로 고기의 식감을 낸 콩고기를 먹습니다. 그리고 고기로 만든 햄버거 패티 대신 콩으로 만든 콩고기 패티나 채소와 씨앗으로 만든 채소 패티를 넣습니다. 또 우유와 계란을 먹지 않기 때문에 일반 슈퍼에서 파는 마요네즈 대신 캐슈너트로 만든 로푸드 마요네즈를 먹고요.

 비건도 여러 가지로 세분화할 수 있는데, 그중 '러비건(Raw Vegan)'이 있습니다. 러비건들은 비건처럼 고기류와 유제품을 먹지 않는 것은 같지만 러비건들은 섭씨 48도 이상으로 가열한 음식은 먹지 않는답니다. 이하늬 씨가 요리 프로그램에서 선보인 비건 요리는 오븐에 굽거나 프라이팬에 조리하기도 하는 반면 러비건 요리는 오븐이나 가스레인지, 전자레인지를 전혀 쓰지 않습니다. 다만 필요할 경우 섭씨 48도 이하로 온도를 맞춰 '건조기'를 사용합니다. 채소와 씨앗류로 만든 햄버거 패티를 만들 때도 오븐 대신 건조기를 사용하고요. 로푸드 다이어트 식단은 '러비건'에 가깝습니다. 그리고 로푸드 식단을 고수하는 사람들을 '로푸디스트(Raw Foodist)'라고 부릅니다.

효소가 살아 있어야 진짜 음식

로푸드 다이어트를 할 때 채소와 과일은 주로 생으로 먹지만, 건조기를 이용해 열을 가해 '요리'를 하기도 해요. 이 때 건조기의 최고 온도는 섭씨 48도를 넘지 않아야 합니다. 섭씨 48도 이상으로 음식에 열을 가하면 로푸드 다이어트의 핵심이라고 할 수 있는 '효소'가 파괴되거든요. 그러니까 섭씨 48도는 음식 안에 있는 효소가 파괴되지 않는 최고의 온도인 셈입니다. 효소는 섭씨 48도 이상의 온도에 민감하고 섭씨 54도에서는 대부분 사라진다고 합니다. 다시 말해 섭씨 54도 이상 가열된 음식에는 효소가 거의 없다는 얘기지요. 섭씨 54도 이상으로 가열된 음식을 먹게 되면 생명을 유지할 수는 있지만 건강은 나빠지고 에너지는 고갈될 수밖에 없다고 합니다.

효소는 우리 몸에 존재하는 효소와 로푸드 안에 들어 있는 효소로 나눌 수 있어요. 만약 우리가 볶고 튀기느라 효소가 파괴된 음식을 먹게 되면, 우리 몸은 그 음식들을 소화시키기 위해 몸에 있는 효소, 즉 '저축해 놓은 효소'를 써야 한다고 합니다. 효소 은행에서 효소를 갖다 쓴다고 생각하시면 돼요. 효소 은행의 효소양은 제한되어 있고 나이가 들수록 고갈된다고 합니다. 효소 통장 잔액이 줄어들수록 소화력이 떨어지고, 소화되지 않은 음식물들은 몸에 노폐물로 쌓이는 거죠. 그리고 효소가 줄어들수록 병에 걸렸을 때 회복이 더디다고 합니다. 암 환자분들 중에 효소를 드시는 분들이 계신 것도 이 때문이고요.

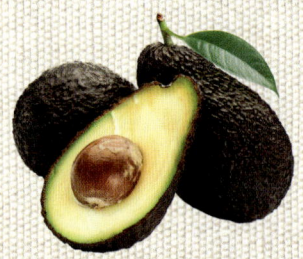

로푸드를 먹어야 하는 이유가 바로 여기에 있습니다. 살아 있는 효소를 갖고 있는 로푸드를 먹으면 음식 자체가 가진 효소로 음식을 소화시킬 수 있기 때문에 몸에 저축되어 있는 효소를 아낄 수가 있거든요. 로푸드의 주요 재료인 생과일, 채소, 발아(현미밥을 하기 전 물에 담궈 씨눈을 틔우는 과정)시킨 씨앗류, 너트류에는 효소가 풍부하답니다.

로푸드 다이어트는
배고프다고 징징거리는 세포와의 밀당

로푸드 다이어트는 왜 살이 찌고 과도한 식욕이 생기는지에 대한 근본적인 물음에서 시작합니다. 음식이 넘쳐 나는 세상에 살다보니 생명 유지를 위해서라기보다는 만족감을 위해 음식을 먹는 경향이 더 크죠. 그렇다보니 열량은 넘치되 영양분은 부족한 아이러니한 상황이 종종 생깁니다. 이미 엄청난 음식을 먹긴 했는데 계속 먹을거리를 찾게 되는 경험 있으신가요? 세포들이 여전히 배고프다고, 영양분이 부족하니 좀 더 먹어달라고 칭얼대는 것이지요. 살을 빼고 무지막지한 식욕을 조절하고 싶다면 우리 몸이 원하는 음식으로 세포의 배고픔을 달래주는 것이 좋습니다. 몸이 필요로 하는 영양분을 제대로 공급해야 식욕이 과도하게 넘쳐 나는 불상사를 막을 수 있답니다.

로푸드 다이어트는 몸에 좋지 않은 우리를 살찌게 하는 음식들을 끊어내는 과정입니다. 로푸드를 먹다보면 우리 몸은 가장 자연스러운 상태에 가까워집니다. 마음 편히 하루 식단 중 로푸드의 비중을 높이는 데만 신경을 써보세요. 식단에 로푸드의 비중을 늘릴수록, 시간이 지날수록, 로푸드 식습관에 익숙해질수록 어느새 불필요한 살들은 사라져갑니다.

기억하세요! 열량은 높지만 영양가 없는 음식은 살찌는 음식, 열량은 낮고 영양은 풍부한 로푸드는 우리 몸이 원하는 다이어트 음식!

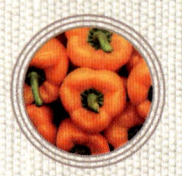

달라도 너무 다른
로푸드 다이어트

저칼로리 다이어트의 함정

다이어트하면 제일 먼저 먹는 양을 줄여야 한다는 생각이 들지 않나요? 저칼로리 다이어트는 '음식 양을 줄이면 우리 몸이 부족한 칼로리를 보충하기 위해 몸 안에 쌓인 지방을 태울 것'이라는 꽤 그럴듯해 보이는 논리에서 시작합니다. 우리 몸이 기계처럼 정해진 시스템 하에 작동한다면야 덜 먹은 만큼 매일 지방이 줄어들겠지만 우리 몸의 대사 과정은 그리 간단하지가 않습니다.

저칼로리 다이어트가 오히려 살을 빼는데 방해꾼이 될 수 있습니다. 굳게 마음 먹고 배고픈 걸 견뎌보지만, 눈치 없는 우리 몸은 평소보다 섭취 칼로리가 줄어든 이 상황을 먹을 것이 없어 어쩔 수 없이 굶주리는 상황으로 인식한다고 합니다. 그리고 저칼로리로 어떻게든 몸을 정상적으로 꾸려보겠다고 초절전 모드와 같은 시스템을 작동하면서 피하 지방 세포의 양을 늘린다고 합니다. 저칼로리 다이어트를 반복할수록 피하 지방 세포의 양은 점점 늘어나고, 특히 엉덩이 부위에 집중적으로 늘어난다고 하네요. 게다가 근육의 양은 줄어들고요. 결국 몸 여기저기 지방은 쌓이고 근육은 줄어드는 최악의 다이어트 결과를 가져오는 셈이죠.

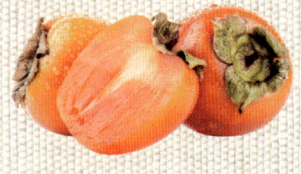

로푸드 다이어트라면 몸이 '기아 모드'로 전환될 걱정은 하지 않아도 됩니다. 먹는 음식이 바뀔 뿐 평소 먹던 칼로리를 그대로 유지하거나 혹

은 그 이상을 먹게 되니까요. 로푸드 다이어트의 핵심은 저칼로리가 아니에요. 로푸드 채소와 과일이라면 마음껏 드실 수 있습니다. 로푸드는 조리된 음식처럼 체중 문제를 일으키지 않기 때문에 칼로리에 연연하지 않고 포만감을 느낄 때까지 편하게 드시면 됩니다.

체중 문제로 고민하는 분들은 식욕 조절이 쉽지 않은 경우가 많으실 거예요. 처음 로푸드 다이어트를 시작할 때 '음식 양에 연연하지 말고 칼로리를 계산할 필요도 없이 마음껏 먹어도 좋다'는 다이어트 법칙은 큰 위안이 된답니다. 다이어트하는 동안 배고픔에 괴로워하지 않아도 된다는 사실 하나만으로도 다이어트 성공에 대한 자신감이 생기는 것 같지 않으세요?

> **Tip**
>
> **로푸드 전문가 프레드릭의 3,000칼로리 하루 식단**
>
> 캐나다에서 로푸드 전문가로 활동하고 있는 프레드릭의 식단을 보면 총 3,000칼로리에 육박합니다. 프레드릭은 보통 아침식사로 오렌지와 망고로 만든 스무디를, 점심식사로는 바나나 12개와 블루베리 스무디 3~4잔을 마신다고 해요. 저녁식사로 오렌지와 살사 소스를 곁들인 시금치 샐러드를 먹고요. 이런 식사를 유지하면서도 그는 다부진 근육질의 군살 없는 몸매를 갖고 있어요. 워낙 강도 높은 운동을 한다지만 매일 3,000칼로리의 열량을 섭취하면서 마른 몸을 유지한다는 건 로푸드 식단이 아니고서야 불가능할 일일 거예요.

미친 식욕과 폭식증을 잡아라!

날씬한 그녀들은 식사를 하다가 어느 순간 수저를 내려놔요. 배가 찼

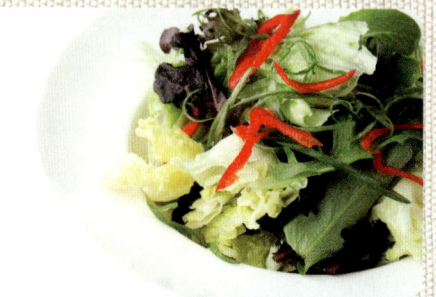

으니 더 이상 먹고 싶지 않다는 당연한 이유 때문이죠. '배가 부르다. 그래서 더 이상 먹고 싶지가 않다.'라는 너무 간단해 보이는 날씬이 비법(?)이 식사량을 제어하지 못하는 사람들에겐 힘들기만 합니다. 다이어트와 요요가 반복될수록 식탐은 더 늘기만 하고요.

저는 배가 고프지 않은데도 불구하고 자꾸 음식들을 떠올리며 '맛 상상놀이'를 하는 경향이 있었어요. 너무 생생하게 그 맛이 느껴지면서 침

> **Tip 폭식증을 해결해주는 로푸드의 비밀**
>
> 살이 찐다는 것은 식습관이 잘못되었다는 신호와도 같습니다. 배가 고파서 허겁지겁 패스트푸드를 먹었는데 오히려 탄수화물이 더 땡기는 경험을 한 적 있으시죠? 영양가는 없지만 열량만 높은 가공 식품을 먹으면 이미 많은 양의 음식을 섭취했다고 하더라도 우리 뇌는 영양분 섭취에 목말라 음식물을 더 먹어야 한다는 신호를 다시 보냅니다. 이런 과정이 반복되다보면 결국 살이 찌게 돼요.
>
> 하지만 우리 몸이 필요로 하는 영양분을 제대로 공급해주면 허겁지겁 음식을 탐하게 되는 일은 생기지 않는다고 합니다. 배고픔을 느낄 때 4대 영양소와 비타민, 미네랄을 고루 갖춘 건강한 음식 '로푸드'를 먹는다면 우리의 뇌는 더 이상 음식을 더 먹어야 한다는 신호를 보내지 않게 됩니다. 또 로푸드 채소와 과일에 풍부하게 들어 있는 섬유질은 부피가 커서 우리 뇌는 소화기관으로부터 포만감의 신호를 빠르게 전달받는다고 합니다. 뇌가 '그만 먹어도 좋다'는 명령을 빨리 내리기 때문에 식욕이 조절되는 것이죠.

이 고이고 먹고 싶다는 욕구가 참을 수 없이 밀려왔죠.

그렇다고 억지로 음식을 끊기는 힘들었어요. 음식을 먹는 즐거움이야 외면한다지만 배고픔은 채워야 하잖아요? 익숙한 식사 패턴이 있기 때문에 갑자기 먹는 양을 줄이면 장기간 이어 나가기 힘든 법이니까요. 배고픔을 억지로 참다가 극에 달하면 결국 그 욕구가 폭발해 다이어트 실패로 이어질 위험이 큰 것도 사실이었고요.

그래서 저는 충분히 먹되 배를 채우는 음식을 로푸드로 한정했어요. 로푸드가 익숙해지면서 배고플 때 로푸드 음식들이 머릿속에 떠오르는 신기한 경험을 하게 됐죠. 화식(Cooked Food, 조리 과정 중 효소가 파괴된 음식.)을 먹고 싶다는 생각이 완벽하게 없어진 건 아니지만 조금씩 로푸드 음식을 '맛있다' 고 느끼게 되더라고요. 폭풍식욕은 자연스럽게 사라졌고요.

로푸드 식단에 익숙해진 지금은 예전처럼 하루 종일 떠오르는 음식 생각이나 식사량 조절 때문에 힘들어하지 않아요. 음식을 앞에 두고 '살찌니까 먹으면 안 돼' 라고 끊임없이 나 자신과 싸우며 머릿속으로 칼로리 계산을 하지도 않고, 매일 맛있는 음식을 배불리 만족스럽게 먹지만 체중 고민은 더 이상 하지 않는답니다.

다이어트 실패 그건 너의 잘못이 아니야!

현대인에게 음식은 배를 채우기 위한 수단이라기보다는 점점 더 즐거움의 대상이 되어가는 듯합니다. 그렇다 보니 몸에 좋지 않은 걸 알면서도 종종 과식을 하게 되고요. 음식 앞에 무너지는 나약한 자신의 모습에 괴롭고, 반복되는 다이어트 실패에 지칠 대로 지친 분들 많으시죠? 즐거

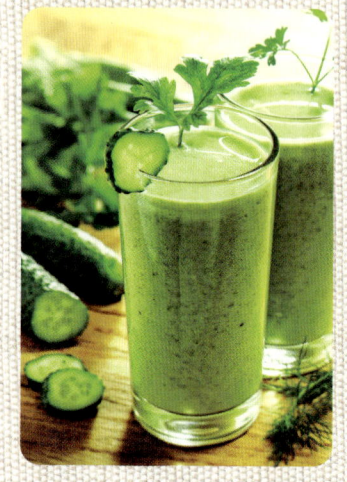

움을 안겨주는 '맛있는' 음식 앞에 무너지는 건 어찌 보면 너무나도 인간적이고 자연스러운 일이 아닐까 싶어요. 맛있는 음식을 외면하는 다이어트 방법에 성공하지 못하는 건 우리의 잘못이 아닙니다. 우리에게 잘못이 있다면 그저 건강한 음식들을 먹고 '맛있다'고 느낄 경험을 하지 못한 것뿐이죠.

그린 스무디의 대모로 불리는 '빅토리아 부텐코'는 그의 책 《그린 포 라이프》에서 이렇게 말합니다.

"평생 패스트푸드와 가공 식품을 먹다보니 우리의 입맛은 마비되어 있어요. 가공 식품을 먹느라 채소의 '맛'을 경험할 기회조차 갖지 못했죠."

배가 고플 때 어떤 음식이 먼저 떠오르시나요? 신선한 로푸드 채소가 떠오르는 사람은 거의 없을 것 같습니다. 먹어보고 즐겨봤어야 맛있다는 것도 알 수 있으니까요.

하지만 이제 로푸드 다이어트를 하면서 익숙해지시면, 우리 몸이 가장 좋아하는 음식인 채소가 얼마나 맛있는지 깨닫게 되실 거예요. 뿐만 아니라 음식이 주는 즐거움도 충족할 수 있게 돼요. 건강한 다이어트 음식을 통해서 '먹는 즐거움'까지 충족된다면 다이어트 성공은 그리 멀지 않답니다. 로푸드 식단이 몸에 습관으로 자리 잡아갈수록 이미 군살들은 사라지고 없을 테니까요.

요요 없는 다이어트의 성공 비결 두 가지

최고의 다이어트 방법, 그 조건이 뭘까요? 제 생각에는 무엇보다 다이어트 프로그램이 건강한 식습관 개선에 초점이 맞춰져 있는지 여부가 가장 중요할 것 같아요. 다이어트 기간 동안에만 반짝 식단을 바꾸는 방법으로는 요요를 피할 수 없으니까요. 심지어 많은 분들이 식욕억제제 같은 다이어트 약과 주사, 변비약, 이뇨제처럼 건강을 해치는 방법들로 살을 빼기도 했어요. 살이야 조금 빠질 수 있다고 해도, 몸 상하는 건 어쩌시려고요. 올바른 방법으로 다이어트와 건강을 함께 챙기셔야 합니다.

두 번째로 다이어트 음식은 무조건 맛있어야 합니다. 1주일만 참고 견디자는 심정으로 옥수수나 닭 가슴살을 질리도록 드신 적 있으신가요? 1주일 후엔 어떤 음식을 드실 거죠? 다이어트 하기 전의 식단으로 다시 돌아간다면 요요가 오는 건 너무 당연하지 않을까요? 다이어트 기간 동안 먹는 음식은 다이어트 기간이 끝난 후에도 먹고 싶을 만큼 맛있는 음식이어야 합니다. 먹고 싶은 걸 참는 일시적인 방법으로는 장기적으로 다이어트에 절대 성공할 수 없으니까요. 즉 식생활 전체가 바뀌지 않는 한 빠진 체중은 절대 유지될 수 없습니다. 가장 먼저 입맛이 변해야 합니다. 우리 몸이 원하는 건강한 음식들이 '맛있다'는 경험을 해야 하고 배가 고플 때 자연스럽게 건강한 음식이 떠올라야 합니다.

다이어트 음식의 반란, 이렇게 맛있어도 되나요?

'로푸드'라고 하면 녹즙과 현미 생식을 떠올리시는 분들이 많으실 거예요. 녹즙과 현미 생식이 로푸드인 것은 맞지만 '로푸드 요리'와는 차이가 있어요. 생식과 녹즙은 맛은 좀 없지만 건강을 위해 먹는 '약'에 더 가깝지 않나요? 녹즙이나 생식과 달리 로푸드 요리 메뉴는 일반 요리들처럼 보기에도 예쁘고 먹음직스럽죠. 로푸드 요리는 생식이 가진 장점인 효소, 파이토케미컬, 식이섬유, 비타민, 미네랄, 항산화 성분 등을 섭취하면서 일반식처럼 즐길 수 있습니다. 그렇기 때문에 다이어트를 하면서도 음식이 주는 즐거움을 포기하지 않아도 된답니다. 더욱이 로푸드 요리의 맛에 익숙해질수록 미각이 살아나다 보니 먹는 즐거움이 더 커지기도 한답니다.

미국의 디톡스 다이어트 방법 중에 '더 레드카펫 클렌즈'라는 프로그램이 있어요. 이름만 들어도 레드카펫의 그녀들처럼 날씬해질 것만 같지 않나요? 이 프로그램의 식단은 100% 로푸드예요. 그린 주스, 코코넛 워터, 과일로 만든 바닐라 푸딩, 아몬드 밀크에 망고, 케일, 시나몬을 넣어 만든 스무디, 허브와 채소로 만든 샌드위치 등으로 구성되어 있어요.

어떠세요? 이런 음식이라면 다이어트를 하면서 잘 참고 이겨낼 수 있을 것 같지 않으세요? 실제로도 정말 달콤하고 맛있어요. 다이어트 메뉴가 맞나 싶을 정도로 말이죠. 더 레드카펫 클렌즈의 식단은 로푸드가 생소한 사람에게는 특별하게 보일 수도 있겠지만, 로푸디스트 입장에서 보면 쉽게 집에서 만들어 먹을 수 있는 간단한 요리일 뿐이랍니다. 여러분도 이 책을 통해 '주스 클렌즈'는 물론 로푸드 요리로 구성된 디톡스 프로그램을 혼자서 하실 수 있게 됩니다.

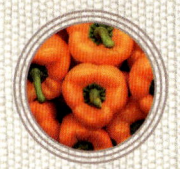

체중 감량은 보너스!
Eat Raw, Live Well

굿바이 만성피로!

로푸드를 알기 전까지 저는 아침마다 잠에서 깨는 게 전쟁이었고 자리를 털고 일어나는 것 자체가 고역이었습니다. 언제부터인가 알 수 없는 만성피로에 삶은 무료해지고 하루하루가 힘들었고요. 하루 중 대부분의 시간이 몽롱하고 졸렸던 것 같아요. 잠이 부족한가 싶어 수면시간을 늘려보지만 피로는 그대로였어요. '크게 스트레스도 없고 술 담배도 안하는데 내 몸은 왜 이럴까?' 회식과 야근에 찌든 4~50대 아저씨도 아닌데 말이죠. 항상 이랬던 건 아니지만 주기적으로 저런 증상을 겪었어요. 병원에 가봐야 무리하지 말고 스트레스를 줄여보라는 말뿐이었죠.

로푸드와 관련된 책을 읽고, 만성피로와 어깨 결림, 부종 등 저를 괴롭혔던 증상들의 원인이 몸에 쌓인 노폐물 때문이라는 사실을 알게 됐어요. 식단에서 로푸드의 비중을 점점 늘렸고 정말 신기하게도 모든 증상들이 점차 사라지더라고요. 완전히 사라졌다기보다는 조건부로 증상이 사라졌다는 게 더 정확한 표현이겠네요. 기존 식단으로 돌아가면 어김없이 그 증상들이 다시 찾아오니까요. 일반식 한 끼 먹었다고 이렇게 몸이 다른가 싶을 정도예요. 그렇다보니 자연스럽게 활동을 하는 낮 시간에는 로푸드 채소와 과일 위주의 식사를 하게 되고 중요한 일을 앞두었을 때는 의도적으로 더 로푸드의 비중을 더 늘리게 됐습니다.

로푸드 미인은 새벽형 인간

미인은 잠꾸러기라지만 로푸드 미인들은 아침형 인간도 모자라 새벽형 인간으로 거듭나게 돼요.

저 역시 로푸드 다이어트 이후 과거에 비하면 정말 너무 쉽게 일어나요. 전에는 상상도 할 수 없는 일이지요. 아침에 눈이 자연스럽게 떠지면서 정신이 맑아요. 진정한 휴식을 취한 후 새로운 하루를 시작하는 듯

Tip 상쾌한 아침의 비밀

상쾌한 아침을 선물해준 로푸드의 비밀은 뭘까요? 단 한 가지 이유로 설명할 수는 없겠지만 대체의학 중 하나인 '자연생리학'에서 하나의 답을 찾을 수 있었어요. 우리는 수면시간을 통해 하루 동안 쌓인 피로를 회복한다고 해요. 배부른 상태로 잤는데도 신기하게 자고나면 또 배가 고파 오는 경험을 해보셨죠? 자는 동안에도 우리 몸은 일을 하고 또 열량이 소모되면서 에너지를 필요로 하기 때문이라고 해요.

그런데 자기 전 야식을 먹는다거나 저녁을 과식하면 '피로 회복 시스템' 작동이 힘들어지게 됩니다. 우리 몸이 회복은 뒷전으로 한 채 늦은 시간에 먹은 음식을 '소화'하는 일에 집중하기 때문이에요. 그렇다보니 오래 잤는데도 여전히 졸리고 기운도 없고 피곤한 만성피로의 전형적인 현상이 나타나게 됩니다. 고기, 밀가루, 쌀밥, 설탕, 기름이 마구 섞인 일반식 저녁식사를 과하게 할 때 역시 마찬가지예요. 배불리 먹었지만 에너지가 보충됐다기보다는 축 늘어지고 눕고만 싶어지죠.

이런 증상들을 보면, 확실히 먹는 음식이 '피로감'과 관련되어 있는 것 같습니다. 배가 찬 상태로 잠을 잤을 때와 속이 빈 상태로 잤을 때 아침에 느껴지는 상쾌함의 정도는 하늘과 땅 차이가 나거든요. 그렇다 보니 저녁식사는 되도록 소화가 잘되는 메뉴로 이른 시간에 마치려고 노력하게 되면서 식사에서 로푸드의 비중이 점점 늘어났답니다.

한 느낌도 들고요. 컨디션이 좋아지다 보
니 일의 능률이 오르고 쉽게 지치지 않아 평
소보다 많은 일을 할 수 있게 됐습니다. 이렇게
체중 감량 이상의 효과를 보고나니까 절대 예전의
식단으로 돌아가지 않게 되더라고요. 그러면서 체중은 자연
스럽게 유지가 됐답니다.

자기계발서들은 하나 같이 '성공하기 위해서는 아침형 인간이 돼라'
고, '새벽 시간을 잘 활용해야 성공할 수 있다'고 강조해요. 저도 물론
새벽에 일어나 여유 있게 하루를 준비하고 싶었어요. 마음이야 굴뚝같
았지만 새벽에 일어나는 일이 저에겐 너무 힘들더라고요. 하지만 로푸
드 덕분에 상쾌한 아침을 맞게 되었고 그 어떤 일도 할 수 있을 것만 같
이 에너지가 넘치게 되었답니다. 새벽형 인간이 되라고 조언하는 모든
책들에 한 줄씩만 덧붙이면 좋겠어요.

"새벽형 인간이 되고 싶다면 로푸드 다이어트부터 시작해보세요!"

어깨가 결리고 몸이 찌뿌둥하다면 로푸드!

로푸드를 모르던 시절에는 몸이 찌뿌둥하고 어깨와 목이 결리고 몸이
부은 것 같은 느낌에 참 많이 불편했습니다. 도저히 안 되겠다 싶을 때 한
끼 정도 끼니를 거르거나 미친 듯이 러닝머신을 달리거나 찜질방에 가서
땀을 뺐어요. 그렇게라도 하지 않으면 몸이 너무 힘들었으니까요.

그런데 로푸드를 시작하고 한참 후에 운동과 스트레칭을 소홀히 했는
데도 어깨 결림 증상이 없다는 걸 깨달았어요. 몸이 쑤시고 결리면 그

불편함이 싫어서 억지로라도 운동을 하게 되는데 한동안 그 불편한 느낌이 없었던 때문인지 운동을 해야겠단 생각조차 못한 거죠.

정크푸드나 밀가루와 설탕으로 만든 음식들을 먹게 되면 몸 안에 상대적으로 많은 노폐물이 쌓여요. 몸 밖으로 배출되지 못한 노폐물들은 우리 몸에 재흡수되면서 혈액을 타고 온몸을 돌지요. 그러다 보면 여기저기가 막히게 되면서 몸이 쑤시고 결리는 거라고 합니다.

기분이 좋아지는 PH 밸런스의 비밀

일반적으로 음식물을 통해서만 혈액의 산도가 바뀐다고 생각하지만 운동을 통해서도 산도가 바뀝니다. 운동을 열심히 하면 혈액이 산성으로 기우는 경향이 있으니 운동 후에는 더더욱 로푸드 채소를 많이 드세요. 운동 후에 영양을 보충하겠다고 고기를 드시면 우리 몸의 산도는 더 높아지고 몸의 균형이 깨질 수 있으니까요.

참고로 등산을 하게 되면 기압 때문에 몸이 알칼리화하는 경향이 있어요. 목욕탕에 가면 냉탕과 온탕을 번갈아 가며 왔다 갔다 하시는 분들 있죠? 집에서 샤워할 때도 마찬가지고요. 이것 역시 알고 보면 몸의 산도 균형을 맞추기 위한 거예요. 냉탕과 온탕을 오가다보면 어느 순간 몸의 산도 균형이 맞춰지면서 건강해지는 원리죠.

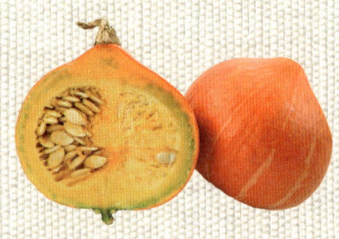

우리 몸은 80%의 알칼리성 음식과 20%의 산성 음식을 먹을 때 가장 안정적이라고 합니다. 그런데 현대인의 식단 대부분은 우리 몸을 산성화시키는 음식들로 이루어져 있답니다. 로푸드 다이어트에서 고기, 설탕, 유제품, 백설탕, 밀가루, 파스타, 빵, 사탕류, 소다 음료,

> **Tip**
>
> **PH 밸런스와 골다공증**
>
> 인간의 몸은 PH 7.3~7.4 정도의 약알칼리성으로 있는 것이 정상이라고 해요. 그래서 우리 몸은 철저하게 이 상태를 유지하려고 애를 씁니다. 만약 고기를 먹어 몸이 산성화되면 우리 몸은 온몸의 알칼리 성분을 끌어다 PH 수치를 맞추려 한다는 거죠. 그런데 이때 알칼리 성분의 희생양이 바로 뼛속의 칼슘입니다. 우리 몸에 있어 뼈의 건강은 PH 수치보다 우선순위에서 밀리기 때문이라고 해요. 우리는 칼슘 섭취를 위해 우유를 많이 마시지만 우유 역시 몸을 산성화시킨다고 합니다. PH 수치를 유지하려는 몸의 반응 때문에 우유를 마시면 오히려 뼛속의 칼슘을 줄어들게 하는 아이러니한 상황이 벌어집니다.
>
> 우유와 고기를 비롯한 동물성 단백질, 정제 탄수화물, 정크푸드와 같이 몸을 산성화시키는 음식을 과도하게 섭취할수록 우리 몸에 남는 것은 늘어나는 체중과 골다공증 그리고 질병뿐일 것 같습니다. 뼈의 건강을 지켜주는 음식은 동물성 단백질 식품인 우유가 아니라 식물성 단백질 식품인 채소와 과일이랍니다.

커피, 담배, 술 등의 가공 식품들을 제한하는 이유 역시 이런 음식들이 몸을 산성화시킨다고 알려져 있기 때문이고요. 몸이 산성화되면 현대인들이 종종 겪는 증상인 관절염, 두통, 무기력, 위궤양, 피로, 위염, 가슴 통증, 불면증, 변비, 위산 역류 증상이 나타난다고 하네요.

또 몸이 산성화되면 심리적인 부분에도 큰 영향을 끼쳐요. 머리가 멍해지고 생각이 느려지고 두통이 오거나 우울해지기도 합니다. 지금 당신이 기분이 좋지 않거나 우울하다면 그 원인은 식단에 있을 지도 몰라요. 몸이 산성이면 우울하고 기분도 다운되지만 알칼리성이 되면 마음이 평온해진다고 하거든요.

로푸드를 접하고 현대인이 겪는 만성적인 증상을 해결했다는 분들이 많아요. 디톡스 프로그램에 참여했을 때 알게 된 조애나 선생님 역시 이유를 알 수 없는 등의 통증을 해결하기 위해 여러 가지 방법을 찾다가 로푸드의 매력에 빠져 디톡스 컨설턴트가 되었다고 해요. 조애나 선생님은 그 비결을 'PH 밸런스'로 꼽았습니다. 로푸드를 통해 흐트러졌던 몸의 균형을 되돌리고 건강을 되찾았다는 얘기였어요.

대부분의 과일과 채소는 알칼리성이에요. 자몽, 레몬, 라임은 산성이지만 우리 몸에 들어가면 알칼리성으로 바뀌고, 너트류와 씨앗류는 산성 음식이지만 발아시키면 알칼리성으로 바뀐다고 해요. 로푸드 다이어트를 할 때 피하라고 하는 음식들을 제한하고 채소와 과일, 발아시킨 너트류, 씨앗류로 만든 메뉴로 식단을 구성한다면 우리 몸은 가장 안정적으로 PH 밸런스를 유지할 수 있게 됩니다. 가끔씩 우리 몸을 산성화시키는 음식을 먹게 된다면 채소와 함께 먹어야 몸이 산성화되는 것을 막을 수 있다는 사실을 기억해주세요. 또 로푸드 다이어트를 통해 PH 밸런스가 맞춰지면 몸도 마음도 훨씬 좋아진답니다.

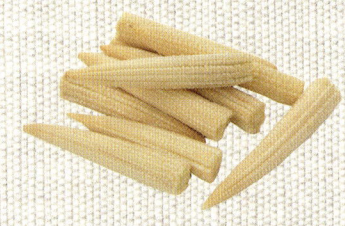

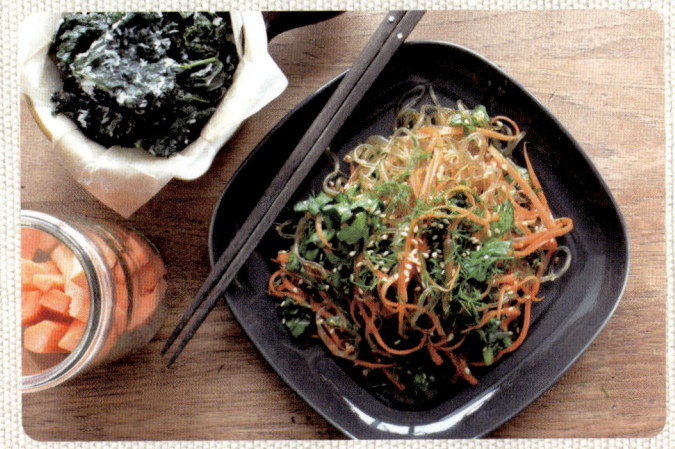
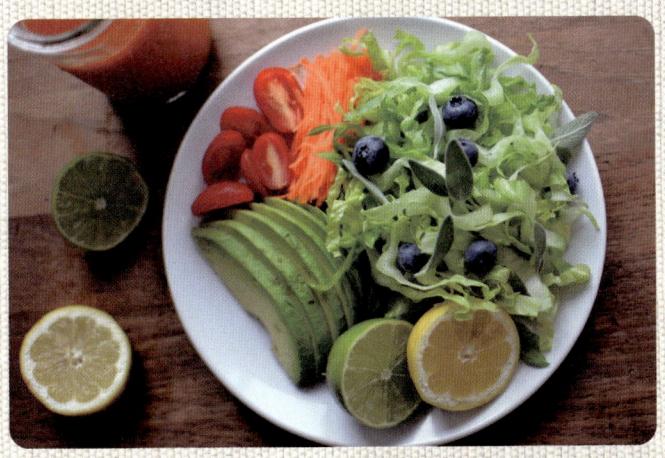
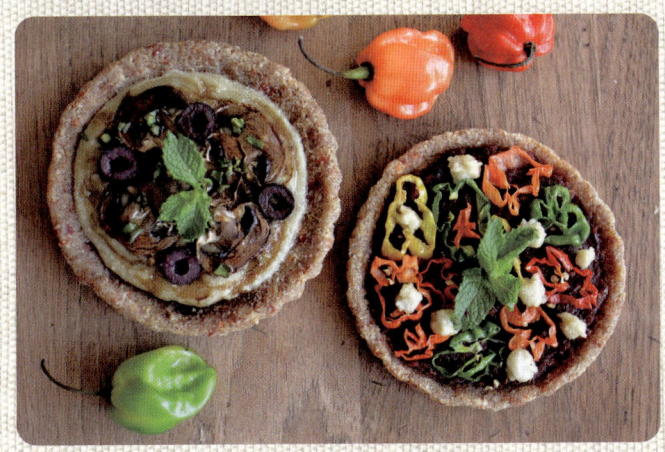

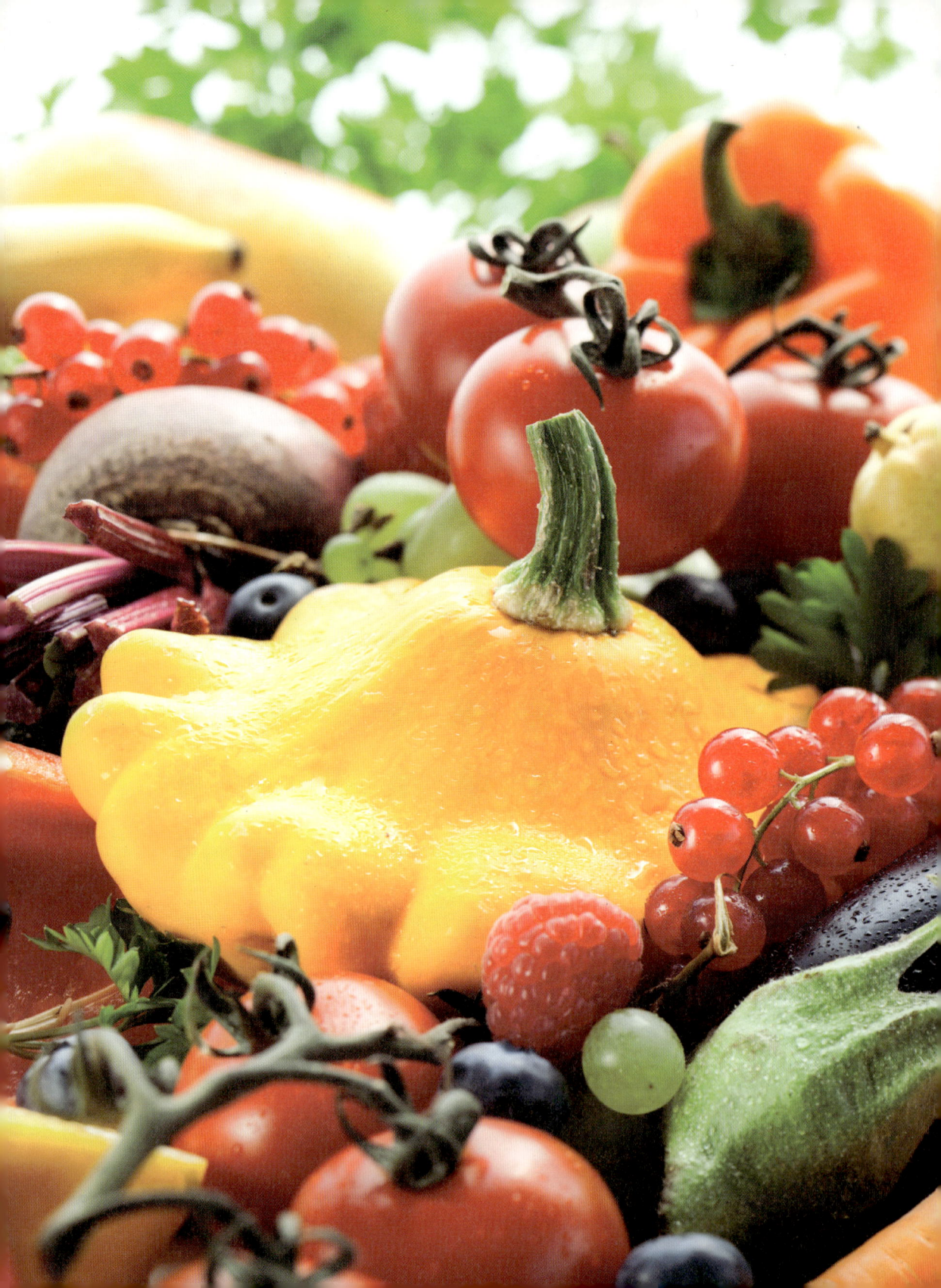

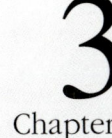

Chapter 3

디톡스와 체중 감량을 한번에!

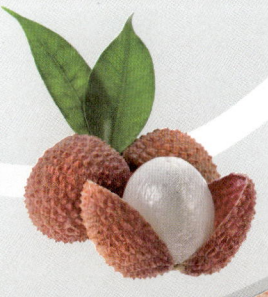

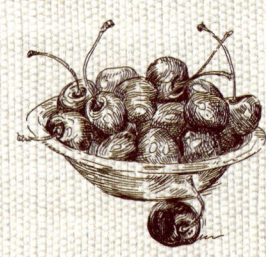

어떻게 해야 쌓여 있는 노폐물은 배출시키고
새로 쌓이는 노폐물을 줄일 수 있을까요?
무엇보다 먹는 음식이 바뀌어야 해요.
노폐물이 최대한 쌓이지 않을 수 있는 음식들로 말이죠.
노폐물 배출을 돕는 최고의 음식은 로푸드랍니다.

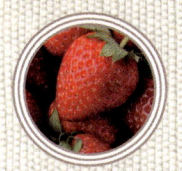

디톡스,
다이어트의 시작

살이 잘 빠지는 몸을 만들어야 다이어트에 성공한다.

로푸드를 알기 전엔 그저 체중 감량에만 급급했지 디톡스가 필요하다는 생각까지는 못했습니다. 그러던 중 뉴욕의 디톡스 전문가 중 한 명인 '나탈리아 로즈'의 디톡스 프로그램에 참여하면서 노폐물 배출이 체중 문제와 떨어질 수 없다는 사실을 알게 됐습니다.

여러분이 선택한 다이어트 방법이 운동이든 식이조절이든 간에 제일 먼저 해야 할 일은 몸에 쌓인 노폐물을 배출해 세포를 깨끗하게 해주는 일이라고 합니다. 디톡스는 살이 잘 빠질 수 있는 환경을 만드는 밑 작업과도 같기 때문이에요. 우선 디톡스가 되어야 몸 안의 신진 대사 시스템이 원활히 돌아가면서 우리 몸이 잃었던 균형을 되찾게 되고, 그 덕분에 살도 잘 빠지게 됩니다. 반대로 노폐물들이 몸 구석구석에 쌓이면 신진 대사 과정을 방해해 몸의 균형이 깨지면서 살이 찌는 원인이 됩니다.

다이어트의 열쇠는 노폐물 배출

우리 몸은 노폐물이 몸에 쌓이지 않도록 배출 작업을 묵묵히 수행합니다. 하지만 슈퍼맨처럼 보이는 우리 몸에도 한계가 있어서 영양분이 흡수되고 남은 찌꺼기들이 생기는 족족 다 배출되지는 못해요. 몸 안의 노폐물들을 배출하지 않고서는 날씬해지기가 힘든데 말이죠. 뱃살과 턱

살, 옆구리 살 등은 배출되지 못해 우리 몸 어딘가에 저장되어야만 했던 노폐물들이라고 해요.

자연 치료를 연구한 미국의 컨설턴트 하비 박사는 그의 저서 《적합한 삶》에서 "최대한 우리 몸에 노폐물이 쌓이지 않도록 해야 체중 감량을 위한 단계로 넘어갈 수 있다."고 말하고 있어요. 또, "체내에 독소(노폐물)가 없는 상태를 유지한다면 날씬한 몸무게를 유지할 수 있는 기회가 생기는 것과 같습니다. 체내에 과도하게 쌓인 독소는 비만의 근본 원인이기 때문이죠."라는 자연생리학자 존 틸든 박사의 말을 인용합니다.

다이어트를 할 때 많은 분들이 철저히 칼로리 계산을 하며 에너지 바로 식사를 대신하거나 심지어 과자로 끼니를 때우기도 해요. 하지만 칼로리가 낮더라도 가공 식품은 우리 몸에 들어가면 노폐물로 쌓여 신진대사를 방해하고 결과적으로 체중 감량을 방해할 소지가 다분하다고 합니다.

그렇다면 어떻게 해야 쌓여 있는 노폐물은 배출시키고 새로 쌓이는 노폐물을 줄일 수 있을까요? 무엇보다 먹는 음식이 바뀌어야 해요. 노폐물이 최대한 쌓이지 않을 수 있는 음식들로 말이죠. 이미 눈치 채셨겠지만 노폐물 배출을 돕는 최고의 음식은 로푸드랍니다. 알칼리성이면서 수분 함량이 높은 음식인 로푸드 채소와 과일을 먹었을 때 소화도 쉽고 몸 안에 남는 노폐물도 적다고 해요. 저열량의 가공 식품보다 열량이 높을지언정 배출을 돕는 로푸드가 오히려 체중 감량을 도와주는 셈이죠.

체중 감량을 위한 에너지를 확보해라!

다이어트에 있어 노폐물 배출이 중요한 데는 또 다른 이유가 있어요. 몸 안에 쌓인 노폐물이 적을수록 살 빼는데 쓸 수 있는 에너지를 많이 확보할 수 있거든요. 어찌 보면 체중 감량은 에너지 게임이기도 합니다. 옆구리에 눈치 없이 붙어 있는 지방 덩어리를 속 시원히 태워 덜어내기 위한 '에너지'를 확보해야 해요. 그런데 몸에 노폐물이 많다면 에너지 확보가 어려워져요. 생긴 지 좀 지난 옆구리의 지방보다는 당장 쌓인 노폐물을 배출하는 일이 우리 몸 입장에서는 더 급한 일이기 때문이라고 해요. 노폐물이 제대로 배출되지 않는 한 체중 감량은 우선순위에서 계속 밀릴 수밖에 없다고 합니다.

변비가 사라졌어요!

기존의 다이어트를 하다 보면 갑자기 먹는 양을 줄이다보니 변비가 생기기도 합니다. 다이어트 시작 전에 숙변 제거약을 먹고 시작한다는 분들까지 계시고요. 반면 로푸드 다이어트를 시작하면 있던 변비도 사라져요. 로푸드 채소의 섬유질이 꼼꼼하게 내 몸의 노폐물을 배출해주거든요. 매일 편안한 마음으로 화장실을 가다 보니 몸이 가벼워지면서 기분 좋게 다이어트를 할 수 있답니다.

저 역시 로푸드를 알기 전 기름진 음식으로 과식을 하고도 다음날 혹은 그 다음날에도 배변을 하지 못할 때가 종종 있었어요. 그 많은 음식을 먹었는데 배출되는 건 없고 점점 배만 뽈록해지다 보니 여간 불편한 게 아니었죠. 하지만 로푸드 다이어트를 시작한 이후 그런 일은 더 이상 일어나지 않더라고요. 화장실에 다녀온 후 배가 홀쭉해지고 몸이 가벼운 기분을 매일 느낀답니다.

소화가 빨리 되는 음식이 곧 다이어트 음식

다이어트 식단을 구성할 때 배출이 빠른 것은 물론 '소화'가 빨리 되는 음식인지에도 신경써보세요. 소화가 빨리 되는 음식 중 대표적인 것은 수분이 풍부한 과일과 채소입니다. 생염소 치즈는 동물성 단백질이긴 하지만 일반 유제품처럼 소화를 방해하지 않아 디톡스 레시피에 종종 쓰이는 재료죠. (치즈를 끊기 힘들다면 일반 치즈보다는 생염소 치즈를 먹는 것이 좋겠죠?) 익힌 채소와 익힌 고구마, 호박도 배출이 빠른 음식 중 하나입니다. 곡물류 중에서는 수수, 퀴노아, 메밀이 배출이 빨라요. 특히 수수는 다른 곡물과 달리 알칼리성이라 더욱 건강한 선택이랍니다.

소화가 더딘 음식으로는 붉은 살코기류, 가공 식품, 밀가루, 유제품, 정제 곡물 등을 꼽을 수 있어요. 이런 음식을 먹게 되면 소화시키는 시간도 오래 걸릴뿐더러 소화가 더딘 만큼 우리 몸 안에 노폐물을 많이 남기게 됩니다.

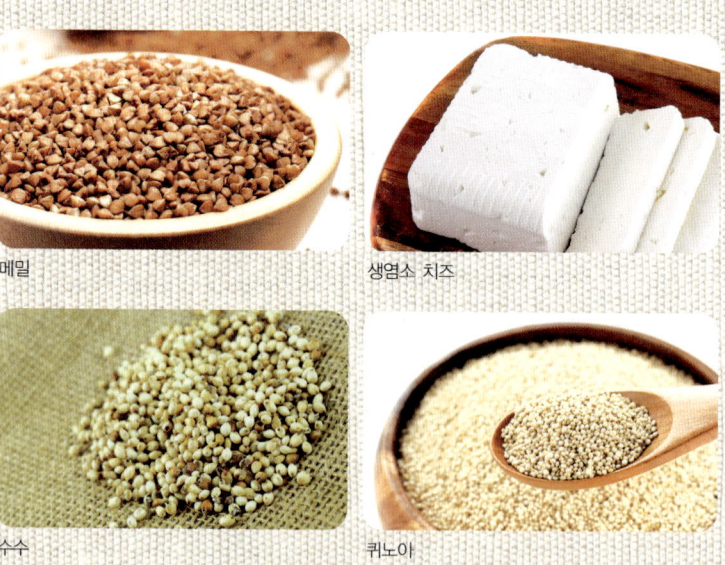

메밀

생염소 치즈

수수

퀴노아

이런 일이 반복될수록 우리 몸 구석구석은 노폐물들로 막혀 소화와 배출 시스템이 삐그덕거리기 시작합니다. 젊을 때야 별일 없이 넘어간다지만 나이가 들면서 우리 몸은 속이 더부룩하고, 몸이 붓고, 얼굴도 푸석하고, 피부 탄력은 떨어지고, 눈 밑 다크서클은 점점 심해지는 등의 증상이 나타나게 됩니다. 이 과정에서 체중도 함께 늘어나게 되는데 다이어트를 해도 예전만큼 살이 잘 빠지지 않게 됩니다. 이런 증상들은 디톡스 과정이 필요하다는 신호라고 볼 수 있습니다.

든든한 아침식사는 노폐물 배출을 방해한다?

대체의학 중 하나인 자연생리학에서는 우리 몸이 배출에 힘쓰는 '특정' 시간대인 오전 12시 전까지는 소화가 쉬운 과일 섭취만을 권하고 있습니다. 노폐물 배출에 전력투구를 해야 하는 시간에 밥이나 샌드위치, 시리얼, 우유 같은 음식을 섭취하면 우리 몸은 아침식사를 소화시키느라 배출에 집중할 수 없다고 해요. 최대한 열심히 배출을 해야 하는데 음식물(아침식사)이 몸속으로 들어오면 하던 일(노폐물 배출)을 멈추고 소화 과정에 신경을 쓰느라 배출은 덜 되고 결국 노폐물이 쌓이게 된다고 합니다.

참고로 과일이 소화가 빠른 이유는 별도의 소화 과정을 필요로 하지 않기 때문이랍니다. 과일이 무르익게 되면 과일 자체의 탄수화물은 글루코스와 프럭토스 같은 단당류로 변해요. 단당류는 우리 몸에서 소화 과정을 거칠 필요가 없는 상태에요. 그리고 과일 안에 들어 있는 효소들이 과일의 단백질 성분을 아미노산으로, 지방은 지방산과 글리세롤로 전환시켜요. 그렇다보니 과일은 위를 통과해 장으로 가는 시간이 짧습니다.

일본의 대체의학 중 하나인 니시의학에서도 저녁식사 후 다음날 아침 식사 전까지 18시간의 공복을 지키는 것이 숙변제거 즉 노폐물 배출에 탁월하다고 말합니다. 18시간까지는 아니지만 최소 12시간 이상의 공복을 유지하기 위해 아침에 일어나서 물을 충분히 마신 후 빈속에 외출을 하고 '꼬르륵 소리'를 기다려보세요. 배에서 꼬르륵 소리가 나면 장에서 모틸린이라는 호르몬이 나와 장 운동을 활발하게 하고 배설을 도와준다고 해요. 아침식사를 든든히 하고 출근을 했더라면 분비되지 않았을 반가운 호르몬이죠.

만약 전날 저녁식사 시간이 많이 늦어졌을 때는 점심시간이 됐다고 무조건 식사를 하기보다는 몸이 보내오는 신호에 따라 식사를 건너뛰어 보세요. 아침 공복 시간이 길어질수록 속을 완전히 비운 후 음식을 새로 넣는 듯한 느낌이 드실 거예요. 그리고 무작정 공복 시간을 늘리기보다는 12시간이든 18시간이든 몇 시간의 공복이 본인의 노폐물 배출 주기에 효과적인지를 아는 게 중요할 것 같습니다.

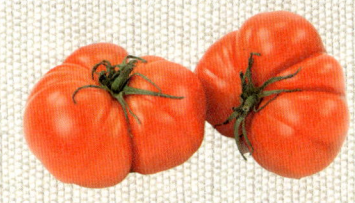

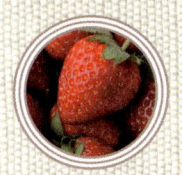

디톡스로 해결하는 노폐물의 정체

다이어트 방해꾼 '이스트'를 잡아라!

디톡스에 대한 공부를 하다 보면 '이스트'에 대한 얘기가 종종 나옵니다. 뉴욕에서 활동 중인 디톡스 컨설턴트 나탈리아 로즈의 디톡스 프로그램 역시 메인 컨셉은 당 섭취를 제한해서 몸 안에 과다 증식한 이스트를 제거하자는 것이에요. 특히나 다이어트 후에도 체중 감량 효과가 만족스럽지 못하다면 이스트 과다 증식 문제를 의심해볼 만하다고 해요. 몸 안에 과다 축적된 이스트는 다이어트를 위해 해결해야 할 중요한 과제 중 하나랍니다.

이스트는 정제 탄수화물과 가공 식품 등 건강하지 못한 음식을 섭취할 경우 주로 생기는데, 특히 여성호르몬과 관련이 깊어 여성들에게 많이 나타난다고 합니다. 몸 안에 이스트가 많아지면 불면증, 근육통, 관절통, 몸이 붓거나 찌뿌둥한 느낌, 속이 부글거리고 가스가 차는 느낌, 입 냄새, 시야가 흐려지고 머리가 뿌연 느낌, 우울증, 두통, 만성피로 등의 불편한 증상들이 나타나요.

이스트 제거를 위해서는 주스 클렌즈가 효과가 가장 좋습니다. 그리고 주스 클렌즈보다 시간은 좀 더 걸리지만 로푸드 식단을 통해서도 이스트는 제거돼요. 즉, 로푸드 다이어트는 체중 감량과 이스트 제거 문제를 한꺼번에 해결해준답니다.

채식주의만으로는 부족하다?
알리사 코헨의 이스트 정복 스토리

《살아 있는 음식을 먹고 살다》,《모두를 위한 로푸드》의 저자이자 로푸드 지도자 양성을 위해 힘쓰고 있는 알리사 코헨도 로푸드를 통해 체중 감량과 이스트 과다 증식 문제를 해결했다고 해요.

알리사는 미국 방송사인 NBC의 '투데이쇼'에 나오기도 했고 국내에서도 인기 있었던 '타이라 뱅크스 쇼'에 출현해 일반인 참가자 2명의 체중 조절을 도왔답니다. 직접 로푸드 요리를 만드는 법도 가르쳐주면서요. 3개월 후 변신한 참가자들의 날씬해진 모습은 많은 사람들을 놀라게 했어요. 알리사 코헨은 로푸드 자격증 프로그램을 수료하면서 알게 된 저의 로푸드 선생님이기도 하세요.

그녀는 어린 시절부터 채식주의자였지만 만성적인 통증과 질염, 두통이 끊이지 않았고 10파운드가 늘어난 후로는 살이 잘 빠지지 않았다고 합니다. 2년이 넘는 시간 동안 여러 명의 의사를 만났지만 하나같이 항생제 처방만 해줄 뿐이었죠. 하지만 효과는 오래 지속되지 않았고 의사들은 점점 항생제 양을 늘렸다고 해요. 증상이 점점 심해지기만 하자 알리사는 스스로 병의 원인을 찾기로 했다고 합니다. 그래서 대체의학센터를 찾아다니던 중 질병의 원인이 '이스트 과다 증식'이라는 걸 알게 되었다고 해요.

하지만 알리사는 식단만으로도 몸 상태와 컨디션이 달라지고 체중을 줄일 수 있다는 생각은 못했다고 해요. 이스트 문제를 해결하기 위해 평소 즐겨 먹던 정크푸드와 마요네즈, 피넛버터, 빵, 파스타, 시리얼 등 집에 있는 가공 식품은 모

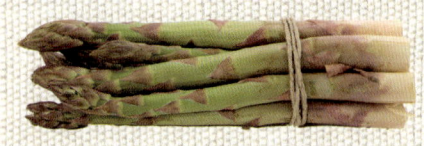

Tip

이스트 과다 증식의 원인

혈액 속의 이스트 증식은 전적으로 우리가 먹는 음식에 좌우되므로 혈당을 정상치로 유지한다면 걱정할 필요는 없다고 해요. 하지만 혈당량이 높아진다면 문제가 시작됩니다. 이스트는 초과한 당분을 먹이 삼아 마치 꽃이 만개하듯 마구 늘어나게 되거든요. 정제 탄수화물 위주의 식단을 즐겨할수록 이스트 과다 증식 문제는 커진다고 볼 수 있어요.

정제 탄수화물 위주의 식단과 더불어 습관적으로 고지방 식단을 즐겨한다면 문제는 더욱 커진다고 합니다. 혈액 속에 늘 남아 있는 지방은 당분을 혈액에 더 오랜 시간 머물게 하기 때문이에요. 결국 세포에 전달되어 할 당분은 이스트의 먹이가 되고, 영양분을 공급받지 못한 우리 몸은 피곤해지게 됩니다.

원래는 췌장이 혈당을 낮추는 역할을 해야 하는데, 고혈당이라는 특수 상태에서 췌장이 제 역할을 제대로 해내지 못하면 이스트가 췌장의 '대타'를 맡게 되는 거예요. (그만큼 고혈당 상태가 유지되는 건 몸에 위험합니다.)

밀가루와 설탕 외 약물치료와 항생제, 폐경기 여성들이 맞는 호르몬 주사와 피임약도 우리 몸을 이스트가 증식하기 좋은 환경으로 만든다고 합니다. 또 항생제와 호르몬제로 키운 소와 돼지, 닭고기를 먹게 되면 그 성분이 우리 몸에 쌓이면서 이스트가 증식할 수 있다고 하네요.

밀가루와 설탕 등의 정제 탄수화물과 동물성 단백질을 제한하는 로푸드 식단은 이스트 과다 증식증 해결에 굉장히 효과적입니다. 특히 주스 클렌즈를 하게 되면 일체의 당분을 제한하기 때문에 이스트 과다 증식 문제를 빠른 시간 내에 해결할 수 있어요.

두 버렸대요. 그리고 채소와 자연 식품들을 먹기 시작했고요. 알리사는 식단을 바꾼지 4일 만에 몸이 달라지는 걸 느낄 수 있었다고 합니다. 몇 년 간 고생했던 증상들이 단지 몇 주 만에 사라졌고 지긋지긋하게 빠지지 않던 살도 빠졌다고 해요.

> **Tip 과일을 제한하면 이스트 과다 증식을 막을 수 있을까?**
>
> 많은 분들이 이스트 과다 증식의 증상들을 겪을 때, 당분을 제한하려고 과일의 섭취를 제한하려고 합니다. 물론 과일의 섭취를 줄인다면 '증상'들은 사라질 수 있어요. 하지만 과일의 섭취를 제한해도 이스트 과다 증식 문제를 근본적으로 해결할 수는 없어요. 이스트 과다 증식 문제의 뿌리를 뽑기 위해서 필요한 건 과일 섭취를 줄이는 게 아니라 고지방, 정제 탄수화물 위주의 식사 패턴을 바꾸는 것입니다.
>
> 참고로 주스 클렌즈 기간 중에는 과일을 제한합니다. 그동안 유지해온 식사 패턴으로 혈액 속에 남아 있을 지방 성분을 염려하기 때문이에요. 최소 1주일 정도 과일을 포함해 일체의 당 성분을 제한한다면 이스트 과다 증식 문제를 어느 정도는 해결할 수 있을 겁니다. 주스 클렌즈를 통해 혈액 속에 남아 있던 지방 성분이 제거된 후라면 저지방 식단을 유지하면서 과일을 섭취해도 상대적으로 이스트 과다 증식을 염려하지 않아도 됩니다.

지구 한 바퀴를 돌아도 빠지지 않는다는
공포의 셀룰라이트

셀룰라이트는 우리 몸에 쌓인 불필요한 노폐물이라고 할 수 있어요. 각종 다이어트로 체중 감량까진 겨우 성공한다고 해도 셀룰라이트는 고스란히 남아 있는 경우가 많습니다. 셀룰라이트를 제거하려면 체액이 잘 순환되고 배출 시스템이 제대로 작동되어야 해요. 셀룰라이트는 수분, 노폐물, 지방으로 구성되어 있습니다. 림프 순환이 원활하지 않는 경우 몸이 붓거나 셀룰라이트가 생기기 쉽고요. 쌓여 있던 노폐물이 청소되는 로푸드 다이어트는 셀룰라이트 제거에 아주 효과적이랍니다.

한편, 림프는 고여 있는 물과도 같아 오랜 시간 앉아 있다거나 운동량이 부족할 때 생긴다고 해요. 이럴 때 위아래도 뛰는 점프 운동이 효과적이에요. 많은 로푸드, 디톡스 전문가들이 점프 운동 기구인 리바운더를 추천하는 것도 이런 이유 때문이랍니다. 겨드랑이처럼 림프관이 모여 있는 부분을 손으로 마사지 해주거나 리바운더 혹은 다이어트 공을 이용해 점프 운동을 하면 림프 순환이 좋아져 자연스럽게 셀룰라이트 제거에 도움이 될 거예요.

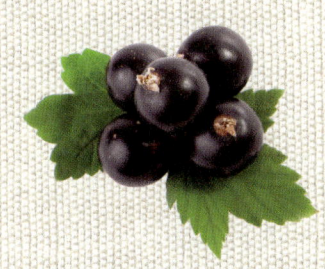

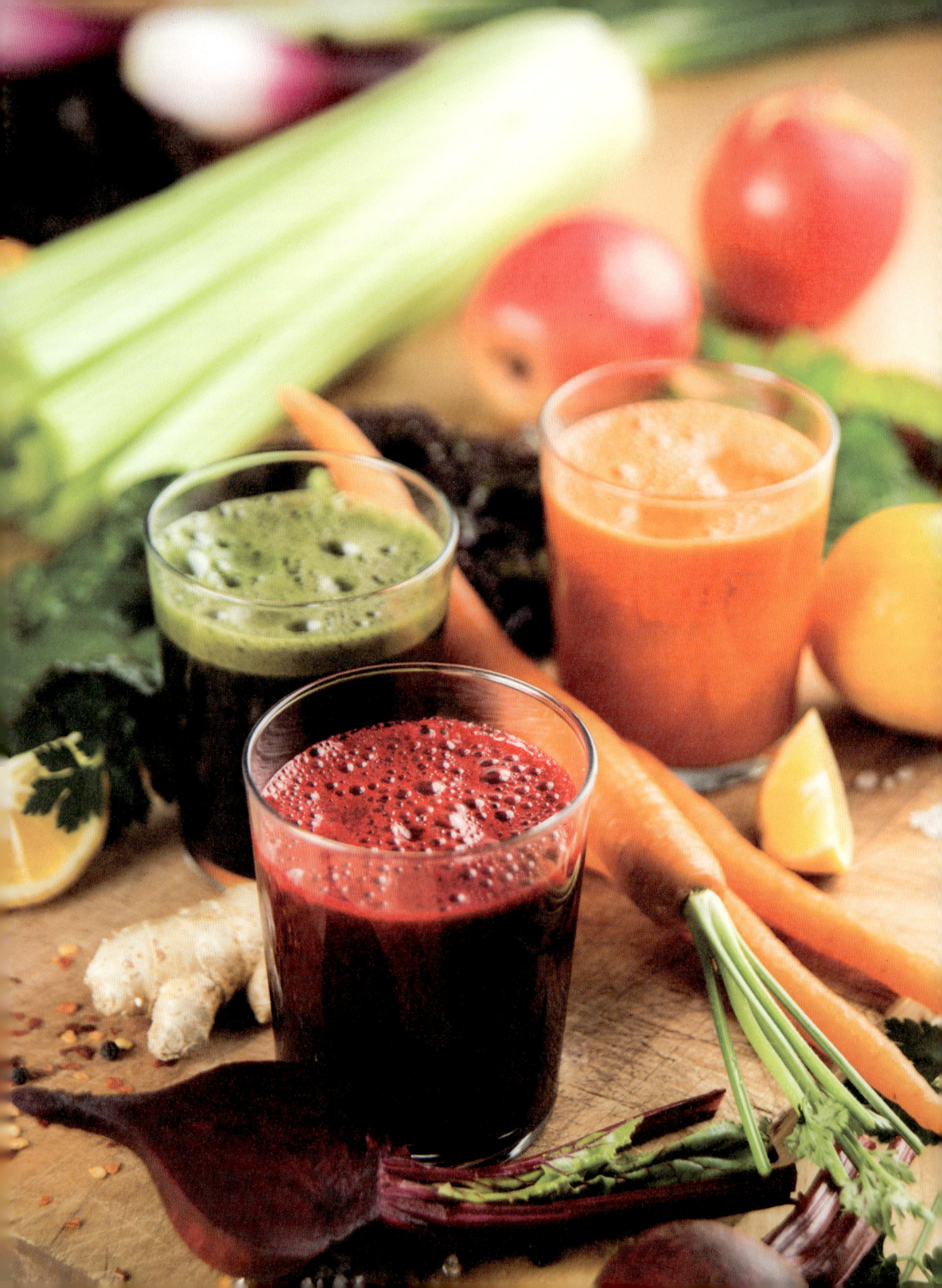

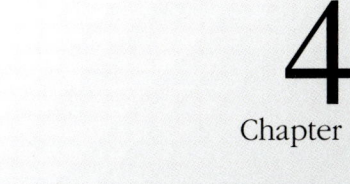

Chapter 4

리셋 유어 바디, 주스 클렌즈

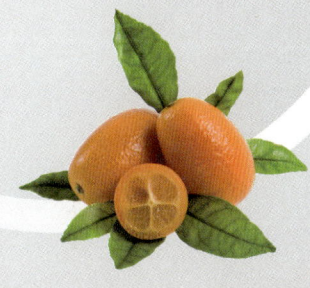

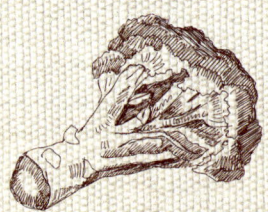

먹는 게 바뀌면 몸이 바뀌고
자연스레 마음도 달라집니다.
몸이 먼저 클렌징되어야 마음도 클렌징되는 법이니까요.
몸도 날씬해지고 피부가 맑아지면
우울한 마음도 사라지고 기분이 좋아진답니다.

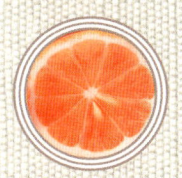

나를 가장 사랑하는 방법,
주스 클렌즈가 필요한 이유

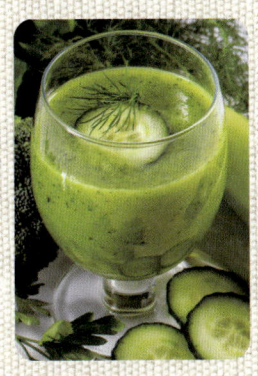

디톡스 혹은 클렌즈는 환경적인 요인과 음식 등 여러 요인으로 몸 안에 쌓인 독소를 제거하는 과정을 말합니다. 진정한 다이어트라면 디톡스 관리는 기본이지요. 디톡스, 알고 보면 간단합니다. 집에서 로푸드 채소 주스를 열심히 만들어 드시면 되니까요. 로푸드 주스 클렌즈는 내 몸과 마음에 에너지를 충전하는 과정입니다. 주스 클렌즈를 하면 몸 안 구석구석 막혀 있던 노폐물이 배출되면서 몸은 균형을 되찾고 과도한 식욕에서도 해방될 수 있어요. 몸과 마음에 에너지를 선물하는 것이지요. 살이 잘 빠지는 몸을 만드는 다이어트 준비 단계이기도 하고요.

주스 클렌즈는 기존 식단을 유지하는 분들께도 큰 도움이 됩니다. 로푸드 주스를 사랑하는 여배우 셀마 헤이엑은 본인이 채식주의자가 아니기에 주스 클렌즈가 더 필요하다고 강조합니다. 주스 클렌즈를 시작한 지 15년 정도 된 그녀는 클렌즈 프로그램을 통해 몸이 쉴 수 있는 휴식 기간을 가지곤 한답니다. 특히 스트레스를 받았을 때 음식으로 스트레스를 풀려는 경향이 생기기 때문에 주스 클렌즈를 한다고 해요. 그녀는 주스 클렌즈를 하는 것이 '건강을 위한 리셋 버튼'을 누르는 것과 같다고 표현합니다. 딱 1주일만 주스 클렌즈를 해보세요. 다이어트 효과는 물론이고 몸과 마음이 새로워지는 느낌을 경험하실 수 있을 거예요.

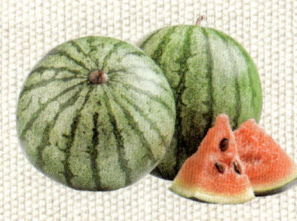

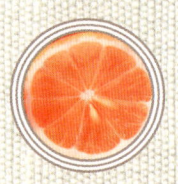

처음 만나는 자유,
주스 클렌즈 시작하기

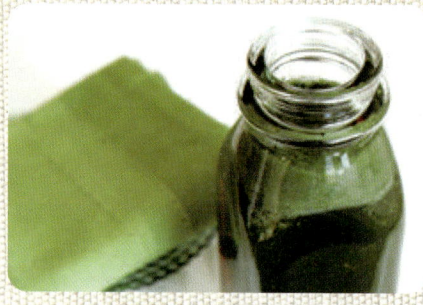

주스 클렌즈는 짧게는 3일에서 길게는 2주 이상 프로그램이 있습니다. 3일이 부담스럽다면 딱 하루라도 해보세요. 하루라는 짧은 기간에 클렌즈 효과를 제대로 보기는 어렵겠지만 로푸드가 우리 몸에 주는 특유의 편안함을 충분히 느끼실 수 있을 거예요. 속이 편안하고 몸이 가벼운 그 느낌이 뭔지 알고 나면 과식을 하거나 몸에 좋지 않은 음식을 먹었을 때 몸이 보내는 나쁜 신호를 금방 알아차릴 수 있답니다.

단식을 하면 물 한 모금이 달게 느껴지고, 물 단식을 하면 로푸드 주스 한 모금이 생명수처럼 값지게 느껴져요. 주스 클렌즈를 할 땐 로푸드 과일들이 얼마나 간절한지 모릅니다. 주스 클렌즈 후에는 로푸드 다이어트를 하기가 한결 수월해져 로푸드 과일과 샐러드가 한 끼 식사로 충분하다는 느낌도 받게 됩니다.

주스 클렌즈의 목표는 디톡스 효과 외에 한 가지 더 있습니다. 로푸드 주스가 맛있다고 느끼게 되면 주스 클렌즈가 끝난 후에도 습관처럼 매일 주스를 찾게 될 거예요. 그런 만큼 레시피에 연연하기보다는 내 입에 맛있는 나만의 주스 레시피를 찾는 게 중요하답니다. 즐거운 마음으로 여러분만의 주스맛을 찾아보세요!

주스 클렌즈 준비하기

· 주스 클렌즈를 위해서는 주서기 또는 녹즙기가 필요해요.(주서기가 없고 믹서기가 있다면 스무디 형태로 드시는 것도 괜찮지만 클렌즈 효과는 주스가 좋습니다.)

· 주스 클렌즈를 시작하기 전 최소 사흘 정도는 유제품, 정제 탄수화물 음식(밀가루와 설탕으로 만든 케이크, 빵, 파스타, 과자 등), 동물성 단백질(고기, 생선, 유제품), 가공 식품, 커피, 술 등을 제한해주세요.

· 단식 준비 기간 없이 바로 시작해도 되지만 이왕이면 주스 클렌즈 시작 전에 24시간 단식을 하면 좋습니다. 첫째 날 아침, 점심은 평소보다 가볍게 식사하시고 저녁부터 다음날 저녁식사 전까지 단식을 하세요. 제 경험상 저녁에 주스를 마실 수 있다는 생각에 아침, 점심 단식이 그나마 수월해집니다. 본인이 편한 방법으로 하시면 돼요. 레몬을 넣은 물을 마시는 것은 괜찮습니다.

주스 클렌즈 프로그램

주스 양은 제한 없이 원하는 만큼 배불리 드세요. 보통 500ml 머그컵 양의 주스를 서너 번 정도 마십니다. 하루에 마시는 주스의 총 양은 사람마다 다르므로 자신의 양을 스스로 찾아가시면 돼요. 200~300ml 정도의 양을 두 시간에 한 번씩 여섯 번 마시는 방법도 좋습니다.

그린 주스는 씹어 먹는 느낌으로 천천히 마시는 게 좋지만, 주스 안에 레몬을 넣으면 신맛을 내는 성분이 치아를 부식할 위험이 있다고 합니다. 레몬 양이 많으면 되도록 입안에 오래 머금지 말고 삼켜주세요.

일주일만으로도 디톡스 효과를 볼 수는 있지만 일주일 이상 지속하기를 추천합니다. 주스 클렌즈는 3, 4일째가 가장 힘든 만큼 이 시기를 주말이 되도록 맞추면 조금 더 수월하답니다. 그러니까 3, 4일째가 주말이 될 수 있도록 목요일부터 주스 클렌즈를 시작해보세요.

> **Tip 주스 클렌즈 노하우**
>
> 주스 클렌즈를 처음 시작한다면 3일 혹은 7일 주스 클렌징부터 시작해보세요. 체중 감량 효과를 보시려면 3일 프로그램으로는 부족해요. 7일 이상을 추천합니다. 주스 클렌즈에 익숙해진 후에는 14일에도 도전해보시고요. 여러 번 주스 클렌즈 후 자신감이 생겼다면 45일까지도 가능합니다. 7일 이상하실 때는 Day 1부터 Day 7의 주기를 반복하세요. 디톡스 효과를 위해서 최소한 1년에 두 번 정도 클렌즈를 추천합니다.
>
> 주스 클렌즈 프로그램은 하루에 세 가지 종류의 주스를 마시지만 각자 상황에 따라 하루에 한 가지 종류의 주스를 마셔도 상관이 없어요. 단 녹색 잎채소는 꼭 포함해주세요. 녹색 잎에 있는 '클로로필'이 클렌징 효과가 뛰어나거든요.

▢ 주스 클렌즈 3일 프로그램

	아침식사	점심식사	저녁식사
DAY 1	레몬수	비트 레몬수	리얼 그린 주스
DAY 2	그린 블러썸 주스	리얼 그린 주스	캐롯 진저 주스
DAY 3	뽀빠이 그린 주스	그린 블러썸 주스	자몽 민트 주스

▢ 주스 클렌즈 7일 프로그램

	아침식사	점심식사	저녁식사	간식
준비 단계	평소보다 가벼운 아침식사	평소보다 가벼운 점심식사	단식	
DAY 1	레몬수	비트 레몬수	리얼 그린 주스	
DAY 2	그린 블러썸 주스	캐롯 진저 주스	백일홍 퍼플 주스	
DAY 3	뽀빠이 그린 주스	비트 메리 주스	애플 샐러리 주스	수박 또는 멜론 1/4통
DAY 4	리얼 그린 주스	캐롯 진저 주스	자몽 클린 주스	
DAY 5	그린 블러썸 주스	비트 메리 주스	바질 이탈리안 주스	수박 또는 멜론 1/4통
DAY 6	뽀빠이 그린 주스	캐롯 진저 주스	자몽 클린 주스	
DAY 7	리얼 그린 주스	비트 메리 주스	실란트로 라임 주스	수박 또는 멜론 1/4통

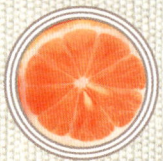

주스 만들기

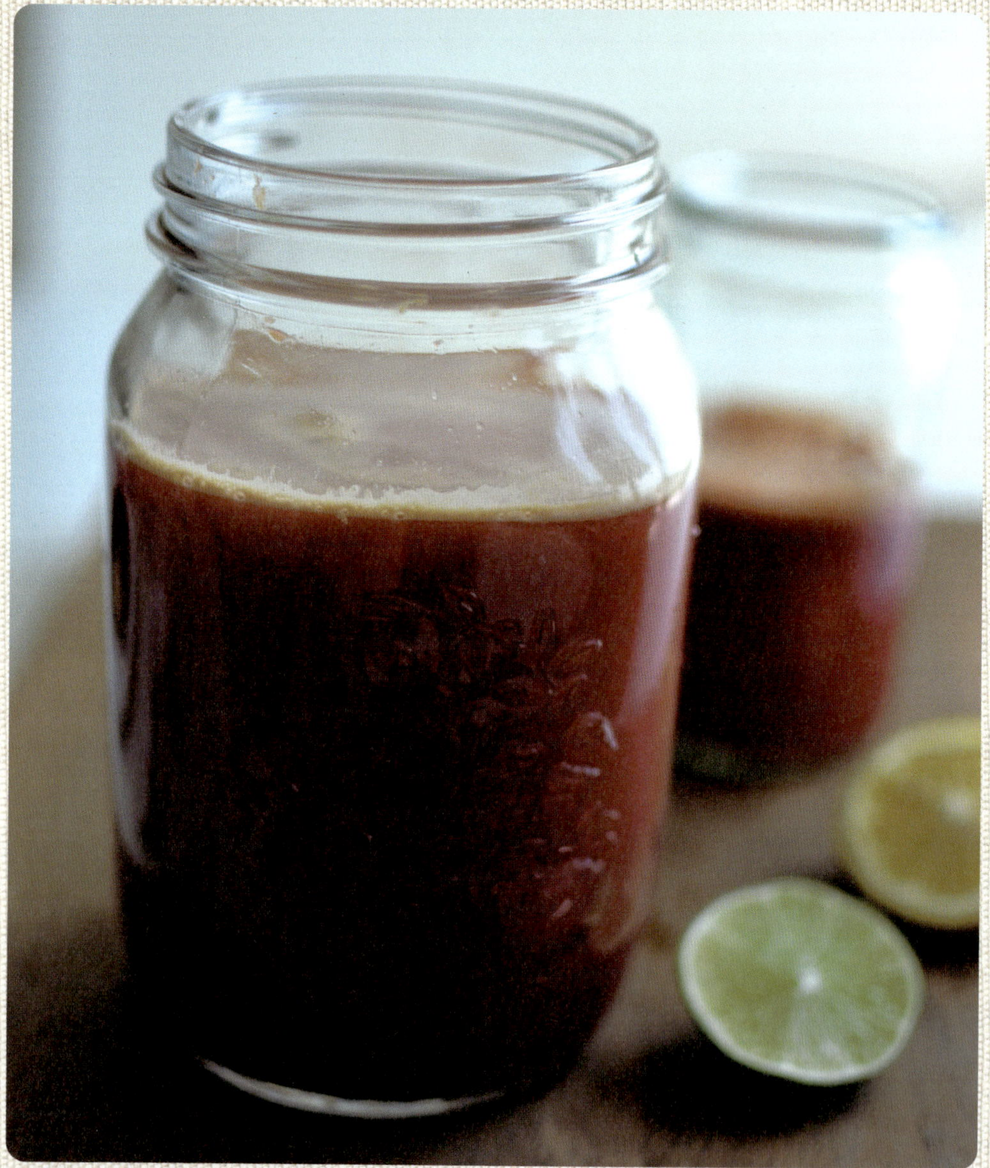

재료 (2~3회분)

1. 레몬수 : 물 500ml, 레몬 1개 분량의 즙
2. 비트 레몬수 : 물 500ml, 레몬 1개 분량의 즙, 비트즙 1/4컵, 생강 즙 조금
3. 리얼 그린 주스 : 파슬리 한 다발, 케일 잎 2줄기, 콜라드그린 잎 2장, 시금치 1컵, 샐러리 2줄기, 애호박 2개, 녹색 사과 2개, 레몬 1개, 생강 조금
4. 뽀빠이 그린 주스 : 파슬리 한 다발, 콜라드그린 잎 3장, 시금치 3컵, 청경채 4개, 브로콜리 2컵, 물냉이 한 다발, 레몬 1개, 녹색 사과 3개
5. 그린 블러썸 주스 : 케일 잎 2줄기, 오이 1개, 시금치 2컵, 녹색 양배추 1/4통, 녹색 사과 2개, 레몬 2개
6. 애플 샐러리 주스 : 샐러리 2줄기, 새싹채소 2컵, 오이 2개, 라임 2개, 녹색 사과 4개, 샐러리 한 묶음, 민트 1컵
7. 캐롯 진저 주스 : 당근 6개, 녹색 사과 2개, 생강 조금, 레몬 2개
8. 비트 메리 주스 : 당근 5개, 비트 1개, 녹색 사과 2개, 레몬 2개,
9. 바질 이탈리안 주스 : 샐러리 2줄기, 시금치 3컵, 피망 2개, 토마토 4개, 바질 2컵
10. 자몽 클린 주스 : 당근 5개, 생강 조금, 자몽 4개, 파슬리 한 다발, 민트 1컵
11. 실란트로 라임 주스 : 샐러리 4줄기, 파슬리 한 다발, 로메인상추 4컵, 오이 2개, 라임 1개, 녹색 사과 2개, 실란트로 1컵
12. 석류 핑크 주스 : 석류 2개, 레몬 1개, 녹색 사과 3개, 자몽 3개
13. 백일홍 퍼플 주스 : 보라색 양배추 1/4통, 샐러리 4줄기, 녹색 사과 2개, 레몬 1개
14. 진저 토닉 : 배 4개, 생강 조금

만드는 법

1. 준비한 재료들은 쉽게 갈 수 있도록 한입 크기로 다듬어주시면 됩니다.
2. 다듬은 재료를 주서기나 녹즙기로 취향에 맞게 갈아줍니다.

맛있는 주스를 만들려면?

주스 한 잔에 채소가 많이 들어가므로 저렴하게 구입할 수 있는 곳을 찾아보세요. 도매시장에서 대량으로 구매하는 것도 좋은 방법이에요. 또, 재료 중에 구하기 힘든 채소가 있다면 과감히 빼서도 좋습니다. 주스 레시피에는 정답이 없으니까요. 정확한 재료의 양보다는 들어가는 재료를 먼저 파악하고 나만의 방식대로 자유롭게 주스를 만들어보세요.

채소의 양은 녹색 잎채소 반, 당근과 비트 같은 뿌리채소 반 정도가 적당합니다. 구하기 쉽고 본인이 좋아하는 채소를 고르되 되도록 여러 종류의 녹색 잎과 다양한 색깔의 채소로 주스를 만들면 좋아요. 보통은 시금치, 케일, 로메인상추, 새싹채소, 파슬리, 샐러리 등이 주요 재료가 됩니다. 비트는 디톡스 효과가 좋은 반면 한 번에 많은 양을 먹으면 역류할 수도 있으

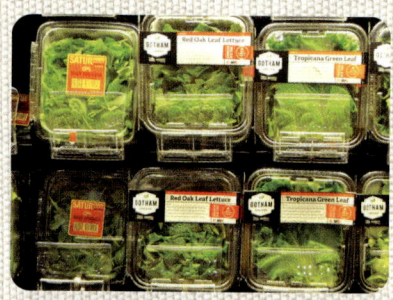

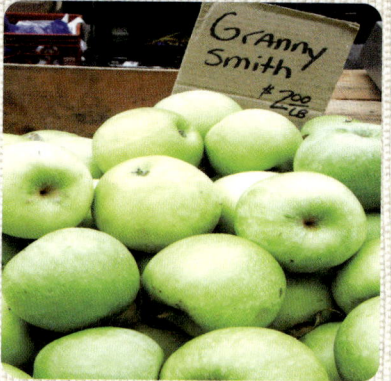

▲ 녹색잎 채소, ▼ 녹색 사과

니 달걀 크기 정도부터 조금씩 양을 늘려가시는 게 좋습니다. 주스에 레몬을 넣으면 디톡스 효과가 높아져요. 겨울철에는 생강을 넣어주면 몸을 따뜻하게 하는 데 도움이 됩니다.

과일 중에서는 당분이 적은 녹색 사과와 자몽, 멜론과 수박이 좋습니다. 수박과 멜론은 과일 중에서 수분 함량이 가장 높답니다. 프로그램을 보면 배출 효과가 좋은 멜론과 수박을 이틀에 한 번씩 먹게 됩니다. (필수 사항은 아니에요.) 오후 5시 이후에 먹으면 잦은 소변으로 숙면을 취하기 어려우실 수 있으니 이른 시간에 드세요.

영코코넛 워터는 주스 클렌즈에 효과적입니다. 영코코넛을 구할 수 있다면 주스 클렌즈 기간 동안 영코코넛 워터를 주스와 함께 마시면 좋아요. 일정 기간 코코넛 음료만 마시는 '코코넛 워터 클렌즈'가 있을 정도로 디톡스 효과가 좋거든요. 단, 팩에 담긴 가공 코코넛 음료가 아닌 영코코넛 열매 안에 든 생코코넛 워터를 드셔야 해요. 가공 코코넛 음료는 고온의 살균 과정을 거치므로 효소가 남아 있지 않거든요.

점심 이후에 먹는 주스에는 미리 물에 불려 놓은 치아씨를 넣어주면 포만감을 느끼는데 도움이 됩니다. 달콤한 맛을 원한다면 설탕 대신 '스테비아'를 넣어주세요.

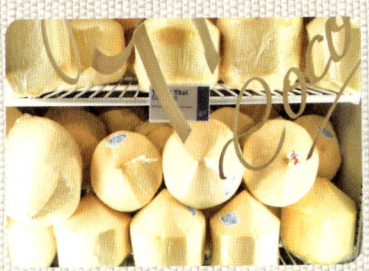
영코코넛

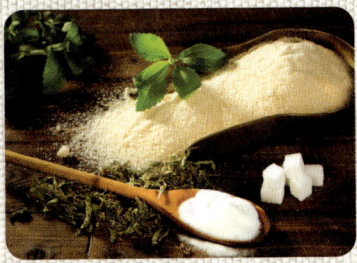
스테비아

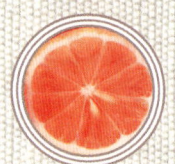

몸에 나타나는 변화에 주목하자!

주스 클렌즈 주의사항

그린 주스는 최대한 만들자마자 바로 드세요. 시간이 지날수록 영양소가 파괴되니까요. 집에서 주스를 만들어 외출할 때는 그린 주스보다는 당근 주스가 좋습니다. (주스를 아침에 미리 만들어 두고 저녁에 먹는 경우도 마찬가지예요.) 그린 주스보다 당근 주스가 영양소 파괴가 덜 되니까요. 최대한 병 끝까지 주스를 담아 산소와 닿는 공간을 없애거나 레몬을 넣는 방법도 영양소 파괴를 줄이는 데 도움이 된다고 해요.

주스 클렌즈 기간 동안 몸의 반응 하나하나에 관심을 갖고 지켜보세요. 매일 하루 식단과 몸의 변화에 대해 다이어리를 쓰는 걸 추천해요. 3, 4일째에 '명현 현상'이 올 수도 있어요. 사람에 따라 증상도 다르고 명현 현상을 겪지 않는 사람도 있어요.

> **Tip 감기처럼 찾아오는 명현 현상**
>
> 명현 현상은 음식이 바뀌거나 병을 치료하려는 목적으로 새로운 치료법을 시도하는 등 평소와 다른 변화를 몸에 주었을 때 일시적으로 나타나는 반응이에요. 건강해지려고 시도한 방법인데 일시적으로 증상이 악화되기도 하고요. 로푸드 다이어트 역시 사람에 따라 명현 현상을 겪기도 해요.

로푸드 주스 클렌즈를 시작하면 주스에 든 비타민, 미네랄, 효소, 섬유소가 장에 쌓인 노폐물과 혈액 속 독소를 몸 밖으로 배출해줘요. 그런데 노폐물들이 몸 밖으로 나갈 준비까지는 됐는데 우리 몸의 능력이 딸려서 일부 노폐물들이 배출되지 못할 때가 있어요.

몸 안에 남은 노폐물은 피부와 호흡기관 등으로 배출을 시도한답니다. 사람에 따라 증상은 다르지만 보통 두통, 콧물 과다 분비, 경미한 우울증, 구토, 몽롱함, 졸리고 기운이 없는 등 감기와 비슷해요. 평소 아팠던 부분의 통증이 더 심해질 수도 있고 코피가 흐르기도 해요. 여성은 냉대하증이 심해지거나 피부 트러블이 생기기도 하고요. 로푸드 다이어트를 처음 시작할 때 이런 증상을 겪으면서 많이 놀라시거나 포기하기도 해요. 하지만 대부분 증상이 하루 이틀 안에, 길게는 1~2주일 안에 사라집니다.

배출

노폐물 배출은 디톡스 효과를 위해 굉장히 중요하므로 주스 클렌즈 기간 동안 배변은 매일 하셔야 합니다. 원활한 배변을 위해서는 몸 상태와 주스 클렌즈 후 나타나는 증상에 따라 채소의 종류와 양을 조절하시면 됩니다.

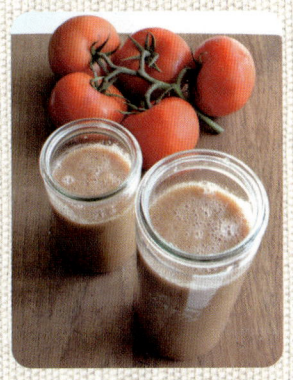

우선 주스 클렌즈 시작 후 배변이 원활하지 못하다면 상추, 오이, 브로콜리, 콜리플라워, 주키니호박, 토마토, 비트, 당근, 샐러리, 녹색 사과의 양을 늘려보세요. 자몽과 멜론도 배변에 효과적이에요. 대신 마늘과 생강, 피망, 실란트로는 레시피에서 빼주시고요. 반대로 설사가

난다면 채소 양이 많다는 뜻이니까 우선 주스의 양을 줄여보세요. 그리고 위에서 소개한 배출에 좋은 채소의 양을 줄여보시고요.

> **Tip**
>
> **몸을 차갑게 하는 채소와 과일**
> **VS 몸을 따뜻하게 하는 채소와 과일**
>
> 채소는 몸을 따뜻하게 해주는 성질의 채소와 몸을 차갑게 하는 성질의 채소로 나눌 수 있어요. 한의학에서는 '양'과 '음'으로 음식을 구분하기도 하고요. 몸을 따뜻하게 하는 채소의 양이 과해지면, 즉 몸에 '양'의 기운이 많아지면 목이 따갑다거나 치아가 아프거나, 입병이 생기고 몸이 화끈거리는 느낌이 올 수 있어요. 또한 변비가 올 수도 있습니다. 이럴 땐 몸을 차갑게 하는 '음' 성질의 채소 양을 늘리고 몸을 따뜻하게 하는 '양' 성질의 채소 양을 줄이면 증상이 호전될 수 있어요. '음' 성질의 채소와 과일은 배출에도 효과적이랍니다.
>
> · **몸을 차갑게 하는 '음' 성질의 채소와 과일**
> 상추, 오이, 브로콜리, 콜리플라워, 주키니호박, 토마토, 자몽, 멜론, 딸기, 파인애플
>
> · **'음'도 '양'도 아닌 채소와 과일**
> 비트, 당근, 샐러리, 호박, 고구마, 사과
>
> · **몸을 따뜻하게 하는 '양'의 기운을 가진 채소와 과일**
> 생강, 빨간 피망, 녹색 피망, 파, 마늘, 실란트로, 체리, 살구, 오렌지, 망고, 포도

장내 배출에 도움을 주는 '프로바이오틱스'를 매일 아침 공복에 섭취하는 것도 좋습니다. 프로바이오틱스 즉 유산균은 좋은 박테리아로 요구르트에 많이 들어 있어요. 유산균이 많이 든 식품으로는 너트밀크 혹

은 영코코넛 워터로 만든 케피어(유산균 발효식품), 사우어크라우트(발효된 독일식 김치), 그리고 김치가 있어요.

프로바이오틱스 제품을 선택할 때 한 가지 중요한 점이 있어요. '장까지 살아가는 유산균'이 들어 있다는 요구르트 광고처럼 프로바이오틱스가 장까지 살아서 도착하는 게 중요합니다. 프로바이오틱스가 필요한 '장'까지 도달하기도 전에 대부분 위산에 파괴되니까요. 그러므로 보조제로 프로바이오틱스를 보충할 때는 특수한 캡슐로 만들어진 제품을 골라야 해요.

또 매일 아침 공복에 마시는 로푸드 '케피어 워터'는 속을 편안하게 하고 변비 해결에 효과적이에요. 무엇보다 체중 감량 효과가 좋아 '다이어트 음료'로 불리기도 한답니다.

Tip 케피어 워터

캐피어 워터를 만들려면 우선 케피어 그레인(Kefir Grain)이 필요해요. 케피어 그레인은 '티벳 버섯'으로 불리기도 해요. 변비에 워낙 효과가 좋아서 집에서 직접 케피어 발효유를 만들어 드시는 분이 많이 계세요.

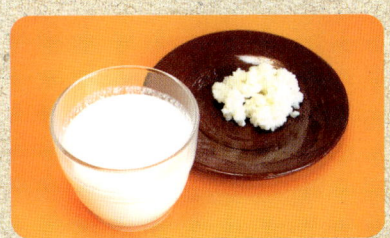

케피어 그레인과 케피어 워터

일반적으로는 케피어 그레인을 우유에 넣어 발효시켜요. 만 하루 정도가 지나면 우유에 덩어리가 생기면서 요구르트처럼 맛이 시큼해지죠. 반면 로푸드 케피어는 우유 대신 코코넛 워터나 코코넛 밀크를 써요. 만드는 방법은 똑같아요. 케피어 그레인을 무료로 나눠주는 인터넷 동호

회나 블로그가 많은 만큼 쉽게 구하실 수 있을 거예요.

만드는 법
1. 유리병을 뜨거운 물로 깨끗하게 소독해주세요.
2. 케피어 그레인을 담은 유리병에 코코넛 워터나 코코넛 밀크를 부어주세요. 코코넛 워터 500ml 기준으로 케피어 그레인은 1, 2테이블스푼 정도 넣는 게 적당합니다.
3. 공기가 통할 수 있도록 뚜껑 대신 면을 덮어 실온에서 24시간 정도 발효시켜주세요.
4. 완성된 케피어 워터는 따라내어 마시면 돼요. 캐피어 워터에 사용했던 케피어 그레인은 계속 쓰실 수 있습니다.

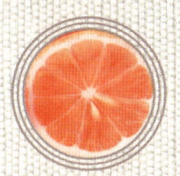

주스 클렌즈 보식 프로그램

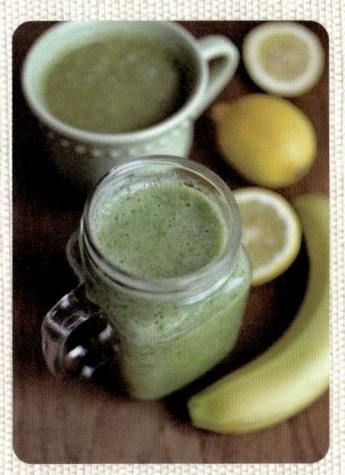

다이어트 기간만큼 중요한 게 보식 단계인 거 아시죠? 주스 클렌즈는 단식에 가까워서 갑작스레 원래 식단으로 돌아가면 몸에 무리가 갈 수 있어요. 힘들게 뺀 체중을 잘 유지하기 위해서도 보식 단계는 필요해요.

소개해드릴 보식 프로그램은 주스 클렌즈 프로그램과 달리 주스 외에 과일과 채소로 만든 그린 스무디가 식단에 들어갑니다. 스무디 종류는 본인이 좋아하는 것으로 대체하셔도 좋아요.

보식 프로그램의 핵심은 지방, 염분, 정제 탄수화물을 제한하는 데 있어요. 그런 만큼 3일간은 오일, 너트류, 씨앗류, 설탕, 소금, 아보카도를 제한해주세요.

주스 클렌즈 보식 프로그램 이후에는 뒤에 소개해드릴 '로푸드 다이어트 프로그램'으로 연결하면 좋습니다. 주스 클렌즈 보식 프로그램 이후 일반식 식단을 병행할 때도 그린 주스 500ml 이상, 그린 스무디 한두 잔은 기본적으로 식단에 포함하는 것을 추천합니다. 가벼운 저녁 식사 메뉴로는 현미밥과 생채소 쌈(슈퍼에서 파는 가공 쌈장 제외), 익힌 채소(호박, 고구마)를 추천해요. 뒤에 소개해드릴 로푸드 요리들도 좋은 선택이에요.

당분간은 주스 클렌즈를 시작하기 전과 마찬가지로 유제품, 정제 탄수화물 음식 (밀가루와 설탕으로 만든 케이크, 빵, 파스타, 과자 등), 동물성 단백질(고기류), 가공 식품, 커피, 술을 제한하면 디톡스 효과를 높일 수 있답니다.

보식 프로그램 이후에도 약 2주 정도 일반식은 점심, 저녁 중 하루 한 끼만 하시는 걸 추천해요. (아침과 점심은 채소와 과일 위주로 드세요.) 경험상 점심보다는 저녁식사로 일반식 식사를 하는 쪽이 배출 효과에도 좋고, 식단을 지키기가 수월했어요. 주스 클렌즈 프로그램이 부담스러우신 분이라면 '주스 클렌즈 보식 3일 프로그램'을 3회 이상 반복하셔도 다이어트 효과를 보실 수 있답니다.

3일 혹은 7일간의 주스 클렌즈만으로도 디톡스 효과와 체중 감량 효과를 볼 수는 있지만 좀 더 장기적인 관점으로 '식습관 개선' 계기로 삼기를 권해드립니다. 주스 클렌즈는 로푸드 생활 습관을 위한 시작이니까요.

주스 클렌즈 보식 3일 프로그램

	아침식사	점심식사	간식	저녁식사
DAY 1	리얼 그린 주스 500ml	핑크레이디 스무디 700ml	캐롯 진저 주스 500ml	그린 베지 수프 700ml, 허브차
DAY 2	그린 블러썸 주스 500ml	진저 애플 스무디 700ml	비트 메리 주스 500ml	호박맛 당근 수프 700ml, 허브차
DAY 3	뽀빠이 그린 주스 500ml	키위 스무디 700ml	블루베리 스무디 500ml	스키니 허브 샐러드, 자몽 민트 주스 500ml

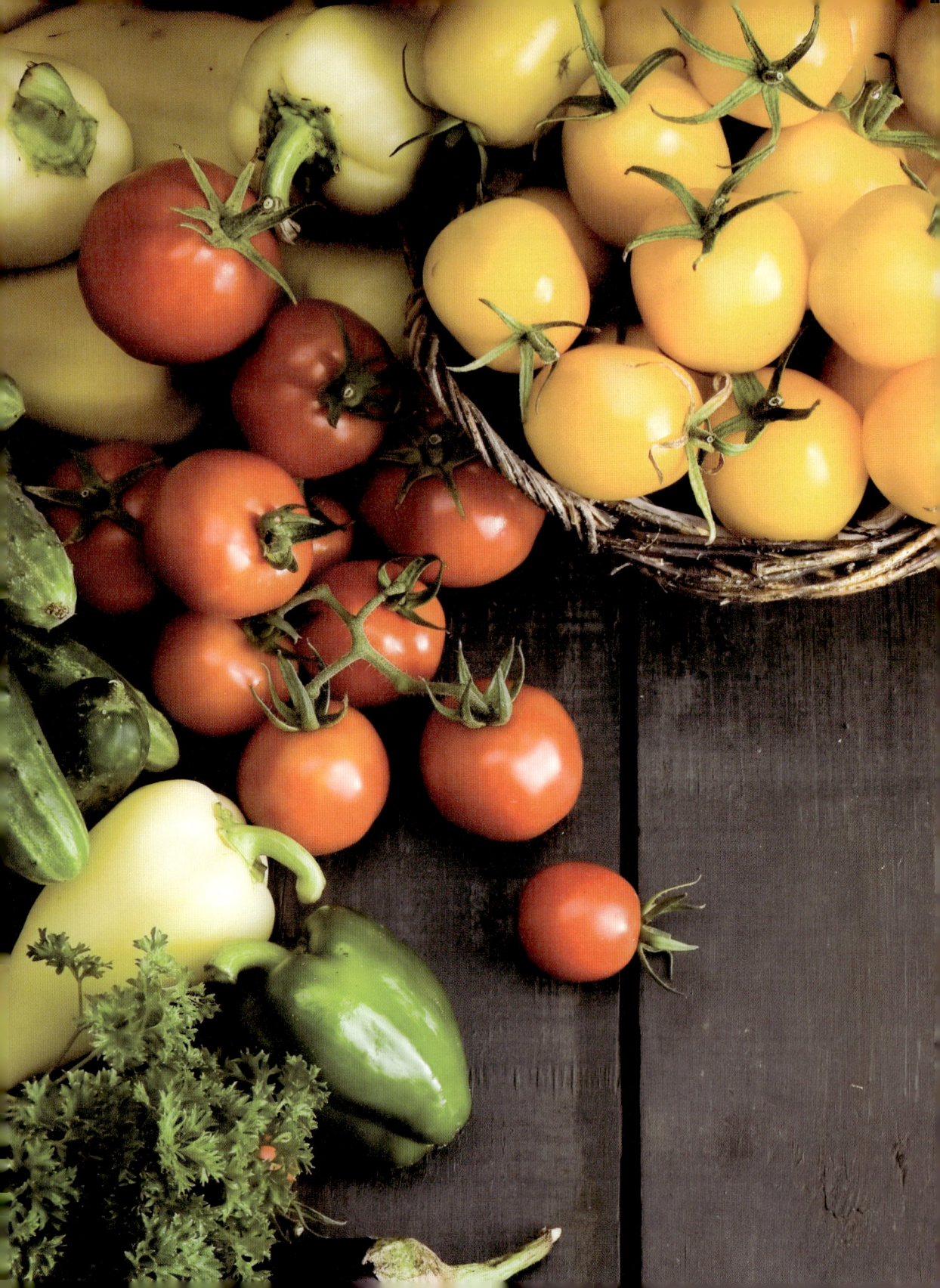

Chapter 5

웰컴 투 로푸드 다이어트!

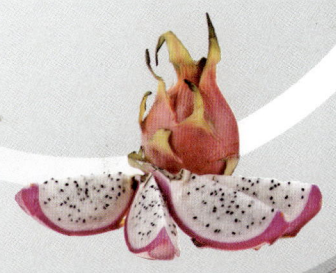

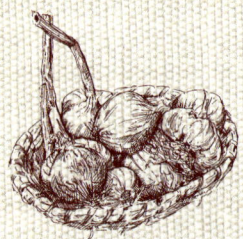

채소가 좋다는 걸 알지만 막상 생으로
많이 먹기는 쉽지 않다는 분이 많아요.
하지만 그린 스무디를 마시면
채소 섭취가 훨씬 수월해진답니다.
또 그린 스무디는 채소를 잘게 부순 상태로
마시는 것이라 흡수율이 좋아요.

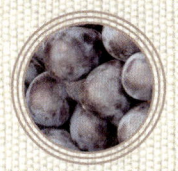

로푸드 다이어트 첫걸음

주스 클렌즈는 성공적으로 잘 마치셨나요? 주스 클렌즈를 성공적으로 마치신 분이라면 지금쯤 체중 감량을 비롯한 '로푸드'의 효과를 조금이나마 경험하셨으리라고 기대해봅니다. 주스 클렌즈 프로그램은 일상적인 식단이라기보다는 몸을 한 번 정화해주는 '리셋 버튼'이라고 볼 수 있어요. 주스 클렌즈 프로그램으로 노폐물을 배출했으니 이번엔 깨끗해진 우리 몸에 에너지를 불어넣을 건강한 음식들이 필요하겠죠? 자, 그럼 이제 본격적으로 로푸드 식생활에 대해 알아볼까요?

체중 감량 효과가 좋아 '다이어트'란 이름을 달고 있긴 하지만 로푸드 다이어트는 일종의 '식습관 개선 과정' 혹은 '내 몸에 대해 알아가는 과정'이라는 표현이 더 적절할 것 같습니다. 로푸드 다이어트로 혼자 나만의 식단을 짤 수 있고 식사량을 조절하는 능력을 갖게 되죠.

100% 로푸드 식단이어야만 로푸드가 우리에게 주는 혜택을 볼 수 있는 건 아니니까 걱정부터 하실 필요는 없어요. 매일 아침 그린 주스 한 잔! 이게 바로 로푸드 다이어트의 시작이에요. 하루 식단 중 로푸드의 비중이 늘어날수록 다이어트 효과는 커진답니다. 기존의 일반 식사 패턴을 유지하되 하루 한 끼, 혹은 간식 대신 그린 스무디로 대체하는 것부터 시작해보세요.

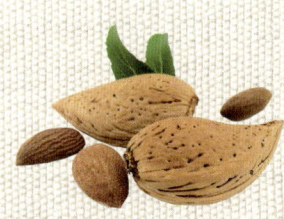

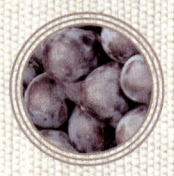

매일 먹어도 좋은 음식
VS 제한하면 좋은 음식

채식주의자들이 고기를 제한하듯 로푸디스트들도 일부 음식을 제한한답니다. 우선 가공 식품과 패스트푸드를 제한합니다. 캔에 담긴 음식과 각종 냉동식품 등 슈퍼에서 흔히 살 수 있는 가공 식품들은 유통 기간을 늘리기 위해 일반적으로 고온에서 살균처리를 해요. 살균처리 과정은 몸에 해로운 박테리아를 제거하는 차원에서는 필요하지만 동시에 우리 몸에 좋은 효소와 영양 성분을 파괴하죠. 더구나 캔에 담긴 음식들은 장시간 환경호르몬에 노출되어 있다 보니 건강에 좋을 리가 없겠죠?

그리고 밀가루와 백미, 설탕 같은 정제 탄수화물로 만드는 빵, 파스타, 케이크, 과자, 시리얼 등은 피하고 대신 현미 같은 통곡물을 선호합니다. 유제품, 고기, 생선 등의 동물성 식품 역시 제한해요. 동물성 단백질이 소화를 방해해 몸 안에 노폐물을 많이 남긴다는 이유도 있지만 유제품과 고기에 포함된 항생제 때문이기도 해요. 농장에서 사육되는 대부분 동물들은 항생제 주사를 맞아서 우리가 먹는 유제품과 고기에도 당연히 항생제 성분이 포함되어 있을 수밖에 없다고 해요. 그래서 우유, 버터, 치즈는 생너트로 만든 너트밀크, 너트 버터, 너트 치즈로 대체합니다. 물론 집에서도 어렵지 않게 만들 수 있답니다.

매일 먹어도 좋은 로푸드	제한하는 음식
녹색 잎채소(케일, 시금치 등 잎이 녹색인 채소들)	고기류(소고기, 돼지고기, 닭고기, 생선류)
뿌리채소(당근, 고구마 등)	유제품(우유, 버터, 요구르트, 치즈)
새싹채소	정제 곡물(백미, 밀가루 등)
과일	가공 탄수화물(파스타, 시리얼, 라면 등)
아보카도	가공 식품(냉동식품, 캔 식품)
레몬	정제 설탕(사탕류, 과자류, 케이크류)
영코코넛 워터	정제 소금
발아시킨 너트류(아몬드, 호두, 캐슈너트 등)	정크 푸드, 패스트푸드
발아시킨 치아씨, 아마씨, 헴프씨 등 씨앗류	조리한 음식
아마씨 오일, 코코넛 오일 등의 오일류	
슈퍼푸드(카카오, 마카 뿌리, 아사이베리, 고지베리 등)	
스테비아, 생꿀	
카페인이 없는 허브차	

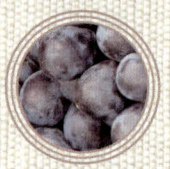

일반식을 대신하는 로푸드

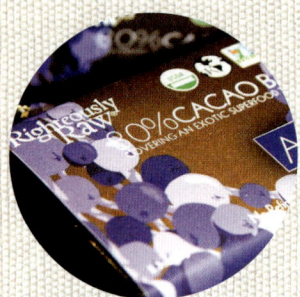

카카오 함량 80% 이상 다크 초콜릿

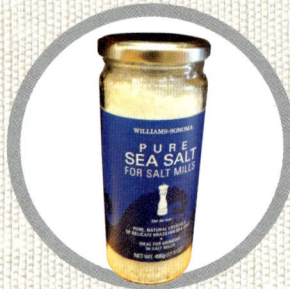

바다 소금

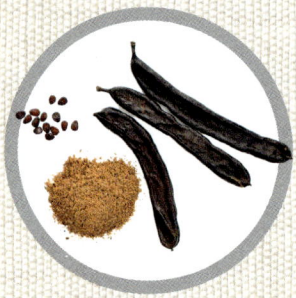

케롭

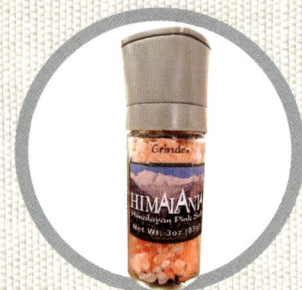

히말라얀 소금

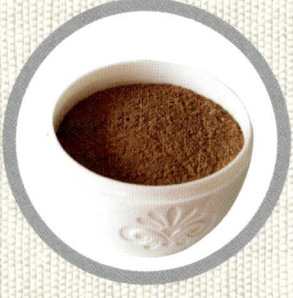

카카오 파우더

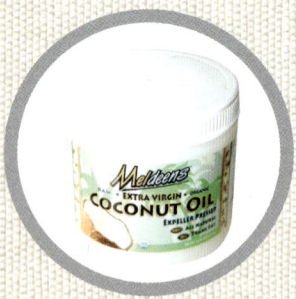

코코넛 오일

로푸드 다이어트가 가진 장점 중 하나는, 일반식을 대체할 수 있는 로푸드 음식이 있다는 사실입니다. 억지로 식욕을 억제할 필요가 없어서 다이어트에 매우 큰 도움을 준답니다.

일반식	로푸드 대체 식품
케이크, 빵, 쿠키	아마씨, 현미 가루, 아몬드 가루, 해바라기씨 등으로 만든 로푸드 빵, 오트밀과 건조 과일로 만든 쿠키, 너트류와 씨앗류로 만든 로푸드 케이크
버터	아보카도, 아몬드 버터, 코코넛 버터
케첩, 마요네즈 등 소스류	로푸드 케첩, 로푸드 마요네즈 등 로푸드 소스
오일	코코넛 오일, 엑스트라버진 올리브 오일
우유	너트밀크, 코코넛 밀크
치즈	너트 치즈, 뉴트리셔널 이스트
스낵	아마씨, 치아씨 등 씨앗류로 만든 로푸드 크래커, 건조 과일, 건조 채소, 케일칩 등
초콜릿	생캐롭 파우더, 생카카오 분말, 카카오 함량 80% 이상 다크 초콜릿
아이스크림	얼린 바나나와 너트류로 만든 로푸드 아이스크림
고기 패티	해바라기씨, 호박씨 등 씨앗류로 만든 로푸드 패티
면	주키니호박, 천사채
설탕	대추, 곶감, 건포도 등의 건조 과일, 스테비아, 아가베 시럽, 생꿀
정제 소금	히말라얀 소금, 바다 소금 등

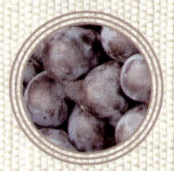

푸드 컴비네이션 법칙만
잘 지켜도 살은 빠진다

푸드 컴비네이션 법칙은 '이 조합으로 음식을 먹었을 때 가장 소화가 쉽다'는 음식 궁합을 말합니다. 한 가지 종류의 음식을 먹을 때 소화가 가장 쉬운 건 사실이에요. 하지만 대부분 식사를 단 한 가지 종류의 음식만으로 먹기는 어렵죠. 예를 들어 한 끼 식사로 흰쌀밥과 쇠고기가 들어간 미역국에 고등어자반과 계란찜을 먹는다고 해볼까요? 그리고 후식으로 과일을 먹고 어쩐지 허전해 우유가 들어간 까페라떼 한 잔을 마시죠. 푸드 컴비네이션 법칙을 기준으로 따져보면 우리 몸은 이렇게 평범해 보이는 한 끼 식사를 소화시키는 걸 버거워 해요.

푸드 컴비네이션 법칙의 조합은 음식물이 산성이냐, 알칼리성이냐에 따라 결정돼요. 간단히 말해 산성 음식과 알칼리성 음식을 같이 먹으면 충돌이 생겨 소화가 더뎌진다고 해요. 소화가 잘 돼야 영양 섭취도 잘되고 노폐물도 덜 쌓이게 되는데 말이죠.

탄수화물의 소화는 침을 통해 입에서부터 시작되고 알칼리성 혹은 중성 효소를 필요로 해요. 반면에 단백질은 위에서부터 소화되기 시작해요. 위에서 산성 효소가 분비되죠. 그런데 탄수화물과 단백질 음식을 동시에 같이 먹으면 산성과 알칼리성 소화 효소가 동시에 분비되면서 희석되니까 이도 저도 아닌 상황이 됩니다.

푸드 컴비네이션 법칙을 어기고 섭취한 음식들은 위에서 소화 시간이 길어지다 보니 부패가 시작된 상태로 장에 도달하기도 해요. 하지만 우리 몸은 썩은 음식을 절대 에너지로 이용하지 않는다고 해요. 열심히 챙겨 먹은 음식이 결국은 에너지로 쓰일 수 없는 쓰레기로 전락할 수 있다는 말이죠. 더구나 부패되고 발효된 음식들에서 가스가 생기다 보니 속이 더부룩하고 소화불량에 속쓰림까지 올 수 있어요. 제대로 소화와 배출이 되지 못한 음식들은 결국 노폐물로 쌓이고 그 노폐물들을 처리하느라 우리 몸은 피곤해집니다.

푸드 컴비네이션 법칙은 로푸드 식단을 실천할 때 많이 적용하는 원칙 중 하나에요. 실제로 경험해보면 고기만 먹었을 때와 고기와 밥을 같이 먹었을 때 소화되는 시간이 다른 것 같아요. 가끔은 푸드 컴비네이션 법칙을 조금 어기더라도 괜찮겠지만 너무 자주 반복하는 것은 좋지 않습니다. 특히 로푸드가 아닌 화식으로 과식하면서 탄수화물과 단백질과 과일을 마구 섞어먹으면 노폐물 문제를 일으킬 수 있으니 푸드 컴비네이션 법칙을 지켜보세요.

로푸드 위주 식단이 아닌 일반식 위주 식생활을 할 때도 푸드 컴비네이션 법칙을 지킨다면 체중 감량과 함께 소화불량 등의 문제를 해결하는데 도움이 되실 거예요. 참고로 로푸드 녹색 잎은 어떤 음식과도 궁합이 잘 맞아요. 고기를 먹을 때 녹색 잎채소를 함께 먹으면 고기로 몸이 산성화되는 것을 막을 수 있답니다.

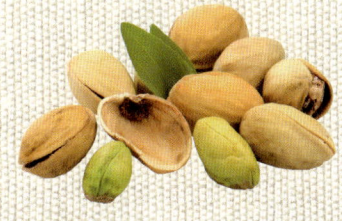

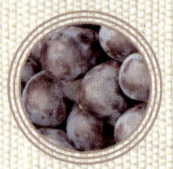

대표적인
푸드 컴비네이션 법칙

푸드 컴비네이션 법칙 1

과일은 공복에 먹는 것이 좋아요.

과일은 위에서 별다른 소화 과정이 필요하지 않으므로 위에 머무를 필요 없이 바로 장으로 내려갑니다. 하지만 다른 음식들로 배를 채운 후 디저트로 과일을 먹으면 과일은 곧장 장으로 갈 수가 없게 돼요. 섞어 먹은 음식의 종류에 따라 위에 머무르는 시간이 길어지고 부패가 시작될 수도 있는 거죠. 과일 중에서도 특히 수박과 멜론은 단독으로 드시기를 추천합니다.

배부르게 식사를 마친 후에 디저트로 과일을 먹는 것보다는 식사 30분 전 공복에 과일을 드시는 것이 가장 좋은 방법입니다.

푸드 컴비네이션 법칙 2

탄수화물과 단백질 음식은
동시에 먹지 않는 것이 좋아요.

흰쌀밥은 탄수화물이지만 쇠고기와 고등어와 계란찜은 단백질이죠? 탄수화물과 단백질을 분리해 먹었더라면 네 시간 정도면 가능했을 소화 시간이 배 이상 걸릴 수 있어요. 여자들이 좋아하는 브런치 메뉴를 볼까요? 토스트와 계란, 베이컨을 커피와 함께 먹죠? 푸드 컴비네이션 법칙으로 따져보면 최악의 궁합이랍니다.

푸드 컴비네이션 법칙 ③
다른 종류의 단백질끼리는
섞어 먹지 않는 것이 좋아요.

쇠고기, 고등어, 달걀처럼 서로 다른 종류의 단백질 음식을 섞어 먹으면 소화 시간이 늘어난다고 해요.

푸드 컴비네이션 법칙 ④
과일과 녹색 잎채소는 최고의 궁합입니다.

막상 식생활에 적용해보면 푸드 컴비네이션 법칙을 지키는 일이 만만치는 않아요. 다양한 맛을 내려다 보니 로푸드 레시피 중에서도 푸드 컴비네이션 법칙에 어긋날 때가 종종 있고요. 그나마 로푸드라면 푸드 컴비네이션 법칙에서 조금 벗어나더라도 괜찮은 편입니다. 푸드 컴비네이션 법칙에 어긋난 로푸드 메뉴들은 먹어본 후에 몸의 반응에 따라 판단하시면 돼요.

로푸드 레시피를 보면 과일과 너트류를 같이 먹을 때가 많아요. 딸기나 파인애플처럼 신맛 나는 과일은 너트류와 섞어 먹지 않는 것이 좋다는 의견도 있습니다. 하지만 이 주장은 소화 시간이 지연되기는 해도 크게 문제 없다고 보는 의견도 있어요.

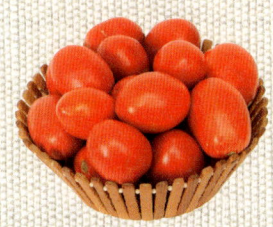

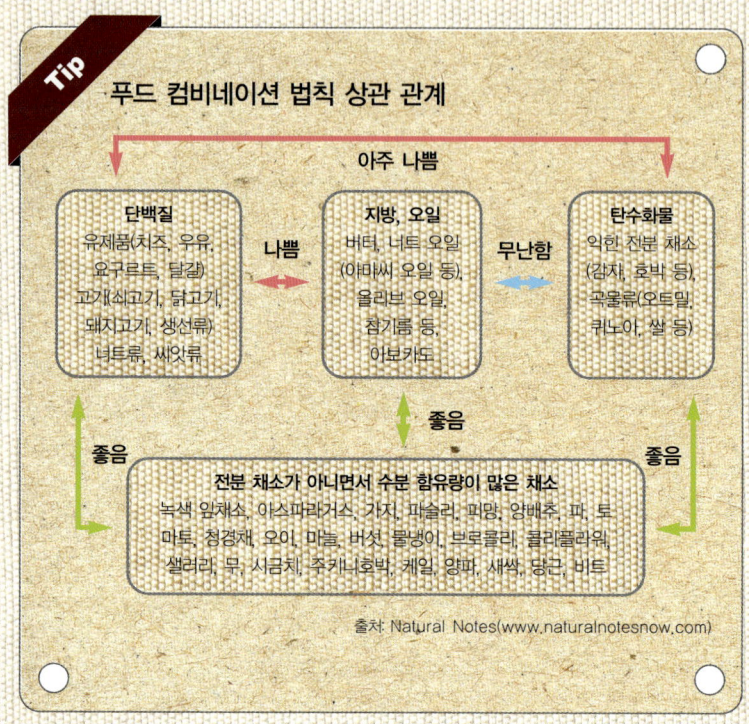

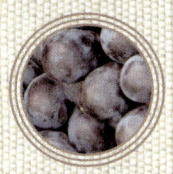

과일 먹기 노하우

과일을 세분화해보면 크게 네 가지로 나눌 수 있습니다.

① 멜론류 과일 : 멜론, 수박
② 새콤한 과일 : 오렌지, 키위, 레몬, 파인애플, 딸기, 라임, 크랜베리, 석류, 자몽
③ 조금 새콤한 과일 : 사과, 블랙베리, 블루베리, 체리, 포도, 망고, 파파야, 살구, 배, 자두, 라즈베리
④ 달콤한 과일 : 바나나, 서양대추, 곶감, 건포도, 캐롭, 두리안, 무화과, 홍시

멜론과 수박은 과일 중에서도 유난히 수분이 많으므로 다른 음식은 물론 다른 과일과도 섞어 먹지 않는 것이 좋습니다. 새콤한 과일과 달콤한 과일도 좋은 궁합은 아닙니다. 과일끼리 궁합은 다음과 같아요.

② + ④ = BAD
② + ③ = GOOD
③ + ④ = GOOD

푸드 컴비네이션 법칙을 지키려면 과일 먹는 것조차 여간 힘든 게 아닙니다. 또 푸드 컴비네이션 법칙을 신경 쓰다가 로푸드 다이어트 자체

가 하기 싫어질 수도 있고요. 개인적인 생각으로는 화식을 하실 때는 대표적인 푸드 컴비네이션 법칙을 지키는 게 좋겠지만, 과일 만큼은 편하게 드시는 것도 괜찮습니다.

과일은 잘 익었을 때 먹는 게 좋아요. 바나나는 살짝 갈색 반점이 생겼을 때가 잘 익은 상태에요. 잘 익은 과일이라야 몸에 들어갔을 때 알칼리 반응을 한답니다. 또, 과일에 설탕을 뿌려 드시는 분도 많으시죠. 과일을 설탕이나 정제 탄수화물과 같이 먹으면 몸 안에서 발효가 시작되고 위가 산성화되니까 조심해주세요. 바나나, 서양대추, 무화과, 건포도 등은 탄수화물과 같이 먹더라도 상대적으로 괜찮습니다.

> **Tip 아보카도와 푸드 컴비네이션**
>
> 아보카도는 대부분 지방으로 구성되어 있고 단백질 함유량은 약 2.5% 정도로 낮습니다. 하지만 절대적인 양으로 따져보면 적은 양이 아니므로 아보카도는 샐러드와 함께 드시는 게 제일 좋습니다. 과일 중에서는 달콤한 과일 혹은 건조 과일과 함께 먹는 것은 좋지 않습니다. 또 감자 등의 전분 채소와 같이 드시는 것은 비교적 괜찮습니다. 예를 들면 익힌 감자에 버터 대신 아보카도를 넣기도 합니다.
>
> 아보카도와 너트류를 같이 먹는 건 좋지 않습니다. 대부분의 단백질 식품들은 동시에 지방 함유량도 높은 경우가 많습니다. 대표적으로 너트류의 경우 약 10~20퍼센트의 단백질과 약 45~70퍼센트의 지방으로 구성되어 있습니다. 너트류는 아보카도보다는 생채소와 먹는 게 가장 좋습니다.

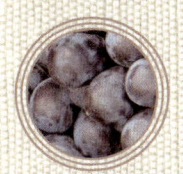

로푸드 다이어트의 시작,
그린 스무디!

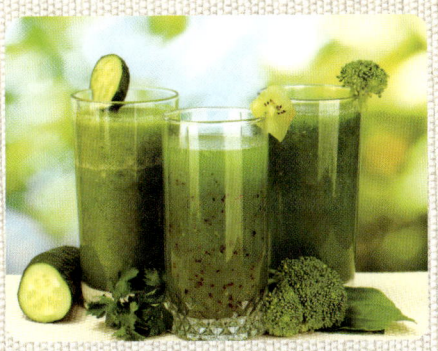

힘들게만 느껴지는 체중 감량의 비밀은 그린 스무디에서 시작한다고 해도 지나친 말이 아니에요. 만드는 데 고작 5분이 채 걸리지 않는 그린 스무디 한 잔에 식탐 조절을 위한 해답이 있거든요. 저 역시 로푸드 다이어트를 그린 스무디와 함께 시작했답니다. 사실 저는 원래 생채소 먹기를 끔찍이도 싫어했지만 그린 스무디는 달콤해서 거부감이 들지 않더라고요. 연두색이라 채소가 들어 있구나 싶을 뿐이지 과일 주스처럼 달콤하고 밀크셰이크처럼 부드러워 금세 그린 스무디 맛에 빠지게 됐어요. 하루에 몇 잔을 마셔도, 매일 먹어도 질리지 않는 다이어트 음식을 발견한 셈이죠. 종일 음식 생각만 하던 저를 구해준 건 로푸드, 그중에서도 콕 집어 말하면 그린 스무디였답니다. 로푸드 다이어트를 하는 내내 음식을 자제해야 한다는 강박관념에 젖어 있기보다는 편한 마음으로 배고플 때마다 그린 스무디를 드시면 돼요.

화식으로 배고픔을 채울 때는 불편할 정도로 배가 부른 지경이 되어야 식사를 멈췄어요. 이때는 식사를 하는 이유가 감정적인 욕구를 충족하는 쪽에 더 가까웠던 것 같아요. 말 그대로 중독에 가까웠지요. 하지만 로푸드 식생활을 하다 보면 식욕이 식사 중간에 채워지면서 충분히 먹었다는 생각이 든답니다. 이 점이 로푸드(생채식)와 화식의 가장 큰 차이점이에요.

채소가 좋다는 걸 알지만 막상 생채소를 많이 먹기가 쉽지 않다는 분이 많아요. 하지만 그린 스무디를 마시면 채소 섭취가 훨씬 수월해진답니다. 또 그린 스무디는 채소를 잘게 부순 상태로 마시는 것이라 흡수율이 좋아요. 채소를 싫어하는 사람은 그린 채소와 과일의 비율을 4:6으로 시작해서 점차 채소의 비율을 늘리시면 돼요. 특히 바나나, 파인애플, 망고는 맛과 향이 강해 채소맛을 가리고 그린 스무디를 달콤하게 만들어준답니다.

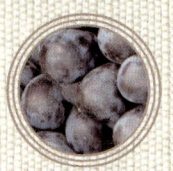

그린 샐러드 맛에 눈뜨다

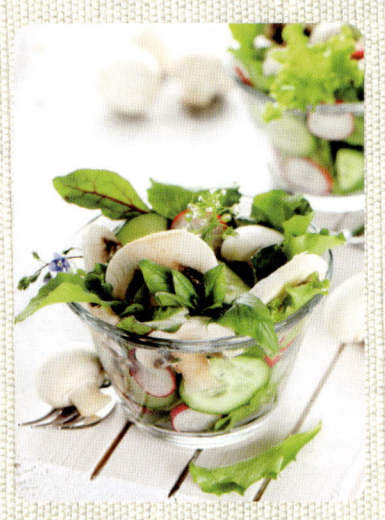

로푸드 다이어트 후 가장 큰 변화는 샐러드를 사랑하게 된 점이에요. 가끔 일반식을 먹게 될 때면 이내 샐러드의 상큼함이 떠오르며 왜 화식을 먹었을까 후회하게 돼요. 그리고 '샐러드만큼 맛있는 게 없다'는 생각을 하게 되면서 자연스럽게 로푸드 식단으로 돌아오게 되죠. 로푸드 식단에서는 그린 샐러드를 밥처럼 먹어요. 매일 세끼를 먹어도 질리지 않는 밥처럼 샐러드도 그렇거든요. 다양한 레시피가 아니어도 내 입맛에 맞는 한두 가지 샐러드면 충분해요. 그린 샐러드의 싱싱한 그 맛을 알고 나면 샐러드보다 만족스러운 요리를 찾기가 힘들어진답니다.

혹시 패밀리 레스토랑에서 파는 샐러드를 좋아하시나요? 기름에 튀긴 치킨과 각종 오일류, 설탕으로 범벅이 된 소스 사이로 채소가 살짝 보이는 샐러드는 이름만 샐러드지, 실상은 채소로 장식한 고지방 고열량 메뉴랍니다. 이런 지방 덩어리일 뿐인 샐러드로는 로푸드 파워를 얻을 수 없겠지요?

로푸드 다이어트의 단골 메뉴인 로푸드 그린 샐러드는 지방이 가득한 드레싱으로 범벅이 된 샐러드와는 많이 달라요. 올리브 오일 대신 레몬과 허브, 아보카도 위주로 맛을 내거든요. 으깬 마늘을 넣어주기도 하고 때로는 토마토로 만든 로푸드 살사 소스를 곁들이거나 너트류로 만든 로푸드 마요네즈나 치즈를 함께 먹기도 해요. 딸기, 블루베리처럼 색깔과 맛이 강한 과일을 갈아서 드레싱처럼 활용하셔도 좋아요. 곧 소개해 드릴 '과카몰'을 샐러드와 함께 드셔도 맛있어요.

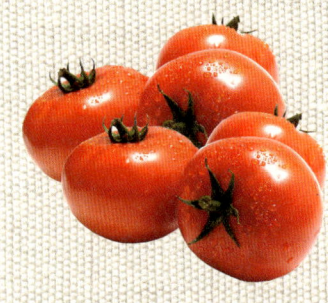

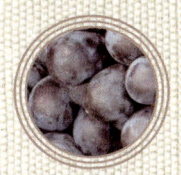

로푸드 요리를 더욱 맛있게 해주는
로푸드 소스

로푸드 소스는 채소 스틱의 소스나 샐러드 및 로푸드 요리 드레싱으로 활용하시면 좋습니다. 일주일 정도 냉장 보관이 가능한 만큼 충분한 양을 미리 만들어두면 편합니다. 소스는 부드러운 식감을 내는 게 중요하므로 고속블렌더를 이용하는 게 좋습니다. 푸드프로세서를 사용할 경우 원하는 식감이 나올 때까지 충분히 갈아주세요.

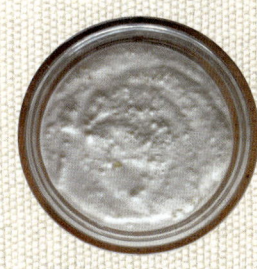

캐슈너트 마요네즈

재료 (3/4컵 분량)
물에 불린 캐슈너트 1컵, 올리브 오일 2테이블스푼, 레몬즙 2테이블스푼, 아가베 시럽 1테이블스푼, 물 조금, 소금 조금

만드는 법

1. 캐슈너트는 약 8시간 물에 불려줍니다.
2. 모든 재료를 한꺼번에 믹서기 또는 푸드프로세서로 갈아주세요.
3. 마요네즈의 농도는 물의 양을 조금씩 늘리면서 조절해주세요.

Tip
- 양파와 마늘 혹은 허브잎을 넣어서 먹어도 맛있습니다.
- 캐슈너트와 함께 잣 혹은 마카다미아 너트를 섞어 만들면 고소한 맛이 더 강해집니다.
- 달콤한 맛을 좋아하신다면 곶감을 넣어보세요. 새콤한 맛을 좋아하신다면 레

몬즙 양을 늘리시면 됩니다.
- 체중 감량을 위해서는 올리브 오일을 빼시는 게 좋습니다.

비트 토마토 케첩

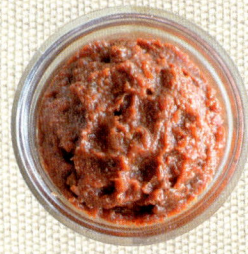

재료 (3컵 분량)
토마토 2컵, 건조 토마토 1컵 또는 토마토 파우더 1/2컵, 비트 1/2컵, 건조 크렌베리 1/2컵, 레몬즙 2~3테이블스푼, 마늘 2쪽, 소금 조금

만드는 법
1. 토마토는 꼭지를 제거하고 한입 크기로 썰어줍니다.
2. 비트는 껍질을 제거하고 한입 크기로 썰어줍니다.
2. 손질한 모든 재료를 푸드프로세서로 갈아줍니다.
3. 완성된 소스를 냉장고에 한 시간 정도 넣어두시면 찰기가 생기면서 케첩의 식감에 가까워집니다.

 Tip
- 건조 토마토와 토마토 파우더는 시중에서 구입하실 수 있습니다.

과카몰

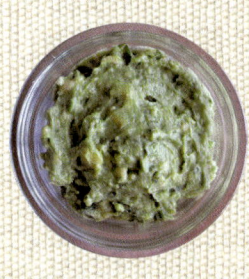

재료 (3/4컵 분량)
잘 익은 아보카도 1개, 실란트로 잎 1/2컵, 레몬즙 또는 라임즙 1티스푼, 소금 조금

만드는 법
1. 아보카도는 먼저 반으로 자른 후 씨를 제거하고 수저를 이용해 과육 부분만 도려냅니다.
2. 실란트로는 줄기에서 잎만 떼어냅니다.

3. 손질한 아보카도에 나머지 재료를 모두 넣고 푸드프로세서를 이용해 갈아줍니다. 푸드프로세서가 없는 경우에는 실란트로 잎을 아주 잘게 채친 후 손질한 아보카도와 함께 손으로 으깨줍니다.

 Tip
- 과카몰은 소스이면서 동시에 샐러드로도 많이 활용됩니다.
- 완성된 과카몰에 잘게 썬 양파와 파프리카 등 좋아하는 채소와 섞어도 맛있습니다.

토마토 살사 소스

요리 재료 (1컵 분량)

토마토 1개, 양파 1/4개, 레몬즙 3테이블스푼, 실란트로 조금(선택사항), 고추 혹은 할라피뇨 반 개(선택사항), 소금 조금

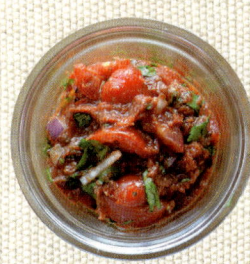

만드는 법

1. 토마토는 꼭지를 제거하고 한입 크기로 썰어줍니다.
2. 고추는 꼭지 부분과 씨를 제거하고 반으로 잘라주고, 실란트로는 줄기에서 잎만 떼어냅니다.
3. 손질한 모든 재료를 푸드프로세서로 갈아주면 완성됩니다.

호두 바질 페스토

요리 재료 (3/4컵 분량)

생바질 2컵, 호두 1/4컵, 올리브 오일 1티스푼, 마늘 1쪽, 레몬즙 1티스푼, 소금 조금

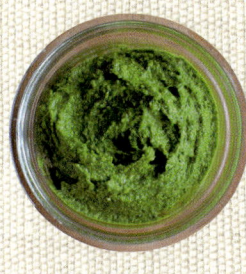

만드는 법

1. 호두는 미리 8시간 정도 물에 불려주고, 바질은 줄기에서 잎만 떼어

냅니다.

2. 호두를 제외한 모든 재료를 푸드프로세서로 갈아줍니다.
3. 호두는 마지막에 넣어 호두의 식감이 살아 있을 만큼만 거칠게 갈아줍니다.

 Tip
- 바질 대신 시금치를 넣거나, 두 가지를 모두 섞어도 좋습니다.
- 스낵의 소스 뿐 아니라 샐러드의 소스로도 활용해보세요.

타르타르 소스

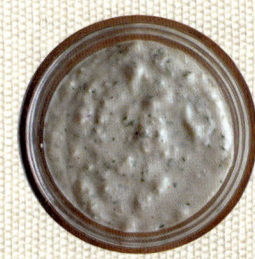

요리 재료 (3/4컵 분량)
물에 불린 캐슈너트 1/2컵, 올리브 오일 1테이블스푼, 레몬즙 1테이블스푼, 레몬 반 개의 껍질, 양파 1/4개, 쪽파 1줄기, 파슬리 한 줌, 소금 조금, 물 조금

만드는 법

1. 캐슈너트는 약 4시간 정도 물에 불려주고, 레몬에서 잘라낸 껍질은 잘게 채칩니다.
2. 양파는 껍질을 벗긴 뒤 작게 잘라주고, 쪽파는 뿌리 부분을 제거하여 4등분합니다. 파슬리는 줄기에서 잎만 떼어냅니다.
3. 모든 재료를 믹서기 또는 푸드프로세서로 갈아줍니다.

 Tip
- 소스의 농도는 물의 양을 조금씩 늘리면서 조절해주세요.

아몬드 버터

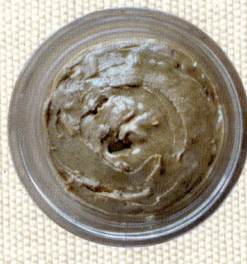

요리 재료 (1컵 분량)
물에 불렸다 말린 아몬드 2컵, 생꿀 또는 아가베 시럽 1테이블스푼, 소금 조금, 시나몬 파우더 조금

만드는 법

1. 8시간 정도 물에 불렸다 말린 아몬드를 껍질 그대로 푸드프로세서로 10분 이상 갈아줍니다. 약 1컵 분량의 아몬드 버터를 만들기 위한 재료는 양이 푸드프로세서 통의 크기에 비해 적은 만큼 중간 중간 주걱으로 갈아진 아몬드를 가운데로 모아주세요.
2. 10분 이상 푸드프로세서를 돌린 후 나머지 재료를 첨가해 다시 한 번 더 갈아주면 완성됩니다.

 Tip
- 한번에 넉넉한 양을 만들어 일주일 정도 냉장 보관하실 수 있습니다.

리코타 치즈

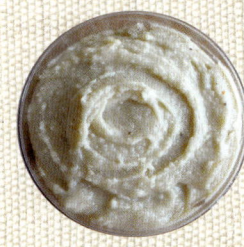

요리 재료
물에 불렸다 말린 잣 1컵, 물에 불렸다 말린 캐슈너트 1.5컵, 레몬즙 2테이블스푼, 애플사이다 식초 또는 식초 1티스푼, 허브 1/2~1컵, 생강 조금, 소금 조금

만드는 법

1. 잣과 캐슈너트를 4시간 정도 물에 불린 후 다시 건조시킵니다.
2. 잣, 캐슈너트, 나머지 재료들을 모두 푸드프로세서에 넣고 치즈의 식감이 날 때까지 갈아줍니다. 마요네즈의 부드러운 식감이 아닌 리코타 치즈의 빽빽한 식감을 내는 게 중요합니다.

3. 완성된 소스는 냉장고에 한 시간 정도 넣어두면 찰진 느낌이 나면서 치즈의 식감이 살아납니다.

Tip
- 물에 불려 물기를 머금은 상태의 너트류를 쓰면 치즈의 식감을 내기가 힘듭니다. 바짝 건조시킨 후 쓰세요. 특히 너트류 중 잣의 양이 많아질수록 식감과 풍미가 치즈에 가까워집니다.
- 호두나 피칸 등의 너트류를 넣으면 고소한 풍미가 더해집니다.
- 허브 대신 양파 또는 마늘을 넣어도 맛있습니다.
- 완성된 리코타 치즈를 건조기에 넣어 4시간 이상 건조시킨 후 샐러드 토핑 혹은 피자 토핑으로도 활용해보세요.
- 한번에 넉넉한 양을 만들어 일주일 정도 냉장 보관하실 수 있습니다.

파인애플 잼

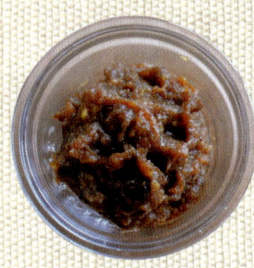

요리 재료 (3컵 분량)
파인애플 3컵, 곶감 3개, 건포도 2컵, 시나몬 파우더 2테이블스푼, 레몬 1개

만드는 법
1. 파인애플은 껍질을 제거하고 과육 부분만 한입 크기로 잘라줍니다. 곶감은 꼭지를 제거하고 4등분합니다.
2. 손질한 재료들을 모두 한꺼번에 푸드프로세서로 갈아줍니다.
3. 완성된 잼은 유리병에 담아 냉장 보관합니다.

Tip
- 잼의 식감과 단맛의 정도는 건포도와 곶감으로 조절해주세요.
- 스낵류와 함께 먹거나 샐러드 드레싱으로도 활용해보세요.

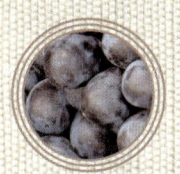

로푸드 다이어트
하루 식사 패턴

기상

아침에 눈을 뜨면 습관적으로 음식을 먹는 분들은 배고픔이 느껴질 때까지 한번 기다려보세요. 배고픈 느낌이 왔을 때 물 한 잔을 마시면 허기가 가실 거예요. 레몬수(레몬 1개, 물 200ml)를 마시는 것도 좋습니다. 그 후 다시 배고픈 느낌이 오면 로푸드 주스를 마시거나 과일을 드세요. 특히 그린 주스는 소화 흡수 시간이 약 15분 정도로 굉장히 빨라요. 체내 흡수율은 60% 이상으로 생채소에 비해 세 배 이상 높다고 해요. 공복에 마시면 영양 흡수에도 도움이 되고요.

아침식사

소화력이 떨어지는 분은 스무디보다는 주스가 속에 부담이 덜 됩니다. 스무디와 달리 주스는 섬유질이 제거됐거든요. 하지만 주스든 스무디든 중요한 건 녹색 채소를 섭취하는 것이란 사실을 꼭 기억해주세요.

점심식사

점심식사는 식곤증을 피할 수 있도록 비교적 가볍게 드세요. 채소 주스 500ml 정도와 두세 가지 생과일을 드세요. 과일로도 배가 차지 않는다면 너트류를 조금 드셔도 좋습니다.

혹은 '주스 클렌즈 보식 3일 프로그램'에서 소개해드렸던 그린 스무디나 본인이 좋아하는 다양한 채소로 만든 샐러드를 드셔도 좋습니다. 로푸드 채소 샐러드가 메인이 되는 식사는 익힌 채소에 비해 눈으로 봐도 양이 많아서 정신적으로도 만족감을 느낄 수 있답니다. 만약 샐러드로 배가 차지 않는다면 생고구마를 곁들여 먹는 것도 좋은 방법이에요. 그린 스무디와 샐러드에 익숙해질수록 그동안 점심식사를 과하게 먹었다는 것을 알게 되실 거예요.

간식

점심식사 후 저녁식사 전까지 음식을 먹지 않는 게 가장 좋겠지만, 그게 힘들다면 채소 스틱(스낵처럼 먹기 좋게 썰어놓은 생채소), 허브차, 아몬드 밀크

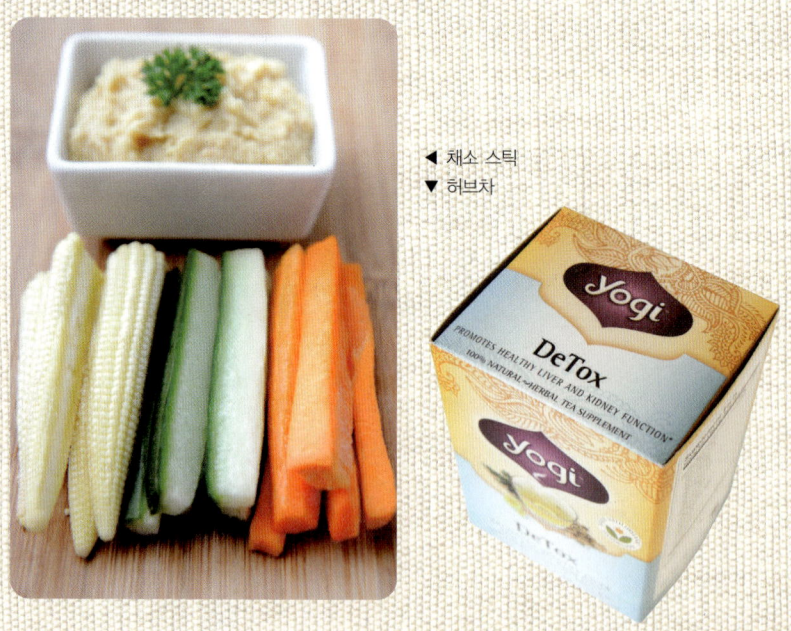

◀ 채소 스틱
▼ 허브차

로 만든 스무디를 드셔보세요. 여름철이라면 얼린 바나나와 너트류로 만든 로푸드 아이스크림도 맛있답니다. 생카카오 함량 80% 이상의 초콜릿과 로푸드 케일칩도 간식으로 좋아요. 채소 스틱과 함께 토마토 살사 소스나 아몬드 버터를 곁들여 먹을 수도 있고요. 점심식사를 일부 남겨 간식으로 먹는 것도 좋은 방법이에요.

늦은 오후나 저녁식사 전 채소 주스를 한 잔 마시면 채소가 종일 지친 우리 몸에 에너지를 불어넣어 주면서 몸 상태가 알칼리성이 되도록 도움을 준답니다.

저녁식사

저녁식사야말로 특히 더 신경을 써서 정신적 만족감을 충족할 필요가 있습니다. 그래야만 로푸드 다이어트 장기전이 가능하거든요. 처음부터 100% 로푸드로 다이어트를 시작하면 점심식사까지는 그나마 견디기가 쉬운데 저녁이 되면 식욕이 몰려와 일반식이 많이 생각나실 거예요. 그런 만큼 저녁식사는 로푸드 요리를 준비하는 것이 정신적 만족감 충족에 도움이 되실 거예요.

메뉴가 무엇이든 기본적으로 로푸드 샐러드를 식단에 포함해주세요. 샐러드로 저녁식사를 시작하면 산성 음식을 먹기 전에 몸 상태를 알칼리화하여 결과적으로 우리 몸이 산성화되는 것을 막아주거든요. 샐러드 대신 로푸드 그린 베지 수프를 식사 전에 먼저 먹으면 포만감이 와서 다이어트에도 효과적이에요. 보통 샐러드와 함께 메인 요리를 한 가지 정도 더 먹곤 합니다. 대표적인 로푸드 요리로는 각종 채소를 김으로 싼 채소 김밥, 과카몰을 곁들인 칩스, 라자냐, 피자, 스파게티 등이 있어요.

저녁식사 후에는 달콤한 로푸드 디저트가 기다리고 있어요. 케이크류, 쿠키류 등 쉽게 만들 수 있는 로푸드 디저트가 다양하답니다. 단, 로푸드 디저트류는 너트류 사용량이 많으니 체중 감량을 원하시면 디저트 섭취량 조절에 신경쓰셔야 해요.

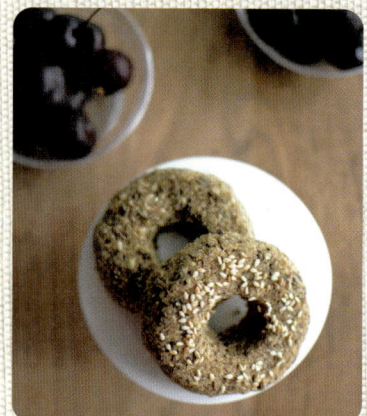
로푸드 베이글

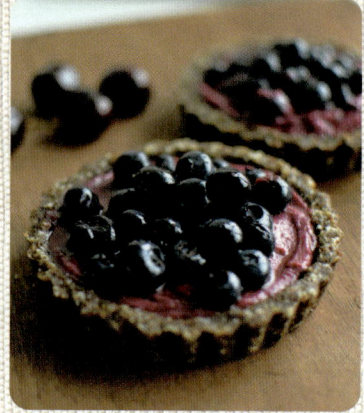
로푸드 타르트

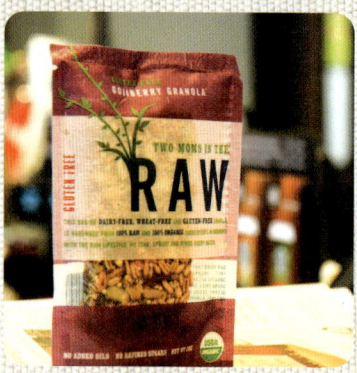
로푸드 칩스

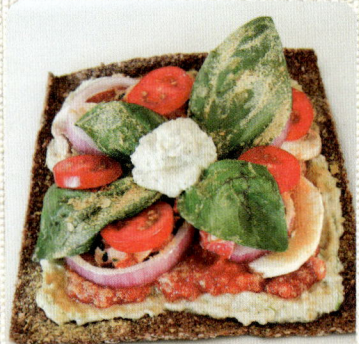
로푸드 피자

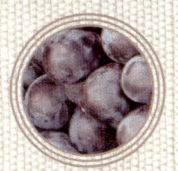

로푸드 다이어트 워밍업

Step 1

기존에 먹던 식단을 유지하되
매 끼니 채소 비중을 늘려보세요.

- 밖에서 먹을 때는 이왕이면 로푸드 채소가 곁들여 나오는 쌈밥 같은 메뉴가 좋아요.
- 흰쌀밥보다는 잡곡밥을 드세요. 흰쌀밥이 나오는 식당에서는 밥보다는 반찬 위주로 드시는 게 좋습니다.
- 상에 차려진 반찬 중에서 생채소를 제일 먼저 배불리 드세요. 친구들이 기름진 반찬, 화식 반찬을 먹는 동안 우리는 로푸드 반찬을 집중 공략하는 거죠.
- 집에서 먹을 때는 현미밥 한 공기, 기름 없이 익힌 채소에 녹색 잎채소를 잔뜩 곁들여 드세요. (두부를 반찬으로 먹는다면 그만큼 현미밥을 줄이세요.)

Step 2

밀가루, 흰쌀, 설탕,
오일의 양을 조금씩 줄여보세요.

식물성 기름이라고 해서 마음껏 먹어도 되는 건 아니랍니다. 특히나 체중 감량을 원하신다면 오일 제한이 꼭 필요해요! 설탕 대신 달콤한 맛을 내줄 건조 과일, 생꿀, 스테비아를 추천해요.

117

Step 3

가공 식품 쇼핑을 줄여보세요.

장을 보러 가면 냉동식품이랑 통조림 음식을 잔뜩 사시나요? 가공 식품은 로푸드 다이어트의 천적과도 같아요. 로푸드 식단의 기본은 가공되지 않은 자연 상태의 음식을 먹는 것에서 시작하니까요.

Step 4

**일반식을 유지하신다면
푸드 컴비네이션 법칙을 지켜보세요.**

푸드 컴비네이션 법칙이 복잡하시다면 딱 세 가지만 지켜주세요.

> ① 과일은 언제나 공복에 단독으로 먹는다.
> ② 탄수화물과 단백질을 섞어 먹지 않는다.
> ③ 서로 다른 단백질을 섞어 먹지 않는다.

Step 5

**일반식을 유지하되 유제품은 너트 밀크나
너트 치즈로 대체하고 고기 섭취를 줄여보세요.**

Step 6

커피 섭취량을 줄여보세요.

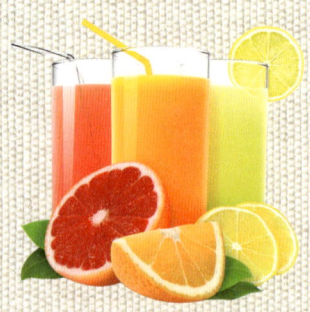

Step 7

기본 식단에 아래 음식들의 비중을 늘려가세요.

- 생채소와 생과일
- 미역, 다시마 등 해조류
- 익힌 채소
- 현미 등 통곡물

　로푸드 다이어트에 돌입하기에 앞서 준비 단계의 원칙을 하나씩하나씩 실천해보세요. 로푸드 다이어트 준비 단계 원칙들을 지켜나가다보면 자신도 모르는 사이에 내공이 쌓이실 거예요. 그리고 비교적 수월하게 기존 화식 식단에서 로푸드 다이어트로 넘어가실 수 있어요. 물론, 위의 일곱 가지 원칙을 지키는 것만으로도 더 건강해지고 더 예뻐지고 더 날씬해질 수 있답니다. 하지만 매우 엄청난 효과를 원하신다면 본격적으로 로푸드 다이어트를 시작해야겠죠?

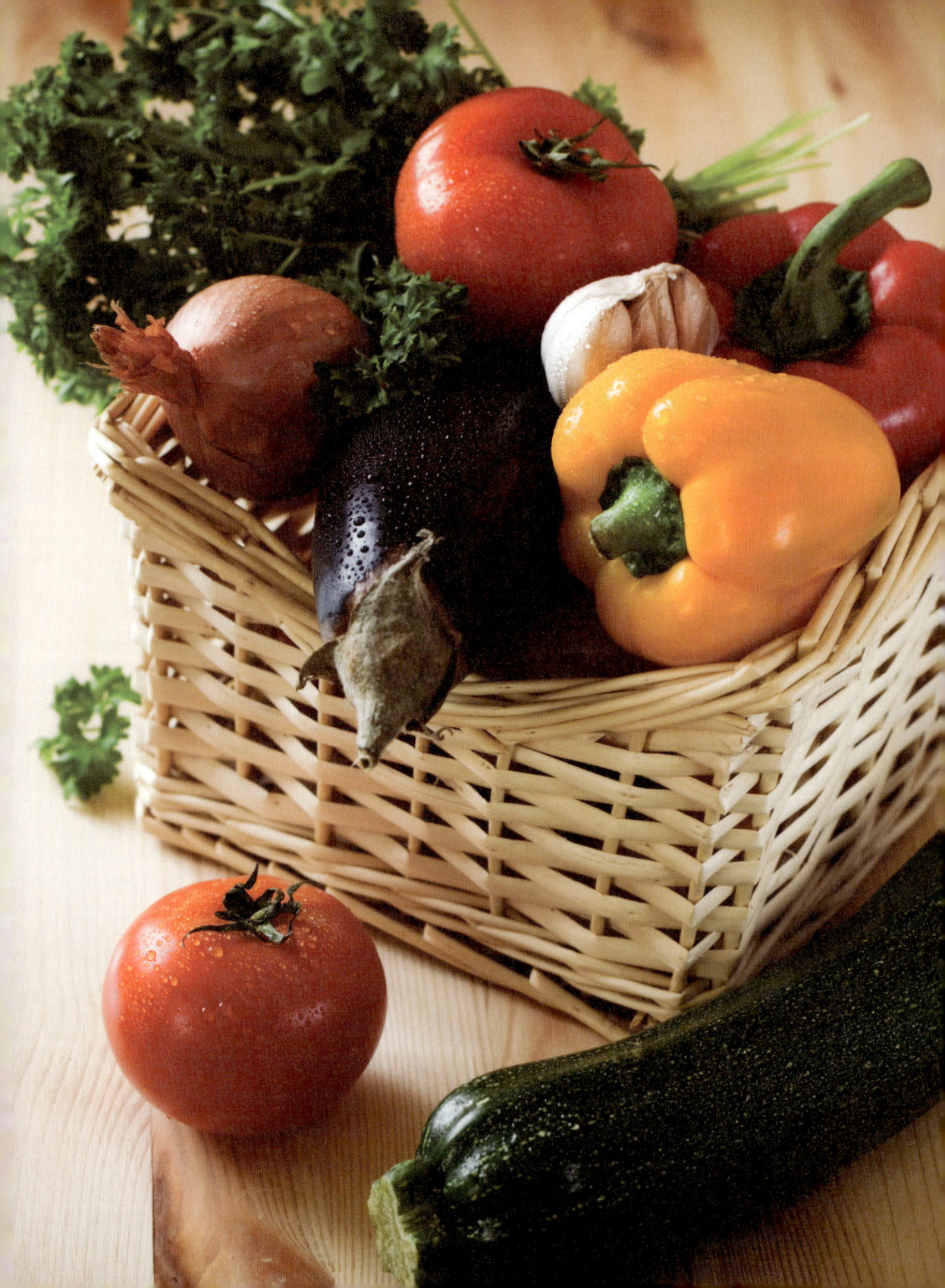

Chapter 6

나도 로푸드 셰프!

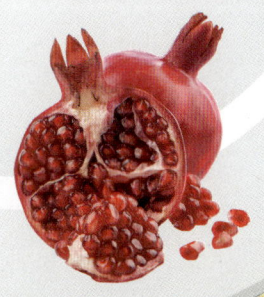

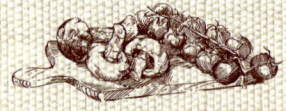

로푸드 요리는 쉽고 재미있고 간단해요.
기본적인 몇 가지 요리법을 알고 나면
얼마든지 응용이 가능하답니다.
요리에 서툰 누구라도 어렵지 않게
로푸드 요리를 배우실 수 있을 거예요.

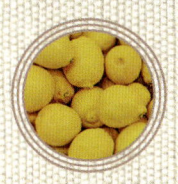

고기 없이 고기맛을 내는
재밌는 요리, 로푸드

나탈리아 로즈 디톡스 요리 프로그램에서 수업을 들을 때의 일입니다. 비건 요리를 기대했는데 참치 초밥이 등장해 의아했습니다. 참치 역시 동물성 단백질 식품이므로 비건들은 먹지 않거든요. 전혀 의심할 수 없을 정도로 완벽한 '참치 초밥'이었고 맛도 훌륭했어요. 그런데 선생님께선 갑자기 제가 먹은 초밥이 참치맛이 날 뿐 참치는 들어가지 않은 비건 초밥이라고 하셨어요.

비밀은 바로 빨간 피망이었답니다. 와 이럴수가! 분명 참치 맛이었는데! 빨간 피망으로 참치의 식감을 감쪽같이 표현해냈던 거예요. 그때 놀라움을 아직도 잊을 수가 없어요. 내심 '로푸드도 일반식만큼 맛있다'는 걸 증명해보이려는 듯한 로푸드 특유의 익살스런 면이 느껴지기도 했고요. 이런 매력에 빠져서 로푸드를 더 사랑하게 된 것 같아요.

비건 참치 초밥처럼 로푸드는 맛있고 재밌어요. 로푸드 재료의 알록달록한 자연색 덕분에 보기에도 예쁘고요. 누군가 로푸드 다이어트를 시작하는 당신에게 '풀만 먹고 어떻게 사느냐'고 묻는다면 그야말로 100% 오해고 편견이랍니다.

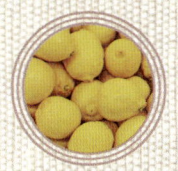

골라먹는 재미,
로푸드 쿠킹!

온갖 유명한 레스토랑이 즐비한 뉴욕 곳곳에 로푸드 샵이 늘고 있어요. 대표적인 로푸드 가게 중 하나인 '오가닉 애비뉴(Organic Avenue)'는 그 인기를 증명하듯 맨하탄 주요 지역에 매장이 아홉 개나 있어요. 기네스 펠트로를 비롯한 여러 할리우드 연예인들의 단골 가게로 자주 언론에 등장하곤 해요. 오가닉 애비뉴에서는 주스와 스무디를 비롯해 햄버거, 스파게티, 라자냐 등 다양한 음식을 판매해요. 뿐만 아니라 케일칩을 비롯한 다양한 종류의 간식용 스낵이 있고 아이스크림과 치즈 케이크 등 디저트 요리도 맛볼 수 있어요. 로푸드를 즐기지 않는 사람들도 이곳을 찾으면 다양한 메뉴에 한 번 놀라고 그 맛에 또 한 번 놀라게 된답니다.

로푸드 음식을 맛보기에 가장 추천할 만한 곳을 꼽자면 뉴욕에 위치한 '퓨어 푸드 앤 와인'을 꼽을 수 있어요. 로푸드를 처음 맛보는 친구들조차 거기 가면 굉장히 만족스러워 해요. 전채요리부터 후식까지 풀코스

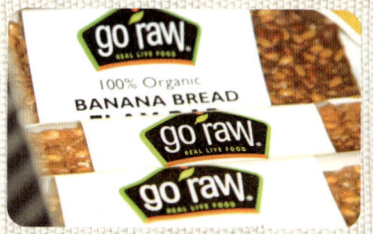

로푸드 스낵

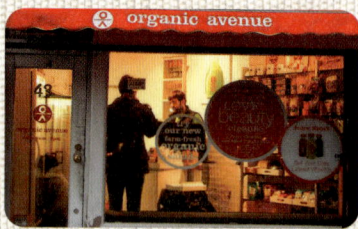

오가닉 애비뉴

요리가 준비되어 있을 만큼 종류가 다양하고 무엇보다 맛있거든요.

로푸드 음식은 주스, 스무디, 샐러드가 전부는 아닙니다. 여느 일반식 못지않게 다양한 메뉴 중에 선택할 수 있어서 전혀 지루하지 않아요. 이탈리안 스타일, 멕시칸 스타일 등 각 나라 특유의 풍미를 로푸드 스타일로 바꾼 퓨전 요리도 다양해요. 로푸드 요리법은 어렵지 않아서 누구라도 쉽게 만들 수 있답니다.

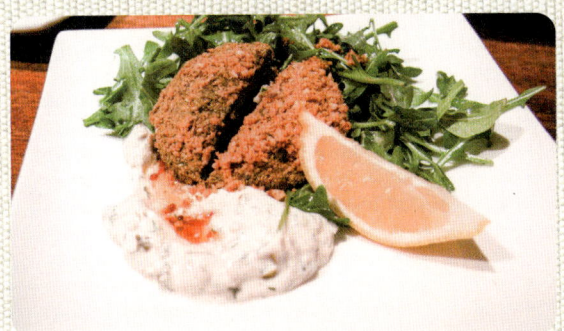
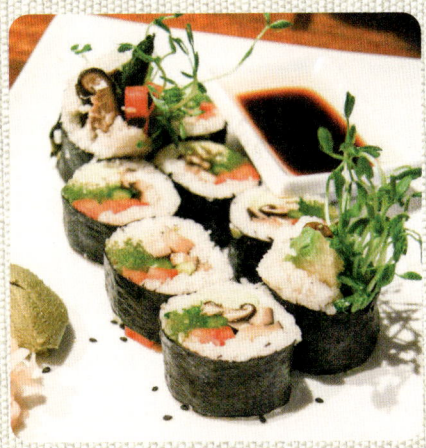

▲▶ 퓨어 푸드 앤 와인의 요리

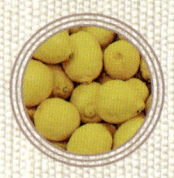

장기전을 위해서는
로푸드 요리가 필요하다!

도구도 없고, 요리할 줄도 모르는데 과일과 샐러드로 로푸드 다이어트를 하면 되지 않겠느냐고 물어보시는 분들이 계세요. 물론 상관없어요. 채소와 과일은 로푸드 다이어트의 핵심이니까요. 하지만 샐러드와 과일만으로 장기간 로푸드 다이어트를 이어가는 건 쉽지 않아요. 우리에게 음식이란 배를 채우는 그 이상 의미가 있거든요. 배고픔 이상으로 정신적 만족감을 충족하는 것 역시 중요해요.

'당신은 살을 빼기로 했으니 절대 치즈 케이크를 먹어선 안 된다'고 한다면 다이어트를 시작하기도 힘들고 유지하기는 더 힘들 거예요. 하지만 치즈 케이크 대신 로푸드 치즈 케이크로 대체하라고 하면 조금 더 수월하지 않겠어요? 일반식을 대체할 로푸드 메뉴들이 다양하게 준비되어 있어서 우리를 살찌우는 음식들을 포기하는 게 덜 힘들어요. 더욱이 치즈 케이크보다 더 맛있는 로푸드 치즈 케이크 맛에 익숙해지면 기존에 먹던 치즈 케이크에 대한 욕구도 점차 사라질 수 있을 거예요.

우리가 선택할 수 있는 일반식 요리는 많지만 정작 좋아하고 즐겨 먹는 메뉴는 몇 가지로 추려지지 않나요? 집에서 만들어 먹는 식사 역시 막상 생각해보면 매 끼니 밥상에 빠지지 않는 김치와 밑반찬 몇 가지, 된장찌개, 김치찌개 등이 주를 이루잖아요. 특별한 날이나 되어야 전도 부치고 잡채와 갈비찜 같은 잔치 음식이 올라오죠. 누구에게나 자주 먹어도 질리지 않고 좋아하는 요리가 있기 마련인데, 로푸드 요리도 똑같아요. 여러 로푸드 요리 중 먹어도 먹어도 질리지 않는 내 입맛에 맞는 메뉴 몇 가지를 찾아 요리법을 익히세요. 로푸드 식단을 유지하는 게 훨씬 쉬워져요.

로푸드 요리는 무엇보다 쉽고 재미있고 간단해요. 기본적인 몇 가지 요리법을 알고 나면 얼마든지 응용이 가능하답니다. 요리에 서툰 누구라도 어렵지 않게 로푸드 요리를 배우실 수 있을 거예요.

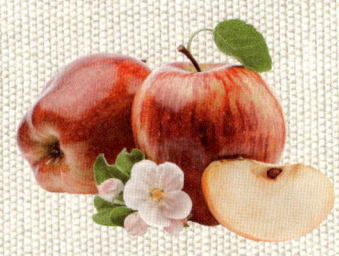

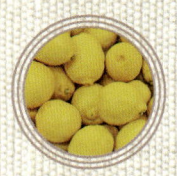

있으면 좋은 로푸드 요리 도구

소개해드리는 요리 도구를 보시고 '난 도구들이 없으니까 안 되겠다!' 라고 로푸드 다이어트를 포기하시지는 않겠죠? 몇 가지 도구가 있으면 요리가 훨씬 편해지는 건 맞지만 도구가 없다고 해서 로푸드 다이어트를 할 수 없는 건 아닙니다. 고가의 고속 블랜더(믹서기)가 없어도 미니 믹서기나 '도깨비 방망이'로도 스무디를 만들 수 있습니다. 성능 좋은 고가 제품도 많지만 우선은 기계에 욕심내지 마시고 저렴한 제품으로 구입해보세요. 다만 다양한 로푸드 요리를 시도하기 위해서는 '푸드프로세서'와 '건조기'가 필요합니다.

1. 고속 블랜더

일반 믹서기보다는 모터힘이 좋은 고속 블랜더를 추천합니다. (3마력 이상이어야 채소와 과일의 영양소 파괴가 되지 않는다고 알려져 있긴 합니다.) 채소를 갈았다고 믿겨지지 않을 만큼 크림처럼 부드러운 식감을 낼 수 있거든요. 하지만 꼭 고가의 고속 블랜더여야만 하는 건 아닙니다. 모터 성능이 좋은 일반 믹서기를 써도 상관없어요. 다만 일반 믹서기로 부드러운 식감을 내려면 믹서기를 돌리는 시간이 좀 더 오래 걸려서 상대적으로 영양소가 더 많이 파괴될 수는 있습니다. 얼음을 갈아야 하는 프라푸치노를 만들려면 얼음이 갈리는 믹서기가 필요하겠죠? 주로 스무디, 셰이크, 소스, 수프, 아이스크림 등을 만들 때 많이 사용합니다.

2. 푸드프로세서

푸로프로세서는 고속 블랜더만큼 많이 쓰이는 필수 도구입니다. 채소와 너트류, 씨앗류 등의 재료를 갈아주거나 재료끼리 섞어주는 역할을 해요. 믹서기와 달리 물을 별도로 넣지 않아도 되므로 버터나 치즈처럼 농도가 진한 소스류를 만들 때 유용합니다.

고속 블랜더가 없고 일반 믹서기와 푸드프로세서가 있다면 부드러운 식감을 내고 싶을 때 두 가지를 모두 사용하면 좋습니다. 예를 들어 단호박 수프는 고구마를 아주 곱게 갈아야 수프의 식감이 살아난답니다. 이때 고구마를 푸드프로세서로 먼저 갈아주고 나머지 재료와 함께 믹서기로 다시 한 번 갈아주면 됩니다.

3. 주서기, 녹즙기

로푸드 주스를 만들 때 필요합니다. 영양 파괴가 덜 되고 착즙률이 좋은 제품이 좋긴하지만 가격을 고려한다면 저렴한 주서기도 나쁘지 않습니다. 주서기는 사용과 세척이 편해서 번거롭게 느껴지지 않는 제품을 추천합니다.

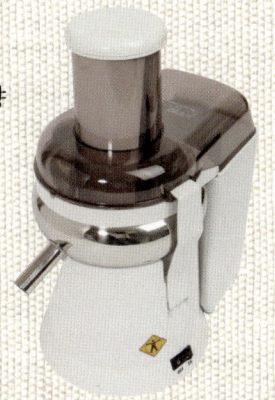

4. 식품 건조기

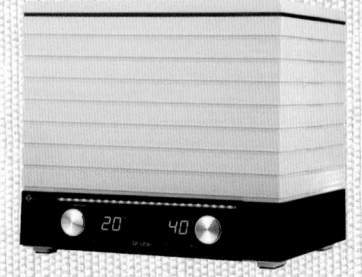

샐러드와 그린 주스 위주로 먹다 보면 뭔가 좀 딱딱한 게 씹고 싶어질 때 식품 건조기로 만든 스낵류가 큰 도움이 됩니다. 피자나 쿠키, 빵류뿐 아니라 다양한 로푸드 요리를 만들려면 건조기가 꼭 필요하므로 저렴한 제품을 구매해보세요.

5. 테프론 시트

건조기 쟁반의 망은 구멍이 크므로 물기가 많은 반죽을 펼쳐 건조시킬 때는 쟁반 위에 별도로 깔아주는 시트가 필요합니다.

6. 슬라이서

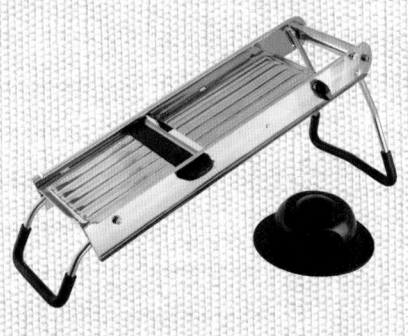

흔히 집에 하나쯤 갖고 있는 직사각형의 슬라이서인 만돌린 슬라이서가 두께 조절 기능이 있어 편합니다. 오이나 무를 아주 얇게 썰어 새싹 채소나 채소를 말 때 슬라이서가 필요하죠. (물론 슬라이서 대신 칼을 이용해도 돼요.)

7. 줄리엔 필러

보통 우리가 감자 껍질을 벗길 때 쓰는 필러를 사용하면 얇고 넓적하게 잘라지는 것과 달리 줄리엔 필러를 이용하면 가늘고 길게 잘립니다. 채소를 얇게 채 썰 때 줄리엔 필러가 있으면 편하답니다. (반드시 있어야 하는 도구는 아닙니다.)

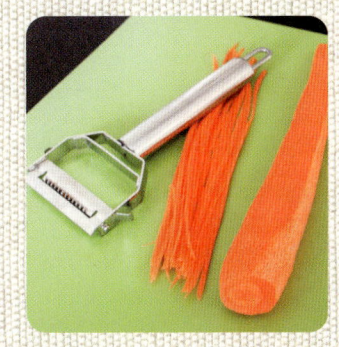

8. 스파이럴

애호박을 이용해 길다란 스파게티 면을 만들 때 스파이럴이 필요해요. 스파이럴을 이용하면 애호박이 면 요리로 화려하게 변신한답니다. 많은 분이 제일 재밌어하는 로푸드 요리 도구이기도 해요.

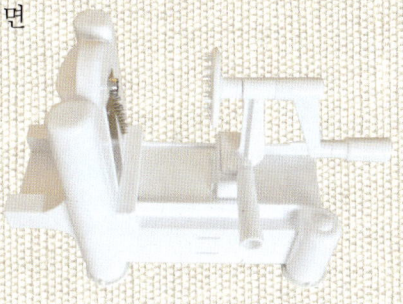

9. 타르트 틀 또는 컵케이크 틀

로푸드 케이크를 만들 때 필요해요. 일반 빵을 구울 때 쓰는 제품을 준비하시면 돼요. 컵케이크를 만들 때는 컵케이크 크기의 무스 틀을 쓰시거나 실리콘 재질의 컵케이크 틀을 쓰시면 됩니다. 타르트 틀은 바닥이 분리되는 제품이 편합니다.

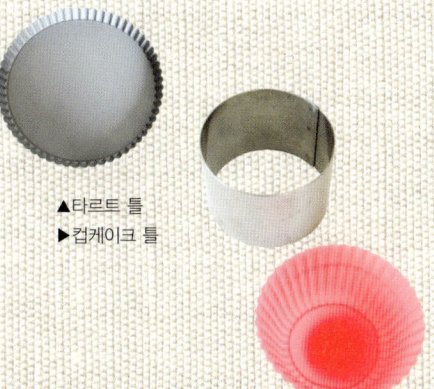

▲타르트 틀
▶컵케이크 틀

10. 계량컵과 계량 스푼

이 책에 소개하는 로푸드 요리 레시피는 일반적으로 쓰시는 계량컵과 계량 스푼을 기준으로 설명했습니다. 베이킹할 때 쓰는 제품을 준비하시면 된답니다.

11. 스페출라(알뜰 주걱)

푸드프로세서를 이용해 만든 반죽을 알뜰하게 퍼낼 때 스페출라가 있으면 편합니다.

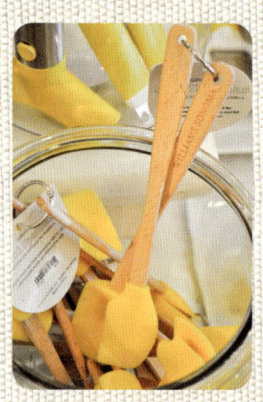

12. 스크래퍼

테프론 시트 위에 반죽을 얇고 고르게 펼 때 스크래퍼가 있으면 편합니다.

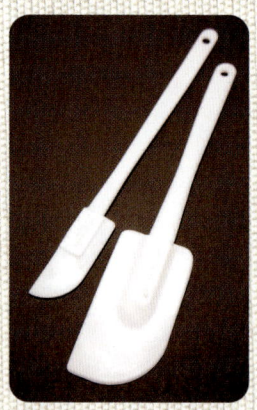

13. 너트밀크 백(거름망)

너트밀크를 만들 때 거름망이 있으면 손으로 꼭 짤 수 있어 너트 펄프와 우유를 분리하기가 쉽습니다. 거름망 대신 차를 걸러내는 거름망이나 체를 쓰셔도 좋아요.

14. 스피너(채소 탈수기)

물에 씻은 채소의 물기를 제거해주는 도구예요. 꼭 필요하다기보다는 있으면 편한 제품이죠.

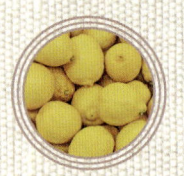

자주 쓰는
로푸드 재료

1. 녹색 잎채소

케일, 시금치, 상추 등 녹색 잎채소는 채소 가운데 별도로 분리해서 생각하면 편해요. 로푸드 다이어트의 핵심이 '녹색 잎'인만큼 샐러드, 주스, 스무디, 피자 토핑 등 요리에서 가장 다양하게 쓰이는 로푸드 재료예요. 채소 중에서도 여린 녹색 잎이 가장 소화가 쉬워요. 브로콜리, 콜리플라워, 케일, 양배추는 녹색 잎채소에 비해 상대적으로 소화가 더디고요. 로푸드 쿠킹을 할 때 보통 이런 채소들은 블랜더로 잘게 부숴 소화가 쉽도록 만들어주곤 해요.

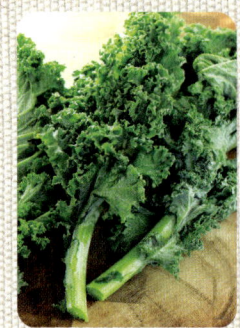

케일

2. 뿌리채소

뿌리채소인 고구마는 날로 먹어도 달콤하면서 맛있어서 로푸드 다이어트를 할 때 사랑받는 간식 중 하나입니다. 얇게 썰어 건조기로 말려주면 기름에 튀긴 감자칩 느낌이 나요. 우엉, 당근, 연근, 양파 같은 뿌리채소 역시 건조기를 이용해 스낵으로 만들어 먹을 수 있어요. 주스나 스무디를 만들 때도 뿌리채소를 넣어주면 좋아요. 특히 고구마는 주스에 달콤한 맛을 더해줘요. 대표적인 뿌리채소로는 고구마, 우엉, 당근, 연근, 양파 등이 있습니다.

3. 열매채소

로푸드 스파게티와 라자냐 면을 만들 때 주키니호박 혹은 애호박을 써요. 주키니호박의 식감이 밀가루 면발 느낌을 내주거든요. 단호박은 스무디로 갈아 먹기도 해요. 오이는 주스를 만들거나 샐러드에 종종 쓰이는데 특히 라임, 마늘, 생강과 함께 갈아서 만든 아이스크림 맛이 일품이에요. 대표적인 열매채소는 주키니호박, 단호박, 오이, 라임 등이 있습니다.

4. 새싹채소

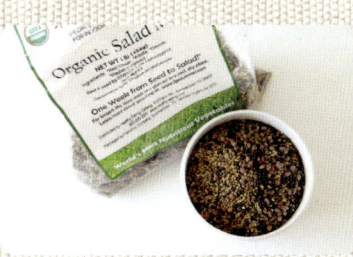

슈퍼에 가면 쌈채소와 별도로 새싹채소를 팔아요. 씨앗류를 구입해 집에서 쉽게 새싹잎을 발아시킬 수도 있어요. 새싹잎은 다른 채소들과 함께 주스, 스무디, 샐러드를 만들 때도 쓰이고, 로푸드 샌드위치나 채소말이 등 다양한 메뉴에 쓰여요. 새싹채소의 씨앗은 쉽게 구할 수 있고 집에서 기르는 것도 어렵지 않아요. 굳이 흙에 씨앗을 심지 않아도 된답니다. 새싹채소는 녹색 잎채소 중에서도 특히 클로로필 함유량이 높답니다.

5. 생과일

매일 아침에 먹는 게 좋다고 알려진 사과는 노폐물 배출 효과가 뛰어나요. 특히 사과 껍질에 섬유질이 풍부한 만큼 유기농으로 사서 껍질째 먹는 걸 추천해요. 생과일은 그린 주스와 스무디를 만들 때 달콤함을 더

해서 그린 주스 맛에 익숙하지 않은 사람들에게 큰 도움이 돼요. 또, 생과일을 얇게 썰어 건조시켜 칩으로 만들어 먹기도 하는데 어른뿐 아니라 아이들을 위한 간식으로도 훌륭하답니다.

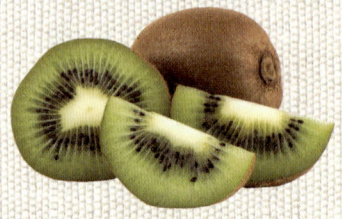

6. 건조 과일

집에서 과일을 직접 말릴 수도 있지만 크랜베리, 블랙베리 등 건조된 과일을 구입할 수도 있어요. 과자 대신 말린 과일을 먹기도 하고, 건조 과일이 지닌 끈적한 식감을 이용해 너트류나 씨앗류와 함께 '에너지바'를 만들기도 해요. 달콤한 맛이 생각날 때 건조 과일이 도움이 되기도 해요. 로푸드 레시피에 자주 쓰이는 건조 과일은 서양대추예요. 서양대추 대신 구하기 쉬운 곶감을 쓰면 훨씬 더 맛있어요. 치즈 케이크의 크러스트나 케첩을 만들 때는 건조한 곶감이 필요해요. 또 건조 과일의 달콤한 맛과 쫀득한 느낌은 샐러드와도 잘 어울리죠.

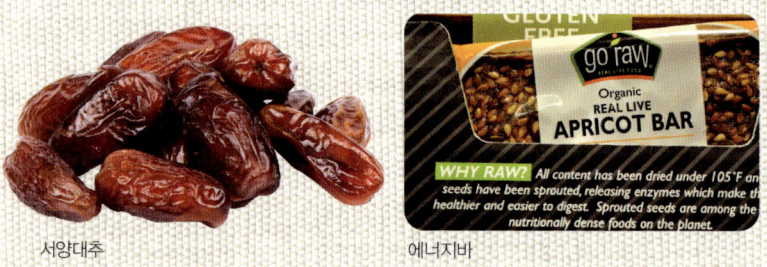

서양대추　　　　　　　　　　에너지바

7. 너트류 & 씨앗류

간식으로 먹기도 하고, 푸드프로세서에 각종 너트류와 씨앗류를 넣고 간 후 건조기로 말려 크래커나 칩을 만들기도 해요. 입자를 거칠게 갈아서 과일과 함께 말려 그 래놀라를 만들어 시리얼 대신 먹기도 하고 초코바 형태로 건조시켜 만들기 도 해요. 너트류와 씨앗 류는 요리 전 8시간 정도 물에 담가 발아시켜야 소 화가 잘 돼요.

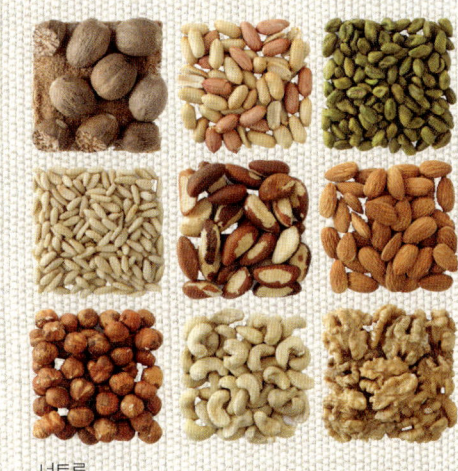

너트류

대표적인 너트류와 씨 앗류로는 아몬드, 캐슈너 트, 호두, 잣, 마카다미아, 브라질너트, 피칸, 피스타치오, 해바라기씨, 호박씨, 치아씨, 아마씨, 퀴노아, 헴프씨, 참깨 등을 꼽을 수 있답니다.

너트류와 씨앗류의 섭취량은 합쳐서 하루에 한 주먹(약 30g) 이하로 제한합니다.

8. 해조류

해조류는 미네랄과 오메가 3가 풍부해요. 김은 채소말이 김밥이나 초밥을 만들 때 쓰거나 얇게 잘라 샐러드 위에 뿌려주기도 해요. 천사채는 칼로리가 낮아 사랑받는 다이어트 식품으로 다양한 면 요리를 할 때 써요. 대표적인 해조류로는 김, 미역, 다시마, 천사채 등이 있습니다.

9. 아보카도

아보카도는 로푸드계의 '버터'로 불릴 만큼 약 77%가 지방으로 이루어져 있어요. 하지만 너트류와 씨앗류의 지방과 달리 잘 익은 아보카도에 들어 있는 지방은 '소화되기 쉬운' 지방이랍니다. (그래도 지방은 지방일 뿐이니 하루 한 개 이하를 먹는 것이 적당해요.)

로푸드 요리에는 잘 익은 아보카도가 필요해요. 덜 익은 아보카도는 손으로 눌러보면 딱딱해요. 익을 때까지 기다렸다가 쓰세요. 아보카도를 한꺼번에 구매할 때 잘 익은 것과 덜 익은 딱딱한 아보카도를 적절히 섞으세요. 잘 익은 건 바로 쓰면 되고 덜 익은 건 점차 익혀서 먹으면 됩니다. 아보카도를 열었을 때 검은 점들이 보인다면 신선하지 않은 거예요.

아보카도는 씨가 굉장히 크고 딱딱해 통째로 빼내는 것이 편해요. 아보카도의 가운데 부분을 둘러가며 칼집을 내준 다음 비틀어 아보카도를 둘로 분리하고 한쪽에만 박혀 있는 씨를 뺀 후 스푼을 이용해 과육을 퍼내면 돼요. 평소에 채소를 즐기지 않았다면 아보카도를 으깨어 샐러드 드레싱처럼 활용해도 좋아요.

10. 코코넛

코코넛 열매를 열어보면 코코넛 워터와 코코넛 미트로 나눌 수 있어요. 시중에 파는 코코넛 음료 역시 코코넛 워터에요. 코코넛 워터를 감싸고 있는 코코넛 미트는 식감이 젤리 같아요. 수박의 붉은 부분이 코코넛 워터라면 흰색의 수박 껍질 부분이 코코넛 미트라고 할 수 있어요.

코코넛은 익은 정도에 따라 영코코넛과 올드코코넛으로 나눠요. 코코넛 미트는 지방 함량이 높은데 영코코넛의 코코넛 미트는 비교적 소화가 잘 되는 편이에요. 반면 지나치게 익은 올드코코넛은 소화가 쉽지 않아요.

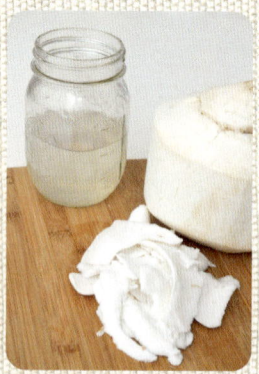

코코넛 미트와 코코넛 워터

11. 레몬

로푸드 요리에서 레몬은 주로 즙을 내서 많이 씁니다. 슈퍼에서 파는 레몬 주스(레몬즙 추출액)를 이용해도 되지만 이왕이면 직접 생레몬을 즙으로 짜서 쓰는 게 좋아요. 이 책에 소개하는 레시피에 나오는 레몬은 생레몬즙을 기준으로 한 양입니다.

12. 슈퍼푸드 파우더

'슈퍼푸드'라고 불리는 건강한 음식들이 있어요. 이 슈퍼푸드들은 가루 제품으로 팔기도 해요. 슈퍼푸드 파우더는 주로 주스나 스무디를 만들 때 섞어 먹어요. 물론 100% 생파우더여야 합니다.

카카오 분말을 아몬드 밀크에 타 먹으면 초콜릿 셰이크맛이 나요. 여기에 초콜릿 칩스 느낌이 나는 카카오 닙스 알갱이와 얼음을 함께 갈아 먹으면 스타벅스에서 파는 초코칩 프라푸치노맛이 난답니다. 단맛을 내려면 스테비아를 넣어주세요. 천연 카카오는 건강한 재료 중 하나로 꼽히지만 시중에 파는 초콜릿은 카카오 함유량이 낮고 물엿 덩어리에 가까워요. 그러나 아쉬워하지 마세요. 80% 이상의 카카오가 들어간 생초콜릿이 시중에 판매되고 있고, 100% 생카카오 분말로 로푸드 초콜릿도 직접 만들 수 있답니다.

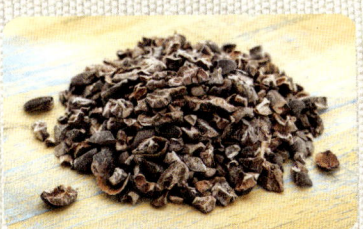
카카오 닙스

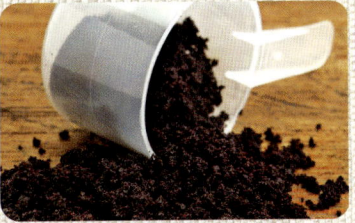
아사이베리 파우더

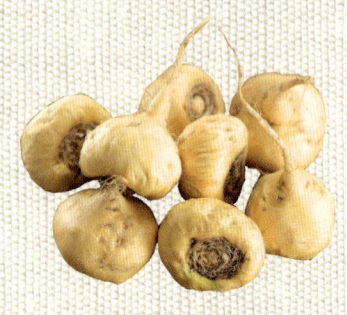
마카 뿌리

- 카카오 : 근육을 이완하고 스트레스를 덜어주는 마그네슘의 원천으로 아미노산과 베타카로틴, 아연, 철 성분이 풍부해요.
- 마카 뿌리 : 아미노산과 필수 지방산, 비타민, 미네랄이 풍부해요.
- 고지베리 : 항산화 성분이 풍부하고 오렌지보다 많은 양의 비타민 C를 포함하고 있답니다.
- 아사이베리 : 항산화 성분이 매우 풍부하고 지질, 탄수화물, 철, 비타민 등 다량의 영양소가 함유되어 있어요.

13. 오일

엑스트라버진 코코넛 오일, 엑스트라버진 올리브 오일, 아마씨 오일, 치아씨 오일, 참기름을 주로 써요. 시중에 파는 오일의 대부분은 사실 로푸드가 아니에요. 기름을 추출하는 과정 중에 고온의 열이 가해지니까요. 로푸드 오일을 원하신다면 콜드프레스(Cold-press) 방식으로 기름을 추출해낸 로푸드 오일을 찾아보세요. 코코넛 오일을 구입할 때도 콜드프레스 방식으로 만든 생코코넛 오일인지를 구별하세요. 오일의 하루 섭취량은 2티스푼 이하로 제한합니다.

> **Tip 팔방미인 코코넛 오일**
>
> 로푸드 식단에서는 엑스트라버진 코코넛 오일과 엑스트라버진 올리브 오일 두 가지를 주로 써요. 식단 중 일반식을 포함하여 기름에 볶는 조리법을 이용할 때는 코코넛 오일을 쓰는 게 건강에 가장 좋은 선택이라고 해요.

코코넛 오일은 요리 재료로서뿐 아니라 겨울철 보습제로도 훌륭합니다. 그래서인지 코코넛 오일이 들어간 수제 비누도 많고 마사지 오일로도 많은 사랑을 받고 있어요. 항균 효과와 피부 재생 효과도 뛰어나서 겨울철에 각질이 일어나고 몸이 간지러울 때 코코넛 오일을 발라주면 증상이 완화되기도 해요. 피부뿐 아니라 두피와 심하게 손상된 머리카락에 발라도 효과가 좋고요. 코코넛 오일은 아이허브(http://kr.iherb.com)에서 구매하실 수 있습니다. 이왕이면 생코코넛 오일을 추천합니다.

14. 허브

바질, 실란트로, 민트, 로즈마리, 오레가노 등 생허브잎을 이용하기도 하고 건조된 가루를 쓰기도 합니다. 허브는 요리의 맛과 향을 깊게 하는 데 도움을 준답니다.

15. 간장, 고추장, 된장

외국의 로푸드 레시피를 보면 일본 된장과 나마쇼유를 많이 써요. 나마쇼유는 효소가 살아 있는 일본 간장을 말해요. 하지만 굳이 일본 된장과 나마쇼유를 쓰기보다는 우리 된장과 간장을 써서 한국식 로푸드를 즐겨도 좋아요. 칠리 분말 대신 곱게 빻은 고춧가루를 쓰시면 되고요.

16. 아몬드 버터

너트류로 만든 생아몬드 버터는 시중에서 구할 수도 있지만 만드는 것도 어렵지 않아요. 푸드프로세서를 이용하면 편하게 만들 수 있습니다.

17. 카카오 버터

로푸드 초콜릿이나 초콜릿 코팅을 만들려면 카카오 버터(코코아 버터)가 필요합니다. 집에서 생초콜릿을 만들 때 딱딱하게 굳어 있는 초콜릿을 중탕으로 녹여 사용하듯, 상온에서 고체 비누처럼 생긴 주먹 크기 정도의 카카오 버터 덩어리를 필요한 만큼 잘게 자른 후 건조기를 이용해 약 3시간 정도 녹여주시면 됩니다.

18. 뉴트리셔널 이스트

치즈 풍미를 내주는 분말로 로푸드 피자 위에 뿌리거나 건조한 케일칩에 뿌려 이탈리안 풍미를 낼 때 써요. 아이허브에서 구매하실 수 있습니다.

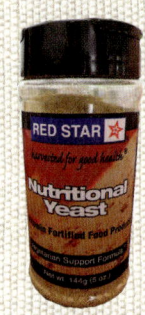

19. 스테비아

스테비아는 허브잎의 추출물로 설탕보다 300배 강한 단맛을 내지만 칼로리는 없어요. 분말과 액상 타입이 있습니다. 대중적인 스테비아 제품으로는 NuNaturals 브랜드의 클리어 스테비아(액상 타입)와 화이트 스테비아(분말 타입)가 있어요.

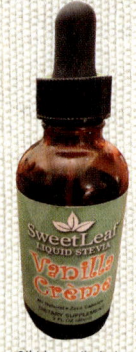

액상 스테비아

20. 아가베 시럽, 메이플 시럽, 생꿀

'Raw' 라벨을 달고 있다 해도 엄밀히 따지면 생아가베 시럽을 찾기는 힘들어요. 하지만 로푸드 요리에서 단맛을 낼 때 자주 쓰이는 재료랍니다. 생꿀에는 효소가 살아 있어요. 수입 제품은 보통 'Raw' 라벨을 달고 있습니다. 반면, 메이플 시럽은 메이플 나무의 즙을 고온에서 졸여서 만들다 보니 살아 있는 효소는 없어요. 즉 생메이플 시럽을 구하기는 어려워요.

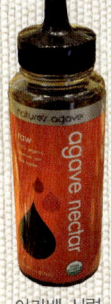
아가베 시럽

21. 소금

소금이 정제되는 과정에서 고온이 가해지고 미네랄이 사라진다고 해요. 로푸드 메뉴는 정제 소금 대신 바다 소금(천일염)이나 히말라얀 소금을 써요.

22. 발사믹 식초

이탈리안 레스토랑에 가면 빵과 함께 나오는 간장처럼 보이는 시큼한 소스가 '발사믹 식초'에요. 샐러드 소스로도 사랑받는 발사믹 식초는 지방 성분이 가득한 샐러드 드레싱에 비해 가벼운 소스이지만 로푸드는 아닙니다. 포도를 자연적으로 발효시키기보다는 주로 고온에서 졸여 신맛을 강하게 했으니까요. 로푸드 요리를 할 때는 발사믹 식초 대신 로애플사이다 식초를 주로 씁니다.

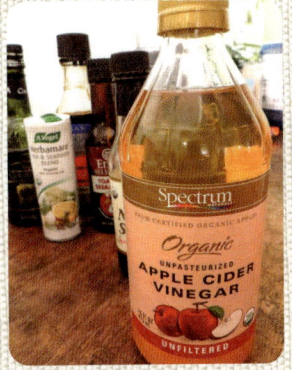
애플사이다 식초

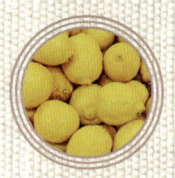

꼭 알아야 할
로푸드 쿠킹 스킬

1. 주싱(juicing)

녹즙기 혹은 주서기로 채소나 과일의 섬유질을 분리해내고 즙만 짜내는 방법이에요.

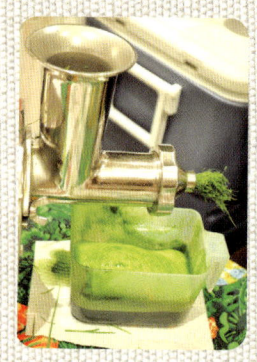

2. 블렌딩

고속 블랜더, 일반 믹서기, 푸드프로세서를 이용해서 재료를 갈아주는 방법이에요. 스무디를 만들 때는 주서기가 아닌 고속 블랜더 혹은 믹서기를 이용하지만, 아몬드 버터 등 너트류를 이용해 버터를 만들거나 케첩, 마요네즈 등의 드레싱 만들 때는 푸드프로세서를 쓰는 게 더 편리해요.

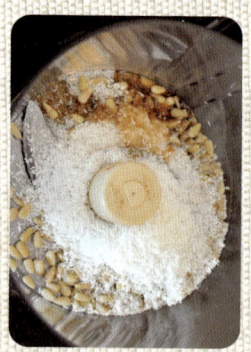

3. 물에 불리기

로푸드 요리를 할 때 모든 너트류와 씨앗류는 일단 4~8시간 물에 담가 불린 후 요리해요. 아몬드 밀크를 만들 때 역시 아몬드를 8시간 정도 물에 담가두었다가 믹서기로 갈아줘요.

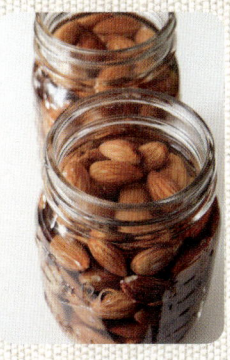

4. 발아시키기

로푸드 요리를 할 때는 씨앗을 발아시켜 싹을 틔워요. 씨앗을 물에 8시간 정도 담가두었다가 물이 빠질 수 있는 거름망에 담고 마르지 않게 물을 주면 싹이 나요. 새싹은 본잎이 나오기 전 아주 여린 잎을 말합니다. 새싹이 돋아나는 순간 씨앗은 가장 많은 에너지를 가지고 있어요. 그런 만큼 발아된 씨앗의 새싹은 다 자란 녹색잎보다 훨씬 많은 에너지와 비타민 그리고 미네랄을 포함하고 있어요.

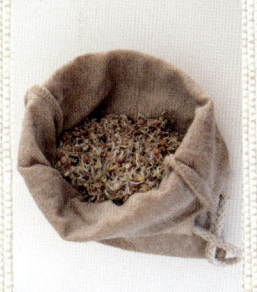

5. 마리네이팅(Marinating)

갈비를 양념에 재우듯 나마쇼유 등의 소스나 올리브 오일에 로푸드 재료들을 재워두는 방법이에요. 로푸드 라자냐를 만들 때 주키니호박을 오일에 재워두거나 버섯류를 나마쇼유 소스에 재워두곤 해요.

6. 건조

식품 건조기를 이용해 섭씨 48도 이하 온도에서 로푸드 재료를 말려주는 방법이에요. 장시간 건조시키기 때문에 주로 섭씨 40~43도 정도로 맞춰서 건조시킵니다. 과일을 말려 스낵을 만들기도 하고, 로푸드 피자 도우를 만들 때 질퍽한 반죽을 건조시키기도 해요. 바삭한 칩스를 만들 때도 채소 반죽을 식품 건조기에 말려요. 겨울철 수프를 따뜻하게 먹고 싶을 때도 사용합니다.

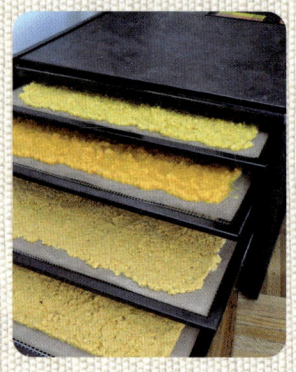

7. 생허브잎, 허브 분말 첨가

로푸드 요리에 생허브잎이나 말린 허브 가루를 종종 써요. 허브에 따라 로푸드 요리의 맛과 향이 달라져 다양한 풍미를 즐길 수 있거든요. 로푸드 피자에는 생바질 잎과 건조된 오레가노잎을 넣어 이탈리안 요리 느낌을 살리고 과카몰 샐러드에는 생실란트로 잎의 향과 맛을 살려 멕시칸 요리 느낌을 내주기도 해요.

8. 향신료, 양념 첨가

이탈리안 향신료, 멕시칸 향신료 등 나라별 양념들을 이용해 로푸드 요리를 다양하게 즐길 수 있어요. 고춧가루와 된장, 고추장 등을 이용해 한국식 퓨전 요리를 만들 수도 있어요.

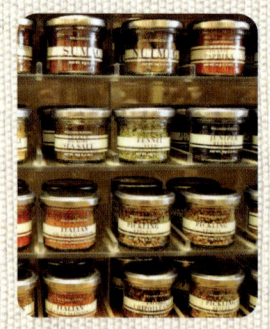

Tip
로푸드 요리를 할 때 너트류와 씨앗류를 발아시키는 이유

　로푸드 요리법을 보면 씨앗류와 너트류를 먹기 전 '발아'라는 과정을 거칩니다. 아몬드는 요리 전에 8시간 정도 물에 불려요. 발아시키는 이유가 궁금하시죠? 씨앗이 발아를 시작하면 놀라운 일이 벌어져요. 효소가 생성되면서 씨앗 안에 농축된 영양소들이 싹을 틔우기 위한 상태로 바뀌거든요. 우리 몸의 효소들이 음식물의 성분을 분해해 에너지로 쓸 수 있는 상태로 만드는 것과 같아요. 우리 몸의 소화 과정과 똑같은 과정이 씨앗 안에서도 일어나는 것이지요.

　효소의 작용으로 씨앗 안에 있는 탄수화물은 단당으로 변하고 단백질은 아미노산으로, 지방은 지방산으로 변해요. 다시 말해, 우리가 섭취했을 때 소화되기 쉬운 상태로 변한다는 말이에요. 발아시킨 씨앗을 먹으면 소화가 훨씬 쉽고 몸에 무리가 덜 갈뿐 아니라 먹는 즉시 바로 에너지원으로 쓸 수 있어요. 또 씨앗류를 발아시키면 발아 전에 비해 상당히 많은 양의 비타민 C가 생성돼요. 씨앗을 불로 조리한다거나 발아시키지 않았다면 일어나지 않았을 과정이랍니다.

　씨앗을 발아시켜 나온 새싹 채소는 그 어떤 채소보다 양질의 영양분을 지니고 있어요. 밀을 발아시켜 키운 후 즙을 내어 먹는 '밀싹즙'이 에너지 주스로 불리는 이유도 여기에 있답니다.

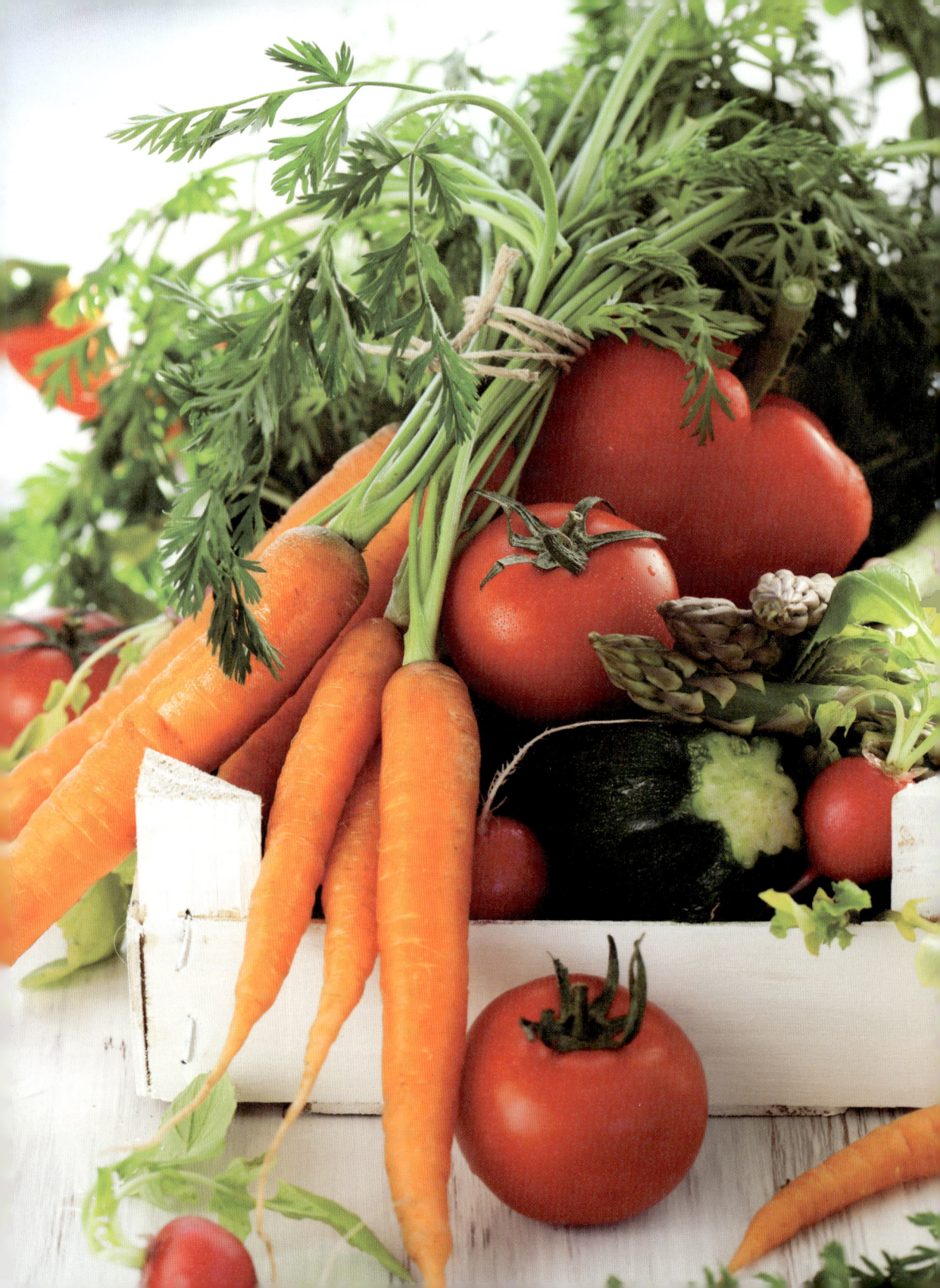

Chapter 7

로푸드 다이어트 유지하기

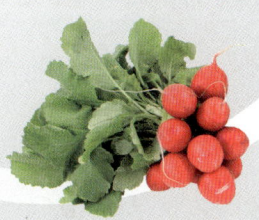

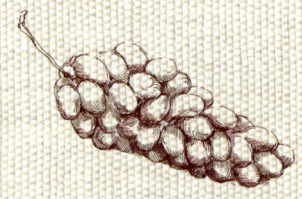

몸에서 보내는 여러 가지 신호를 믿고 의지해보세요.
내 몸이 보내는 반응에 귀 기울이면서
새로운 식습관을 하나씩 하나씩 실천해보세요.
우리 모두가 다르듯, 건강법도 다이어트 방법도
교과서처럼 획일적일 수는 없으니까요.

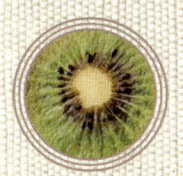

생각하면서 요리하고
생각하면서 먹자!

　분명한 목표를 이루기 위해서는 계획이 필요하듯 식이조절과 다이어트를 위해서도 잘 짜여진 계획과 원칙이 필요합니다. 딱히 배가 고픈 건 아니지만 입이 심심하니까, 누가 좀 먹어보라고 권하니까 거절할 수 없어서 등등. 여러 가지 이유로 음식을 먹다보면 다이어트가 힘들어져요. 혀에서 느껴지는 '맛있다'는 느낌 위주의 식단이 아닌 나만의 철학을 가지고 '내 몸이 원하는 진짜 음식'으로 구성된 식생활을 위해 노력한다면 다이어트 성공의 길은 결코 멀지 않을 거예요.

　언제부터인가 '컨셔스 쿡(Conscious Cook)', '컨셔스 이팅(Conscious Eating)'이란 표현을 많이 쓰게 됐어요. '생각하면서 요리하고, 생각하면서 먹자'는 말인데, 바쁜 세상에 먹는 것까지 신경 써야 하냐고 반문하실 수도 있지만 이렇게 신경 쓰지 않으면 살을 빼는 것도 건강해지는 것도 쉽지 않아요. 매일매일 맞닥뜨리는 수많은 음식의 유혹 앞에서 우리는 결정을 해야 하니까요. 순간적인 혀의 달콤함을 위해 날씬한 몸매를 포기할 것인지, 착한 음식 로푸드를 먹고 날씬해질 것인지를 말이죠.

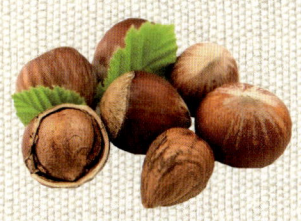

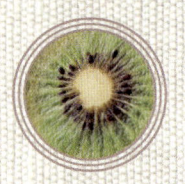

생채식의 기적

여러 번의 단식과 하루 녹즙 한 잔의 식단으로 난치병을 이겨낸 일본인 모리 미치요의 책 《생채식의 기적》에는 이런 내용이 있어요.

"싱싱하게 반짝이고 있는 채소 덕분에 세상 전체가 생명의 빛으로 가득 찬 느낌이다. 채소들로 즙을 만들어 먹을 땐 가슴이 벅차다. 자연의 생명력을 먹는 기분, 다른 생명을 내 안에 맞이하는 느낌이다. 이제까지 알던 맛있다, 즐겁다는 표현이 얼마나 이기적이었는지를 깨닫게 되었다. 식사는 단순히 즐거움의 대상이 아니라 생명의 에너지를 섭취하는 의식과도 같다. 이런 깨달음을 얻게 되면서 자연에 감사하는 마음으로 조금씩 생채식을 받아들일 수 있었다."

로푸드 식단으로 옮겨가는 것은 하루아침에 되는 일이 아니에요. 시간도 걸리고 노력과 참을성도 필요합니다. 익숙했던 습관을 바꾸는 일이다보니 '도전'이라고 봐야 해요. 그렇다보니 아예 마음을 바꿔먹지 않고서는 로푸드 식단을 장기적으로 유지하는 힘들 수 있어요. 로푸드 생활 습관을 어떤 마음으로 받아들이느냐가 굉장히 중요한 것 같습니다. 비록 맛있다고 느끼던 음식을 포기해야 한다는 아쉬움은 있지만 그 역시 나중에 보면 참된 음식의 즐거움은 아니었다는 사실을 깨닫게 될 거예요. 로푸드 식단은 여러분을 그 어느 때보다 자유롭게 만들어줄 거랍니다.

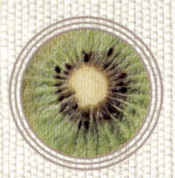

로푸드 다이어트에
실패하는 이유

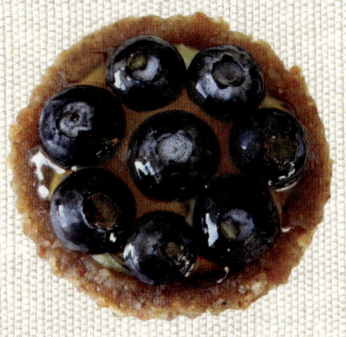

　로푸드 식단을 유지하다가 빵, 밥, 파스타의 유혹을 이기지 못하고 일반식으로 돌아가는 경우가 많아요. 로푸드 식단에 익숙해지려면 긴 시간이 걸리다보니 중간 중간 케이크와 과자 같은 달콤한 디저트류가 자꾸 생각나는 것이죠. 탄수화물 음식을 끊는 일은 다른 일반식에 비해 유독 더 힘들어요. 흰쌀밥을 먹고 나서도 빵이나 과자 생각이 나는 걸 보면 탄수화물 음식은 중독성이 있을 뿐 아니라 식욕을 촉진하는 경향이 있는 것 같아요.

　탄수화물 음식의 유혹 말고도 감정적인 데 원인이 있을 수 있어요. 음식은 배고픔을 충족하는 것 이상의 의미를 가지고 있기 때문이지요. 우리는 오랜 시간 화식으로 식생활을 유지해오면서 화식이 주는 느낌에 익숙해져 있어요. 그 음식들을 통해 위안을 받고 즐거움도 얻어왔어요. 심지어 밀가루 식사 후 느껴지는 특유의 포만감과 나른한 느낌은 우리의 뇌 속에 즐거움으로 인식되어 있기도 해요. 나른한 느낌은 사실 몸이 불편하다는 신호인데 말이에요.

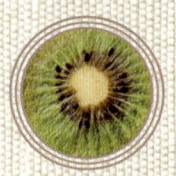

습관으로 자리 잡는 데는
시간이 필요해!

건강한 맛에 익숙해지려면 시간이 필요해요. 시간이 갈수록 음식을 통해 얻는 진짜 즐거움을 알게 되고 로푸드 식사가 주는 가벼운 느낌에서 만족감을 얻게 되실 거예요. 또한, 만족스러운 식사 후에도 몸이 가벼울 수 있다는 것을 몸소 체험하게 되면서 천천히 배부른 느낌이 주는 만족감에서 벗어나게 될 수 있을 겁니다.

음식은 추억이기도 해요. 가끔 특정한 장소에서 누군가와 먹은 음식이 생각나는 때가 있잖아요? 그럴 땐 그 음식이 먹고 싶은 것일까요? 아니면 그 날의 추억이 그리운 것일까요? 음식도 맛있었겠지만 추억 때문에 더 맛있다고 느껴지는 지도 몰라요. 로푸드에도 나만의 추억이 필요해요. 주위의 소중한 사람들과 맛있는 로푸드를 함께 먹으며 추억을 만들어보세요. 맛있다고 느끼는 특별한 로푸드 메뉴가 늘어갈수록 로푸드에 대한 추억과 애정 역시 늘어나겠죠?

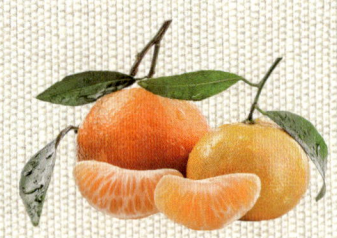

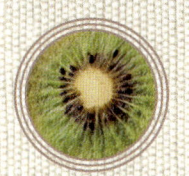

매일 먹는
'데일리 식단' 만들기

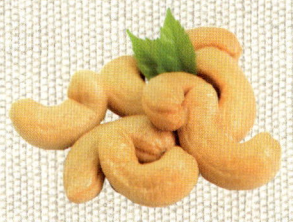

처음부터 100% 로푸드 식단을 지키는 건 쉬운 일이 아니에요. 처음에는 하루의 식단 중에 로푸드 채소와 과일 비중을 조금씩 늘린다는 마음으로 로푸드 다이어트를 시작한다면 훨씬 수월하실 거예요. 기존에 먹던 음식들을 한순간에 끊어버리면 스트레스를 받을 수도 있고요. 중요한 건 기본 식단은 로푸드가 되어야 한다는 거예요.

저 역시 꽤 오랜 기간 매일 흰쌀밥과 찌개류를 먹었어요. 당시 제 기본 식단은 밥과 반찬이었던 셈이죠. 하지만 로푸드를 알게 된 후 기본 식단은 로푸드 채소와 과일로 바뀌었어요. 가끔 이 원칙에서 벗어나는 날도 있지만, 다음날의 식단은 변함없이 로푸드 채소와 과일이랍니다. 그래야 다시 몸의 균형을 찾을 수 있으니까요. 100% 로푸드 식단이 아니라면, 하루 식단에서 로푸드 채소와 과일들을 매일 조금씩 조금씩 늘려가보세요.

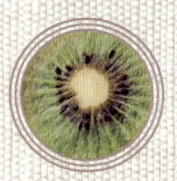

100% 로푸드 식단이
아니어도 괜찮아!

    모든 음식을 100% 생으로 먹는 데 집착하기보다는 가공 식품과 정제 식품처럼 건강하지 못한 음식들을 식단에서 제외하는 것이 중요해요. 이것이 로푸드 다이어트의 기본이 되는 마이너스 식단의 원칙입니다. 로푸드 채소와 과일이 식단의 중심이 된다는 전제하에 마이너스 식단의 원칙을 지키면서 일부 익힌 음식과 일반식을 함께 넣는 것도 나쁘지 않은 방법이에요.

    아스파라거스나 양배추는 꽤 두툼해서 스팀으로 살짝 익혀도 녹색 잎채소에 비해 영양 성분을 많이 잃지 않는다고 해요. 반면, 기름에 볶거나 튀기고 오븐을 이용해 익힌 채소는 대부분의 영양소를 잃는다고 합니다. 심지어 조리 과정에서 독성 물질이 생기기도 하고요. 스팀으로 익히거나 삶거나 데치는 조리법으로 만든 음식이라면 저녁식사에 '일부' 허용해도 괜찮아요.

    단, 화식은 최소한으로 하고 식사의 메인은 언제나 로푸드 메뉴로 샐러드를 함께 드셔야 한다는 것을 기억해주세요. 화식이 식사에 포함될 때는 과식하지 않도록 주의하시고요. 여러분은 지금 다이어트 중이라는 사실을 기억하세요.

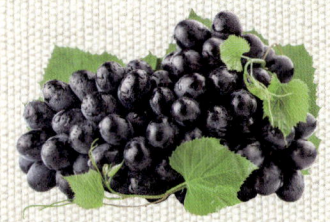

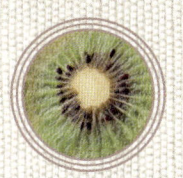

포기는 금물!
우리에겐 백업 플랜이 있다!

눈앞에 먹음직스럽다 못해 유혹적인 케이크가 있다고 가정해봐요. 유혹을 참아 내는 게 제일 좋겠지만 참지 못하고 케이크 한 조각을 먹게 됐다면 어떻게 해야 할까요? 그동안 공들인 로푸드 다이어트를 다 망쳤다고 생각하고 남은 케이크도 먹어치워야 할까요?

"다이어트 다 망쳤다. 끝났다!"라고 생각하며 포기하지만 않으면 돼요. 너무 스트레스 받지 마세요. 그냥 다시 시작하면 되니까요. 우리에겐 백업 플랜이 있거든요. 조금 더 신경 써서 녹색 잎을 섭취하고 조금 더 열심히 로푸드 다이어트를 하시면 돼요. 해결사 '녹색 잎'이 케이크로 흐트러진 몸의 균형을 곧 되찾아줄 거예요. 케이크나 일반식에 잠시 흔들렸더라도 다시 원래 나의 식단으로 돌아오면 돼요. 신선한 채소들이 오늘 과식한 음식들의 독소를 몸 밖으로 배출해줄 테니까요. 내 식단의 기본 바탕은 채소와 과일! 이것만 명심해주세요.

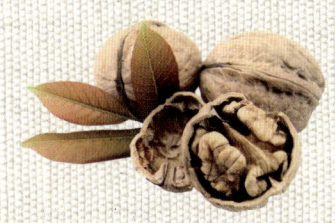

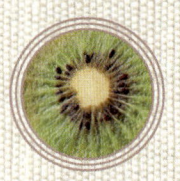

로푸드 비중 늘려가기
VS 100% 로푸드 식단

    사람에 따라서 단계적으로 로푸드의 비중을 늘려가는 방법보다 100% 로푸드 식단으로 점프하는 방법이 수월할 수도 있어요. 특히 음식 중독의 경향이 있다면 단계적으로 로푸드 비중을 늘리기보다는 100% 로푸드 식단으로 다이어트를 바로 시작하는 쪽을 추천해드립니다. 식단에 일부라도 화식을 섞게 되면 불쑥불쑥 찾아오는 화식의 유혹을 견디기가 쉽지 않거든요. 100% 로푸드 식단의 경우 상대적으로 화식의 유혹이 덜해요. 물론 체중 감량의 효과도 더욱 뛰어나죠. 로푸드 자격증 수업을 가르치는 알리사 코헨 역시 바로 100% 로푸드 식단 다이어트로 옮겨갔고 그 후로 지금까지도 그 식단을 유지하고 있다고 해요. 체중 감량 효과를 위해 4주 이상 100% 로푸드 식단을 실천한다면 만족스러운 결과를 보실 수 있을 거예요.

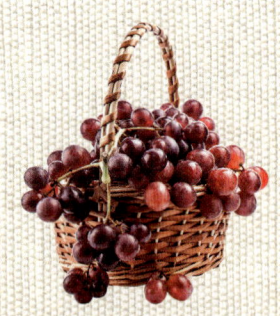

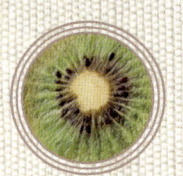

다이어트 노트,
로푸드 다이어리 만들기

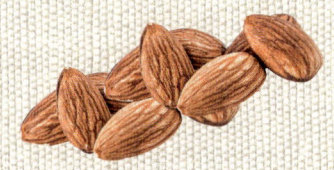

하루에 먹는 음식들을 기록하는 것도 로푸드 다이어트에 큰 도움이 됩니다. 마치 게임을 하듯 본인을 객관적으로 관찰하고 관리해보세요. '나' 자신을 위해 꼼꼼한 매니저가 되는 거죠. 로푸드 다이어리는 생각보다 우리에게 많은 것을 알려줘요. 특히 그동안 몰랐던 식습관 패턴을 파악할 수 있어 식생활을 개선하기가 쉬워집니다.

'이 정도 양이면 속이 편안하더라' 하는 나만의 음식량을 로푸드 다이어리로 파악하면 좋아요. 위가 편안함을 느끼는 수준에서 나만의 식단을 구성하고 그 식단이 기준이 되어 음식물을 섭취하는 과정이 다이어트와 건강한 식생활을 위한 여정을 도와줄 거예요.

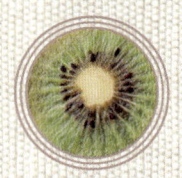

내일 먹을 식단을
미리 정해보자

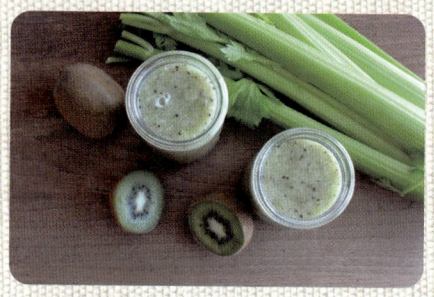

어느 정도 나만의 식생활 패턴이 파악됐다면 식단도 한번 만들어보세요. 로푸드 다이어트 샘플 식단을 기준으로 내일 먹을 식단을 미리 정해보는 게 중요하거든요. 배는 고픈데 준비된 나만의 다이어트 식단이 없다면 다이어트 결심이 무너지기 쉽습니다. 다음날 배고플 때 먹을 수 있는 로푸드 음식들을 미리미리 생각하고 준비해두세요. 식단에 따라 아침 일찍 일어나 준비해야 하는 메뉴가 있을 수도 있고, 본인의 성향에 따라 바빠 출근해야 하는 상황이라면 전날 밤에 미리 만들어 둘 수도 있겠죠?

100% 로푸드 식단이 아니라도 마찬가지예요. 미리 생각해놓은 식단이 '12시 전까지는 사과 한 개와 그린 스무디를 먹기'라면 출근길에 나를 유혹하는 까페라떼와 샌드위치를 지나치는 게 훨씬 쉬워질 테니까요.

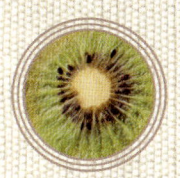

내 몸이 보내는 신호에
귀 기울이기

서점의 건강 코너에 가보면 '이렇게 하면 건강해진다, 이렇게 하면 살 빠진다' 식의 온갖 방법들이 넘쳐 나요. 그러고 보면 우리들은 '건강'과 '다이어트'란 말에 참 약한 것 같습니다. 몸에 좋고 살이 빠진다니까 일단 한번 해보는 식이지요. 운 좋게 나에게 잘 맞는 방법을 찾기도 하지만 돈만 쓰는 해프닝으로 끝나기도 해요.

로푸드 다이어트를 처음 접할 때 역시 마찬가지일 텐데, 어떻게 판단해야 할까요? 답은 간단해요. 내 몸에서 보내는 여러 가지 신호를 믿고 의지해보세요. 누구에게나 적용될 단 하나의 완벽하고 절대적인 다이어트 방법은 불가능할 거예요. 로푸드 다이어트의 지침들을 하나하나 실천하시면서 계속 본인에게 잘 맞는지 체크하는 게 중요하답니다.

식사 중에 물을 마시는 게 체중 감량에 좋은지 아닌지 의견이 분분할 때 어느 쪽에 손을 들지를 판단하기에 앞서 의지해야 할 가장 믿음직스러운 멘토는 '내 몸'입니다. 식사 중에 물을 한번 마셔보고 다음번에는 식사 후 두어 시간이 지나고 물을 마셔보면서 내 몸이 보내는 반응을 지켜보세요. 어느 쪽이 내 몸에 편안한지, 소화가 잘 되는지를 말이죠. 또 체중의 변화와 배변 횟수 및 상태를 체크하면 좀 더 정확하게 판단할 수 있어요.

어떤 날은 유독 예뻐 보이고 어떤 날은 거울이 보기 싫을 만큼 못생겨 보이기도 해요. 왠지 모르게 피부가 맑아 보이는 날도 있고 칙칙해 보이는 날도 있어요. 괜히 그런 게 아니라고 해요. 노폐물 배출이 잘 되지 못해 세포가 오염되면 얼굴로 반응이 올 수 있거든요. 그런 만큼 매일 거울을 보면서 피부결, 혈색, 피부 탄력 등을 체크해보세요. 얼굴 상태를 통해 우리 몸 상태를 점검할 수 있으니까요. 특히 눈 주위를 유심히 관찰해보세요. 다크서클이 심하다거나 눈 주위가 부었다면 체액의 순환과 노폐물의 배출 시스템에 문제가 생겼다는 신호라고 해요. 피부가 축 늘어지고 주름이 생겼다면 신체 기관의 세포 조직들이 생명력을 잃고 영양분도 부족하다는 뜻이고요.

로푸드 다이어트에서 우유 먹지 마라, 고기 먹지 마라, 과일은 빈속에 먹어라 등등 지켜야 할 몇 가지 지침이 있잖아요? 내 몸이 보내는 반응에 귀 기울이면서 새로운 식습관을 하나씩 하나씩 실천해보세요. 우리 모두가 다르듯, 건강법도 다이어트 방법도 교과서처럼 획일적일 수는 없으니까요.

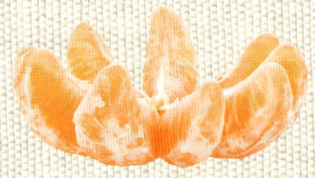

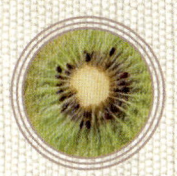

깜빡 속아 넘어갈
가짜 배고픔의 유혹

다이어트에 성공하려면 진짜 배고픔과 가짜 배고픔을 구별할 수 있어야 해요. 사람들은 목이 마를 때 혹은 몸이 피곤하거나 기분이 좋지 않을 때 배가 고픈 것으로 착각해 먹을 것을 찾거든요. 스트레스를 받아 지친 몸과 마음에 대한 보상으로 음식을 찾는 것일 수도 있고요. 한두 번이야 그럴 수 있다지만 이런 행동이 '패턴'이 되고 '습관'이 되면 돌아오는 건 두둑해진 뱃살뿐일 거예요.

만약 음식이 먹고 싶다는 생각이 들 때 '가짜 배고픔'을 느끼는 거라면 음식물을 섭취하는 대신 다른 방법으로 우리 몸을 달래면 돼요. 몸과 대화를 해보는 거죠. 혹시 그동안 몸이 보내는 반응을 무조건 '배고픔'으로 받아들인 것 같지 않으세요?

생전 몸과 대화해보지 않은 우리들이 몸이 보내는 신호를 제대로 파악하지 못하는 건 어찌보면 당연해요. 하지만 로푸드에 익숙해질수록 몸이 보내는 반응에 민감해지기 때문에 몸과 대화하며 몸이 보내는 신호를 정확하게 알아차릴 수 있게 될 거예요. 음식 생각이 날 때 진짜 배고픔이 아니라 피곤함에서 온 느낌이라면 몸의 긴장을 풀어줄 수 있는 따뜻한 물 한잔이나 허브차를 마셔보세요. 집에 있는 경우라면 따뜻한 물로 샤워를 하는 것도 도움이 되겠죠?

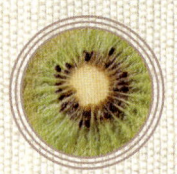

너는 나의 '헝그리백'

배가 고프면 기분이 나빠지고 화가 나기도 해요. 더구나 다이어트 기간 중에는 평소보다 예민해지기 때문에 몸이 보내는 배고픈 느낌의 신호를 잘 달래야 합니다. 잘 참다가 어느 순간 배고픔이 폭발해 폭식하게 되는 다이어트 붕괴 상황은 주로 배는 고픈데 다이어트 기간 동안 허용되는 나만의 음식이 없을 때 생기거든요. 이런 상황을 대비해 준비해야 하는 게 바로 '헝그리백(Hungry Bag)'이에요.

식탐이 없는 분들이야 '배고픈 걸 참는 게 뭐 그리 어렵냐'고 반문할 수도 있지만 식탐 많고 식욕 조절이 안 되는 사람에겐 의지가 강하고 약하고의 차원으로 볼 수 없는 특수 상황이죠. 이성은 사라지고, 먹고 싶

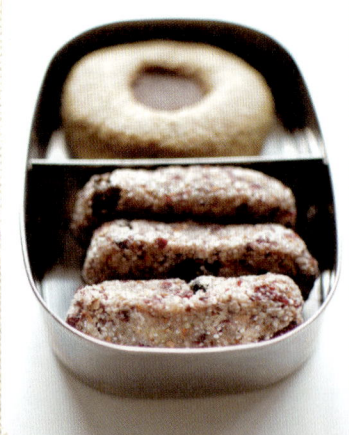

헝그리백 그래놀라

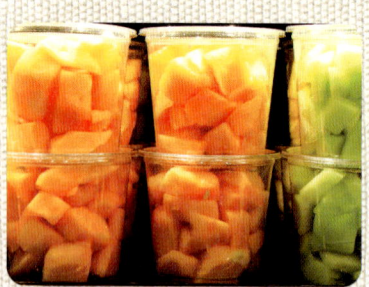

멜론 조각

은 온갖 음식들이 머리를 스쳐가면서, 바로 배를 채울 수 있는 정크푸드의 유혹에 빠지고 말아요. 더구나 갑자기 배가 고파진다거나 배고픈 걸 참지 못하는 사람들에게 이런 상황은 더욱 더 위험해요. 그래서 외출할 때 헝그리백을 챙겨야 마음이 놓인답니다. 외출 시간이 길어질수록 맛있는 로푸드를 더 챙겨보세요.

헝그리백에 챙기는 로푸드

- 생수
- 레몬수 또는 로푸드 주스, 스무디
- 건조 과일
- 너트류 또는 씨앗류 한 주먹 분량
- 로푸드 초콜릿 또는 카카오 함량 80% 이상의 다크 초콜릿
- 로푸드 스낵류(쿠키, 칩스, 에너지바)
- 과일 혹은 채소 스틱(먹기 좋은 크기로 썰어 둔 채소)

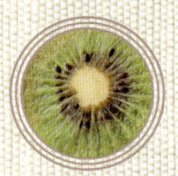

로푸드 단골 재료
너트류 섭취량 조절하기

꽤 오랫동안 로푸디스트들 사이에서는 '음식의 종류에 상관없이 로푸드 상태이기만 하면 조리된 그 어떤 음식보다도 훌륭하다'라는 믿음이 지배적이었어요. 맞는 말일까요? 꼭 그렇진 않아요. 무조건 '생'으로 먹는 게 중요한 게 아니라 로푸드 생채소와 과일을 충분히 섭취해야 진정한 로푸드 식단이라고 할 수 있어요.

로푸드 메뉴 중에 너트류가 들어가는 경우가 많아요. 고기와 비슷한 식감을 내기 위해 씨앗류와 너트류를 쓰거든요. 로푸드 햄버거 패티, 연어 샐러드를 만들 때 들어가는 재료도 씨앗류와 너트류예요. 그런데 너트류 섭취량이 많아지면 로푸드 특유의 가벼운 느낌을 받기 힘들뿐더러 건강상의 문제를 일으킬 수도 있다고 해요. 더욱이 너트류는 50% 이상이 지방인만큼 섭취량 조절이 필요해요. 식물성이긴 해도 '지방' 성분이니까요.

그린 스무디의 대모로 불리는 빅토리아 부텐코는 최근에 낸 책 《생채식 그 이후》에서 너트류의 과다 섭취에 대해 경고하고 있어요. 로푸드를 실천했으나 효과를 보지 못한 여러 경험자들 역시 그 원인을 '너트류의 과다 섭취'라고 말하기도 하고요.

처음 로푸드 다이어트를 시작하면 아무래도 채소보다는 너트류로 만

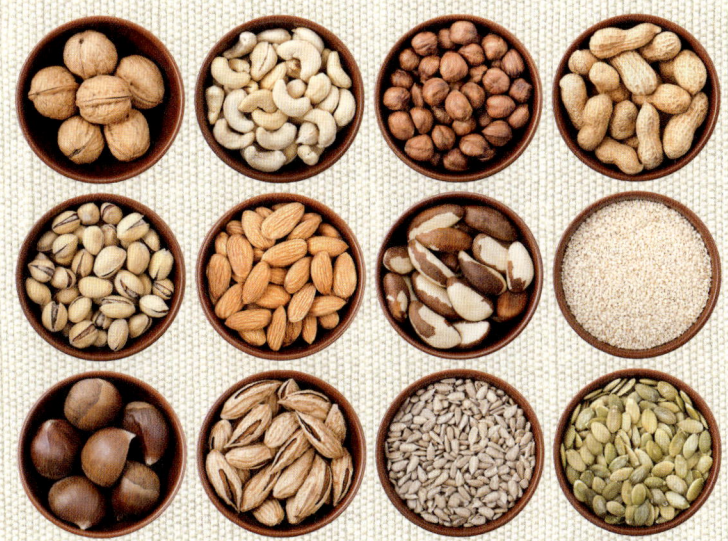

든 메뉴들을 많이 먹게 됩니다. 식단을 구성할 때 너트류 섭취가 과도하지 않도록 신경써주세요. 특히나 체중 감량을 원하신다면 더더욱 너트류 섭취는 하루에 한 주먹 분량을 넘지 않도록 해주세요.

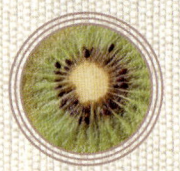

로푸드 다이어트
Q&A

Q 주스와 스무디의 차이가 뭔가요?

　　A 주스와 스무디의 차이는 섬유질에 있습니다. 주스는 주서기 혹은 녹즙기로 채소의 섬유질을 걸러내고 즙만 짜낸 것으로 녹즙과 같아요. 반면 스무디는 섬유질을 걸러내지 않고 채소를 통으로 갈아 만들죠. 스무디를 만들 때는 주서기 대신 믹서기가 필요합니다.

　　스무디의 섬유질은 우리 몸에서 스펀지처럼 노폐물을 빨아들이는 역할을 하는 만큼 노폐물 배출 효과가 크고 포만감을 주죠. 식욕 조절을 위해서는 스무디가 효과적입니다. 만약 샐러드가 하루 식단에 포함되어 있지 않다면 그린 스무디로 섬유질을 보충하시면 돼요. 특히 변비에 효과적이랍니다.

Q 채소와 과일을 주스로 만들어 먹는 이유가 뭐죠?

　　A 주서기로 주스를 만들면 펄프에 여전히 즙이 남아 있곤 합니다. 아깝기도 하죠. 그럼에도 불구하고, 주스로 만들어 먹는 이유가 뭘까요? 주스로 즙을 내어 먹는 이유는 우리 몸이 채소의 영양분을 흡수하고 온전히 사용할 수 있도록 하기 위해서랍니다. 즙을 내어 먹으면 소화와 흡수 시간이 10~15분 정도로 굉장히 빨라 몸이 음식물을 소화하는 일에

서 쉽게 할 수가 있답니다.

　그리고 또 한 가지, 채소가 머금고 있는 수분의 특별함 때문이랍니다. 일반적인 물과 달리 채소의 수분에는 미네랄이 풍부해요. 조리되거나 가공되거나 살균 처리되고, 캔에 들어 있는 채소에는 없는 생명력이죠. 채소가 갖고 있는 미네랄과 영양 성분을 온전히 흡수하기 위한 방법이 바로 주스를 만들어 먹는 거랍니다.

Q 주스 클렌즈 할 때 스무디로 하면 안 되나요?

　A 주스가 소화·흡수되는데 15분 정도 걸리는 것과 달리 펄프, 즉 섬유질을 포함한 스무디는 소화하려면 1시간 정도 걸립니다. 그래서 주스 클렌즈를 할 때 스무디 대신 주스를 마시는 거랍니다. 주스 클렌즈는 몸을 쉬게 하는 데 의미가 있는 만큼 스무디보다는 주스가 효과적이에요. (하지만 100% 그린 스무디 섭취는 효과적인 디톡스 방법 중 하나입니다.)

Q 주스 클렌즈를 하면서 얼굴이 노래졌어요.

　A 주스 양을 늘리면서 얼굴이 노랗게 될 수가 있는데, 이것은 간이 만든 지 오래된 담즙 혹은 노폐물을 배출하고 있다는 징후랍니다. 배출되는 노폐물의 양이 많아지면 일부가 모공을 통해서도 배출되기 때문에 피부가 노래질 수 있습니다. 하지만 로푸드 주스를 꾸준히 마시다보면 이런

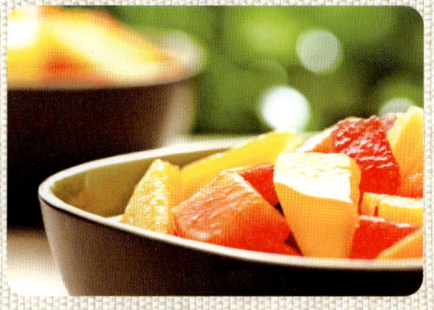

증상은 곧 사라진다고 하네요. 혹은 당근이나 귤의 섭취량이 과도해서 그럴 수도 있습니다.

Q 슈퍼에서 파는 과일 100% 주스로도 충분하지 않을까요?

A 생과일과 달리 가공 식품은 가공되는 과정 속에서 '농축된 음식'으로 변합니다. 농축된 음식이란 고온을 가해 인공적으로 수분을 제거한 음식을 말해요. 농축된 음식은 채소나 과일처럼 수분이 많이 들어 있는 음식과 반대 개념으로 보시면 돼요.

로푸드 오렌지 주스와 슈퍼에서 파는 오렌지 주스를 비교해볼까요? 집에서 만든 생과일 오렌지 주스는 수분이 풍부하고 소화가 빠른 건강한 음식이지만, 슈퍼에서 파는 주스는 농축된 음식이에요. 가공 오렌지 주스는 오렌지 즙을 짜낸 후 그 즙을 끓여 수분은 날리고 말 그대로 '농축' 시켜 고온 살균을 합니다. 살균을 하는 이유는 유통기간을 늘리기 위해서라고 해요. '100% 무가당 오렌지 주스'라는 라벨을 달고 세상에 나오는 제품들은 오렌지 농축액을 물로 희석해 만든 경우가 많습니다.

농축된 과일 주스는 소화와 배출이 더딘 것은 물론 고온에서 끓이고 살균 처리하는 과정에서 효소와 비타민 등의 영양소가 파괴돼요. 감기에 걸렸을 때 비타민 C가 많이 필요해서 오렌지 주스를 마시지만 원래 오렌지가

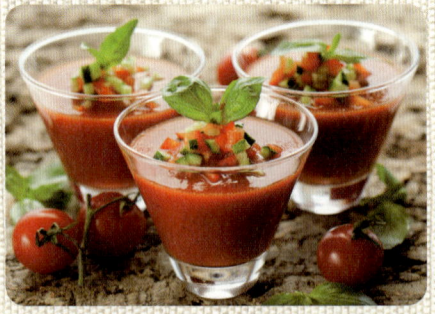

가진 비타민 C는 거의 남아 있지 않은 상태인 거죠. 농축된 오렌지 주스를 병에 담는 과정에서 합성 비타민 C를 인위적으로 첨가하기는 합니다. 하지만 오렌지가 갖고 있던 자연 비타민 C와 합성 비타민 C가 같을 수는 없겠죠?

Q 로푸드 주스를 냉동하면 영양소가 파괴되나요?

A 음식을 조리하거나 가공하는 과정에서는 채소와 과일이 가진 효소와 영양분이 손실되지만 냉동은 상대적으로 안전합니다. 급속냉동일수록 좋겠지요? 냉동을 하면 채소와 과일이 가진 좋은 성분들을 거의 파괴되지 않는다고 해요. 단, 한 번 냉동했다 해동한 주스는 가급적 빨리 드시는 게 좋습니다.

Q 과일을 많이 먹으면 혈당이 높아지지 않을까요?

A 과일은 소화 흡수가 빠른 만큼 혈당 문제를 일으키지 않을까 하는 우려의 목소리가 있어요. 하지만 결론부터 말씀드리자면 고지방 식단을 유지할 때는 과일의 혈당이 문제가 되지만, 저지방 로푸드 식사 패턴을 유지할 경우 과일은 혈당 문제를 일으키지 않습니다.

과일을 섭취하면 과일의 당분은 위를 거쳐 장으로 가고 장벽에서 혈액과 세포 속으로 옮겨가요. 이 과정은 몇 분 안에 이루어집니다. 결국 과일의 당분은 혈액 속에 머무르는 시간이 짧다는 소리죠. 그런데 만약 우리가 고지방 식단을 유지한다면 당분이 장벽에서 세포 속으로 옮겨가는 과정이 지연된다고 해요. 당분이 혈액에서 머무르는 시간이 길어질 수밖에 없고 자연히 혈당이 높아질 확률도 높아져요.

지방 성분이 많은 음식과 과일을 동시에 섭취하지만 않으면 괜찮을까요? 습관적으로 고지방 식사를 하면, 지방과 과일을 동시에 먹지 않더라도 혈당은 높아질 수 있다고 합니다. 과일과 달리 지방은 소화되는데 긴 시간이 필요하다고 해요. 지방은 당분보다 혈액에서 머무는 시간이 길기 때문에 고지방 식단이 습관처럼 자리 잡았다면 혈액에는 거의 항상 과도한 지방이 남아 있게 돼요. 과일을 단독으로 먹는다 해도 과일의 당분은 이미 혈액 속에 머물고 있는 지방과 섞이게 되는 것이지요.

결국 중요한 것은 고지방의 식습관을 개선하는 일이에요. 저지방의 로푸드 식단을 유지하면서 몸에 좋은 과일과 채소를 충분히 섭취하는 것이 가장 이상적인 식생활 패턴이랍니다. 단, 로푸드 식단에는 너트류 사용량이 많은 만큼 체중 감량을 원하신다면 디저트 섭취량 조절에 신경 써주세요.

Q 입 냄새를 로푸드로 해결할 수 있을까요?

A 고기와 감자, 빵과 잼, 과일과 설탕처럼 음식을 마구 섞어 먹게 되면, 몸 안에서 발효가 시작됩니다. 또 조리된 고기, 생선 등이 부패되면서 몸 안에 가스가 차고 냄새가 나죠. 푸드 컴비네이션 법칙을 잘 지켜서 일반식을 먹거나 로푸드 식단을 지키면 몸에서 나는 냄새나 입 냄새가 많이 줄어듭니다.

Q 과일과 채소만으로는 단백질이 부족하지 않을까요?

A 《차이나 스터디》라는 책으로 유명한 켐벨 박사의 강연을 들을 기회가 있었어요. 비건 연구로도 유명한 켐벨 박사는 강연 내내 동물성

단백질을 제한하는 비건 식단을 강조했습니다. 건강을 위해서는 고기류는 물론 생선까지도 철저히 제한하면서 단백질 과잉 상태를 경계해야 한다는 말과 함께 오일을 제한한 채소 중심의 식단을 추천했어요.

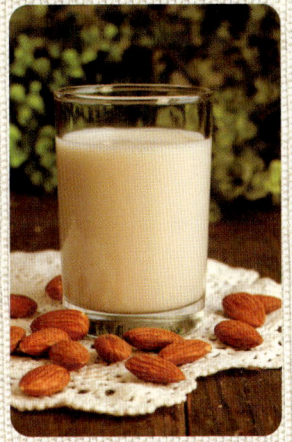

현미 생채식으로 유명한 황성수 박사 역시 '현대인들은 단백질 과잉이 문제가 되지 단백질 결핍이 문제가 되는 경우는 거의 없다'며 하루에 섭취해야 할 단백질은 총 칼로리의 7% 이하라고 말합니다. 총열량의 7%에 해당하는 단백질은 채소를 비롯한 로푸드 주요 재료들로도 충분히 채울 수 있는 양이랍니다.

많은 분들이 단백질 섭취를 위해서는 우유나 고기를 섭취해야 한다고 알고 있지만 사실 단백질은 고기와 유제품을 통해서만 얻을 수 있는 영양소가 아니에요. 로푸드 식단의 주요 재료인 녹색 잎과 과일, 너트, 씨앗, 해조류 섭취 등을 통해서도 비타민과 미네랄은 물론 단백질을 함께 섭취할 수 있어요.

멋진 근육을 자랑하는 채식 보디빌더도 있고 비건 권투선수와 마라토너도 있어요. 그들은 동물성 단백질을 먹던 때보다 채식을 통해 더 많은 에너지를 얻을 수 있다고 말합니다. 비건 컨퍼런스에 참여했을 당시 강연자였던 리치 롤은 채소 중심의 식단을 유지하면서도 지구상에서 가장 힘든 레이스로 불리는 '울트라맨 월드 챔피언십'에 참가해 2008년과 2009년 최고 선수로 뽑히는 저력을 보여줬어요. 직접 만나본 리치는 보디빌더를 연상하게 할 만큼 근육질의 탄탄하고 건강한 몸을 갖고 있었어요.

로푸드 식단으로 인해 단백질이 결핍될지도 모른다고 걱정하신다면 그야말로 기우일 뿐이랍니다. 임신 중에도 고기와 유제품을 먹지 않는 비건 임산부들의 모임이 있을 정도니까요. 임신을 하면 단백질에 특히 더 신경을 쓰면서 평소 우유를 먹지 않던 산모들까지 우유를 먹기 시작하곤 해요. 하지만 뉴욕의 '비건 엄마들의 모임'에서 만난 비건 임산부들은 "임신 중에도 비건 식단을 유지하는 게 괜찮냐"는 제 질문에 두툼한 연구 자료를 내밀며 전혀 걱정할 필요가 없음을 확인해주었답니다.

Q 생선을 제한하면 오메가3 보충은 어떻게 하나요?

A 많은 사람들이 종합 비타민과 함께 꼭 챙겨 먹는 보조제가 바로 필수 지방산인 오메가 3에요. 미국에는 건강한 식생활에 대한 정보를 알려주는 '더 닥터 오즈 쇼'라는 TV 프로그램이 있습니다. 이 쇼에 출현하고 있는 웨일 박사도 오메가 3를 매일 섭취해야 한다고 강조해요.

그런데 오메가 3는 꼭 생선을 통해서만 보충할 수 있는 건 아니랍니다. 오메가 3를 섭취하는 방법은 두 가지가 있어요. 치아씨, 아마씨, 호두, 헴프씨, 해조류, 녹색 잎 등에 풍부한 ALA(Alpha-linolenic acid)를 섭취하는 방법과 생선에서 추출한 EPA, DHA를 섭취하는 방법이에요.

우리 몸은 부분적으로 ALA를 생선에 들어 있는 EPA와 DHA로 전환하기 때문에 굳이 생선을 통해 필수 지방산을 섭취할 필요는 없다고 해요. 켐벨 박사는 "많은 사람들이 오메가 3 섭취를 위해 생선을 먹지만

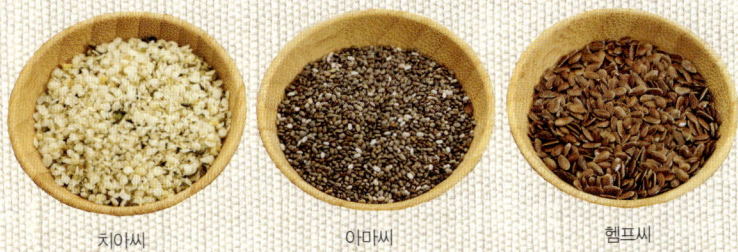

치아씨　　　　　아마씨　　　　　헴프씨

이로 인해 단백질 섭취량이 과해져 더 큰 병으로 이어질 수 있다"고 경고하고 있어요.

또 생선은 오메가 6 함량이 높은 곡물 사료로 기른다는 사실을 기억해야 합니다. 오메가 3를 포함한 식품은 오메가 6도 포함하고 있어요. 오메가 3와 오메가 6의 최적의 밸런스는 3:1 정도라고 해요. 그런데 생선의 곡물 사료는 유전자가 변이된 경우가 많아 오메가 6의 함유량이 유독 높다고 해요. (오메가 3에 비해 오메가 6 함유량이 높아지면 곡물의 유통기한이 늘어난다고 합니다.) 오메가 6 역시 중요한 지방산인 것은 맞지만 오메가 3와는 달리 섭취량이 지나치게 많아지면 몸에 염증을 일으키거나 질병을 일으키는 원인이 될 수 있습니다.

오메가 3를 보충하기 위한 최선의 선택은 유기농이면서 유전자 변이가 되지 않은 로푸드 상태의 치아씨, 아마씨, 호두, 김과 같은 해조류와 녹색 잎채소랍니다.

Q 로푸드 다이어트 시작 후 추위를 많이 느껴요.

A 로푸드 다이어트를 시작한 후로 몸이 춥다고 말씀을 많이 하세요. 더구나 우리나라 여자분들 중에는 유독 손발이 찬 분들이 많아요. 그래서인지 겨울에 로푸드 다이어트를 유지하는 게 쉽지 않을 수 있습

니다. 실제로도 주스 클렌즈를 처음 시작하고 나면 체온이 약 1도 정도 내려가기도 해요. 이런 어려움을 미리 경험한 분들은 '뜨거운 물을 마셔라', '차를 즐겨라', '마늘과 생강, 실란트로 등 몸에 열을 내주는 재료들을 활용하라'는 등의 조언을 들려줍니다. 저 같은 경우 차에 생강을 넣어 마시면 배가 따뜻해지더라구요.

하지만 처음 로푸드 다이어트를 시작하시거나 주스 클렌즈로 디톡스 중이시라면 한 번쯤은 추위를 견뎌보세요. 어찌 보면 체온이 떨어지는 건 몸에서 디톡스가 일어나는 과정에서 자연스럽게 나타나는 증상이라고 할 수 있으니까요.

화식을 하면 몸 안에 세균이 기생하게 되고 똑똑한 우리 몸은 살균 작업에 들어간다고 해요. 이 과정 속에서 체온이 상승되는 거죠. 반대로 생채식을 하게 되면 살균할 필요가 없으니 체온이 내려가는 원리라고 해요.

일단은 추위를 한번 견뎌보시고, 1주일 혹은 열흘 간의 디톡스 과정을 마친 후, 그리고 로푸드 식생활이 어느 정도 익숙해진 후에는 따뜻한 차와 마늘, 생강 등을 활용해보세요.

또, 디톡스 기간과 디톡스가 끝난 후 계속 같은 정도로 추위가 느껴지는지도 체크해보시는 게 좋습니다. 저 같은 경우는 로푸드를 시작하기 전에 비해 추위를 덜 타는 몸이 되었답니다.

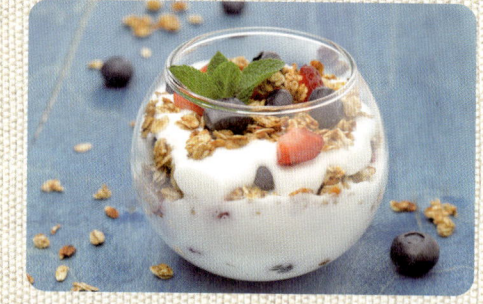

Q 이스트 제거 디톡스 보조제와 프로바이오틱스
제품은 클렌즈할 때만 효과가 있나요?

A 몸 안에 쌓인 이스트 제거에 도움을 주는 디톡스 보조제가 있습니다. 일정 기간 당을 제한해야 이스트 제거에 효과적인 만큼 일부 제품의 경우에는 식단을 철저히 지키면서 디톡스 보조제를 함께 드시기를 추천합니다. 하지만 일반식을 드시면서도 도움을 받을 수 있는 보조제도 있습니다.

Q 로푸드를 시작하고 나면 몸이 예민해지나요?

A 로푸드 다이어트를 시작하고부터 몸이 예민해졌다고 말씀하시는 분들이 많으세요. 전에는 딱히 가리는 음식 없이 먹더라도 괜찮았는데 로푸드 다이어트 후 고기나 가공 식품을 먹으면 몸이 아프다거나 열이 나고 뾰루지가 올라오기도 한다는 거예요.

존 맨스필드 박사는 그의 책 《성공적인 체중 감량을 위한 여섯 가지 비밀》에서 음식에 대한 민감도를 언급하고 있어요. 음식 알레르기처럼 사람마다 몇 가지 특정 음식이 몸에 맞지 않을 수 있다고 합니다. 이 음식을 찾기 위해 일정 기간 동안 반응을 일으킬 만한 대부분의 음식을 제한한 식단을 먹도록 합니다. (주스 클렌즈, 로푸드 다이어트와 굉장히 유사한 과정입니다.) 이렇게 몸을 한번 깨끗하게 만든 후 매 끼에 음식을 한 가지씩 추가하면서 몸의 반응을 살펴보며 본인에게 맞지 않는 음식, 살을 찌게 하는 음식을 찾아냅니다.

존 박사의 연구에 따르면 몸에 맞지 않는 음식에 대한 반응은 처음에는 강하게 나타나지만 반복해서 먹다보면 무뎌진다고 해요. 밀가루가 몸에 맞지 않는 사람이 있다고 가정해봤을 때 주스 클렌즈 직후 밀가루를 먹으면 속이 불편하고 몸이 아픈 듯한 증상이 강하게 나타날 수 있지만 이후에도 반복해서 밀가루를 먹으면 그런 증상은 처음만큼 강하게 나타나지는 않는 것이죠.

로푸드 다이어트를 시작하고 몸이 예민해진 건 몸이 약해졌다기보다는, "건강하게 드세요! 그 음식은 당신에게 맞지 않아요!"라고 알려주는 고마운 신호랍니다.

Q 너무 바빠서 로푸드 요리할 시간이 없어요.

A 직장 생활 하랴 아이 키우랴 건강하게 몸을 돌볼 시간이 없다고 말씀하시는 분들이 많으세요. 로푸드가 좋은 건 알지만, 잘 시간도 부족해 로푸드 요리를 하기가 힘들다는 거죠. 이런 분들께는 그린 스무디를 권하고 싶어요. 자기 전에 각종 녹색 채소와 과일을 섞어 그린 스무디를 미리 약 1,000ml 이상 만들어두고 다음날 그린 스무디를 들고 출근하세요. 그린 스무디 만들고 설거지하는 시간까지 15분이면 됩니다! 15분만 투자해보세요. 일반식을 드시면서 병행하셔도 되고요.

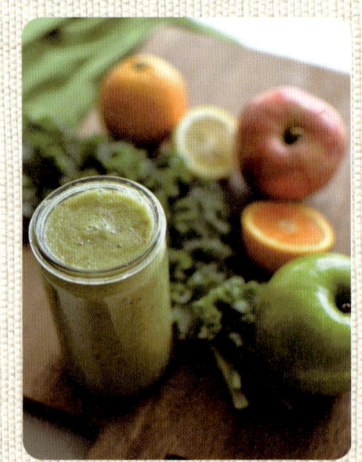

오전 내내 그린 스무디를 드시고, 점심 식사는 일반식 식사를 하시고 저녁식사 사이에 입이 심심하다면 또 한 잔 드시면 좋습니다. 바쁠수록 녹색 채소를 많이 챙겨 먹어야 잠이 좀 부족하더라도 피곤함도 덜하고 컨디션도 좋아진답니다.

Q 로푸드 다이어트 할 때
커피나 차는 마셔도 되나요?

A 로푸드 다이어트를 할 때 커피를 제한하라는 건 카페인 때문이에요. 카페인은 우리 몸을 자극하고 흥분시키거든요. 커피는 부신에 좋지 않은 영향을 미치고 우리의 면역체계에 부담을 준다고 해요. 나탈리아 로즈는 그녀의 책 《여성을 위한 디톡스》에서 그 이유를 다음과 같이 말합니다. "만약 식후 커피를 마신다거나 커피와 함께 식사를 한다면 음식들은 산성화되기 때문이지요. 꼭 커피를 마시고 싶다면 빈속에 마시는 쪽이 낫습니다."

차도 카페인이 없는 걸로 골라 마시는 게 좋습니다. 그리고 설탕도 제한하는 게 좋은 만큼 설탕에 재워 당도가 높은 차보다는 허브차를 추천합니다. 로푸드 다이어트 할 때 중간 중간 마시는 차가 허기를 달래는 데 도움이 된다고 말씀하시는 분들이 많으니 잘 활용해도 좋을 거예요.

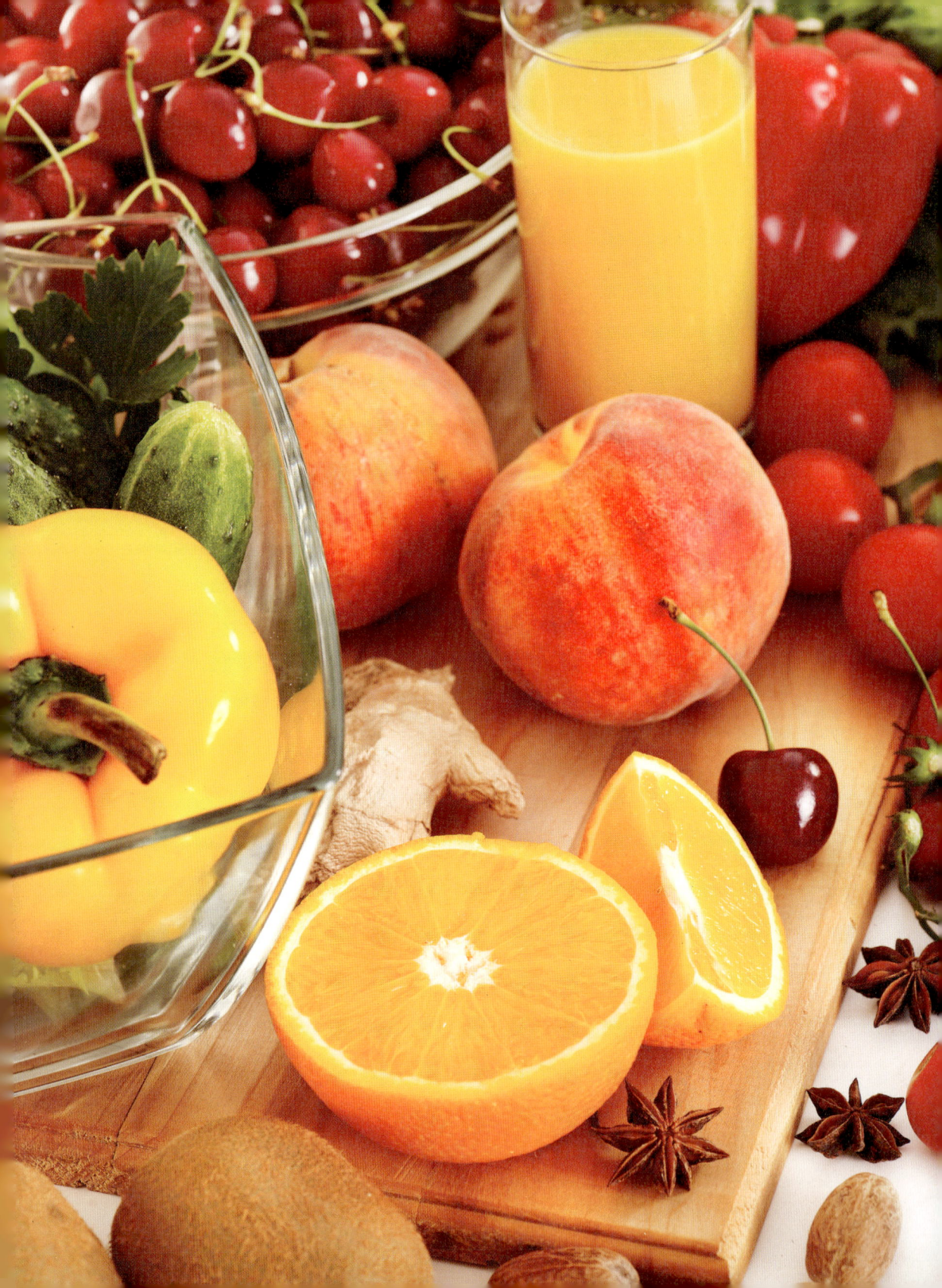

8
Chapter

맛있는 다이어트, 14일 로푸드 다이어트 프로그램

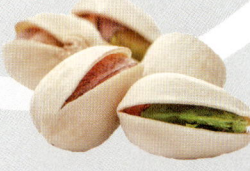

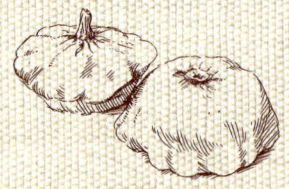

요리할 시간이 없다면 샐러드와 주스,
스무디만으로 식단을 구성하시는 것도 좋습니다.
이렇게 구성한 식단은 체중 감량과
디톡스에 훨씬 효과가 좋아요.
자세한 사항은 14일 로푸드 다이어트 프로그램과
주스 클렌즈 보식 프로그램을 참고하세요.

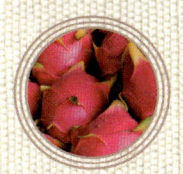

자유로운 다이어트,
로푸드 다이어트 시작하기

프로그램 시작 전 주스 클렌즈를 해주세요.

로푸드 다이어트 시작 전 주스 클렌즈를 하시면 체중 감량 효과도, 디톡스 효과도 훨씬 좋습니다. 단 사흘이라도 주스 클렌즈를 먼저 해주세요.

로푸드 클렌즈 Week 1 프로그램

14일 로푸드 다이어트 프로그램 중 Week 1 프로그램은 좀 더 집중적으로 디톡스와 체중 감량 효과를 볼 수 있는 '로푸드 클렌즈' 프로그램입니다. Week 1 프로그램의 식단은 Week 2 프로그램과 달리 너트류와 씨앗류를 제한하고 채소와 과일 위주로 구성되어 있습니다. 최대한 지방(너트류, 씨앗류, 오일)과 염분을 제한한다는 게 Week 1 프로그램의 핵심이지요. 확실한 디톡스 효과를 보고 싶다면 아보카도를 식단에서 빼는 것도 좋습니다.

결혼을 앞두고 빠른 시간 안에 체중 감량을 원한다는 지인에게 Week 1의 식단을 권한 적이 있습니다. 주스 클렌즈는 체중 감량뿐 아니라 피부를 화사하게 하는 데 도움이 됩니다. 주스만 먹는 게 쉽지 않은 분이라면 Week 1 프로그램 식단에 도전해보세요. Week 1 프로그램 식단을 두세 번 반복해서 하는 방법도 추천합니다.

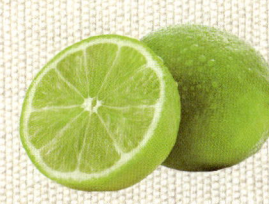

카페인 없는 허브차나 감잎차를 드세요

다이어트 기간 동안 '차'를 드시는 것도 좋은 방법이에요. 보통 입이 심심해서 음식물을 찾게 되는 때가 많은 만큼 '가짜 배고픔'은 허브차 혹은 감잎차로 이겨내세요. 허브차를 고를 때 이왕이면 카페인이 들어있지 않은 제품을 추천합니다.

내 맘대로 식단을 구성하는 자유로운 다이어트

주스와 스무디, 샐러드는 본인이 좋아하거나 구하기 쉬운 채소로 만든 메뉴로 대체하시면 됩니다. 주서기가 없다면 주스 대신 스무디로 대체하셔도 좋아요. 먹는 양은 원하는 만큼 배불리 드셔도 됩니다. 매일 다른 메뉴를 만드는 게 힘드시다면 좋아하는 특정 메뉴 몇 가지를 반복해서 드시는 것도 괜찮습니다.

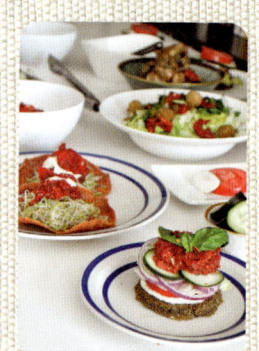

프로그램의 식단대로 점심, 저녁을 다르게 먹는다는 게 현실적으로는 힘드실 수 있으니까요. 제시해드리는 프로그램은 예시일 뿐입니다. 100% 똑같이 하려면 부담스러우실 수 있어요. 채소와 과일 위주로 식단을 구성한다는 마음으로 편하게 시작해보세요. 구하기 쉬운 채소와 과일 위주로 프로그램의 큰 틀 안에서 나만의 식단을 만들어가시면 됩니다.

건조기가 없다면?

건조기가 없으시다면 건조기 없이 만들 수 있는 Week 1 프로그램의 메뉴를 반복하셔도 좋습니다. 혹은 건조기가 필요 없는 치킨맛 파테 김밥, 스파이시 미트볼 스파게티(미트볼 제외), 알프레도 페투치니, 라자냐 위주로 저녁 식단을 구성하세요. Week 2 프로그램의 간식 메뉴에서는 코코넛 파인애플 케일칩, 생크림맛 크레페, 링링 도넛을 초콜릿 바나나 셰이크, 말캉말캉 카카오 치아씨 푸딩, 퀸 아사이베리 파르페, 아몬드 밀크, 카카오 밀크 중에서 골라 대체하시면 됩니다. 혹은 과일 스무디나 주스를 한 잔 더 드시는 방법도 좋습니다.

로푸드 요리할 시간이 없다면?

건조기도 없고 요리할 시간도 없다면 샐러드와 주스, 스무디만으로 식단을 구성하시는 것도 좋습니다. 사실 샐러드, 주스, 스무디만으로 구성된 '14일 로푸드 다이어트 프로그램'과 함께 '주스 클렌즈 보식 프로그램'을 참고하세요.

다이어트 중이라는 사실을 잊지 마세요.

14일 로푸드 다이어트 프로그램에는 디저트 메뉴를 넣지 않았습니다. 하지만 디저트를 꼭 먹어야 한다면 소개해드린 디저트 메뉴를 Week 2 프로그램에서 일부 드실 수 있습니다. 단 디저트는 너트류 함량이 많은 만큼 손바닥 반 크기의 양 정도만 드시기를 권합니다. 우리는 지금 '다이어트' 중이라는 것을 잊지 마세요!

14일의 기간이 부담스럽다면?

14일이라는 기간이 부담스러우신 분이라면 7일짜리 Week 1 프로그램만 하셔도 좋고, Week 1 프로그램 중 3일, 5일까지만 하셔도 좋습니다.

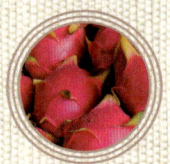

14일 로푸드 다이어트 프로그램

■ Week 1

	기상	아침식사	점심식사	간식	저녁식사
DAY 1	레몬수 200~500ml	리얼 그린 주스 500ml	달콤 쌉쌀 그린 스무디 500~700ml	캐롯 진저 주스 200~500ml	스키니 허브 샐러드 / 그린 베지 수프
DAY 2	레몬수 200~500ml	뽀빠이 그린 주스 500ml	수박 민트 스무디 700ml	비트 메리 주스 200~500ml	자몽 샐러드 / 호박맛 당근 수프
DAY 3	레몬수 200~500ml	그린 블러썸 주스 500ml	진저 애플 스무디 700ml	자몽 클린 주스 200~500ml	심플 샐러드 / 그린 베지 수프
DAY 4	레몬수 200~500ml	애플 샐러리 주스 500ml	오렌지 파프리카 스무디 700ml	백일홍 퍼플 주스 200~500ml	스키니 허브 샐러드 / 토마토 스파게티 (미트볼 제외)
DAY 5	레몬수 200~500ml	리얼 그린 주스 500ml	석류 스무디 700ml	캐롯 진저 주스 200~500ml	자몽 샐러드 / 핑거 콜라드랩
DAY 6	레몬수 200~500ml	뽀빠이 그린 주스 500ml	블루베리 스무디 700ml	비트 메리 주스 200~500ml	심플 샐러드 / 천사의 맛, 엔젤누들
DAY 7	레몬수 200~500ml	그린 블러썸 주스 500ml	토마토 바질 스무디 700ml	석류 핑크 주스 200~500ml	오렌지 샐러드 / 심플 고추장 김밥

■ Week 2

	기상	아침식사	점심식사 30분 전	점심식사	간식	저녁식사 30분 전	저녁식사
DAY 8	레몬수 200~500ml	리얼 그린 주스 500ml 이상	수박 또는 멜론	오렌지 파프리카 스무디 700ml	초콜릿 바나나 셰이크	캐롯 진저 주스 200ml	타히니 브로콜리 샐러드 / 치킨맛 파테 김밥
DAY 9	레몬수 200~500ml	뽀빠이 그린 주스 500ml 이상	수박 또는 멜론	키위 키위 스무디 700ml	말캉말캉 카카오 치아씨 푸딩	자몽 클린 주스 200ml	당근 누들 건포도 샐러드 / 베이글 샌드위치
DAY 10	레몬수 200~500ml	리얼 그린 주스 500ml 이상	수박 또는 멜론	망고 스무디 700ml	퀸 아사이베리 파르페	비트 메리 주스 200ml	스키니 허브 샐러드 / 스파이시 토마토 미트볼 스파게티
DAY 11	비트 레몬수 200~500ml	애플 샐러리주스 500ml 이상	수박 또는 멜론	토마토 바질 스무디 700ml	코코넛 파인애플 케일칩, 허브차	백일홍 퍼플 주스 200ml	심플 샐러드 / 채소꽃 피자
DAY 12	레몬수 200~500ml	리얼 그린 주스 500ml 이상	수박 또는 멜론	하와이안 스무디 700ml	크렌베리 그래놀라, 아몬드 밀크 200ml	캐롯 진저 주스 200ml	자몽 샐러드 / 새싹 옥수수 토틸라
DAY 13	비트 레몬수 200~500ml	뽀빠이 그린 주스 500ml 이상	수박 또는 멜론	블루베리 스무디 700ml	링링 도넛, 카카오 밀크 200ml	비트 메리 주스 200ml	스키니 허브 샐러드 / 불고기맛 버섯 피자
DAY 14	레몬수 200~500ml	그린 블러썸 주스 500ml 이상	수박 또는 멜론	진저 애플 스무디 700ml	생크림맛 크레페, 허브차	석류 핑크 주스 200ml	심플 샐러드 / 두툼 스테이크 버거

Smoothie

Nut-mylk Shake

Soup

Brunch

Salad

Snack

Main Dish

Dessert

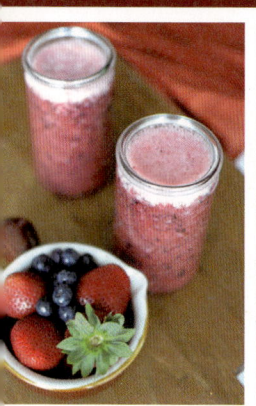
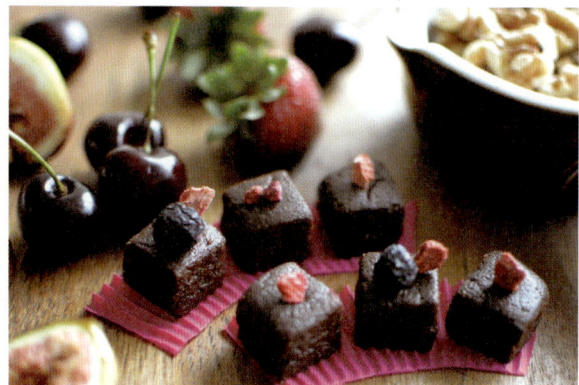
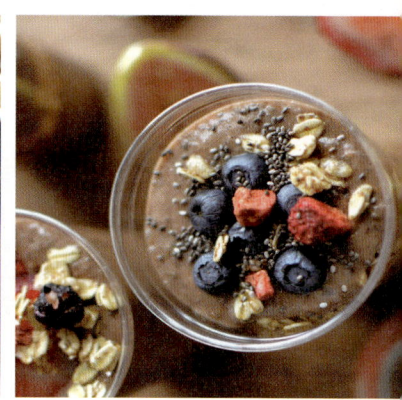

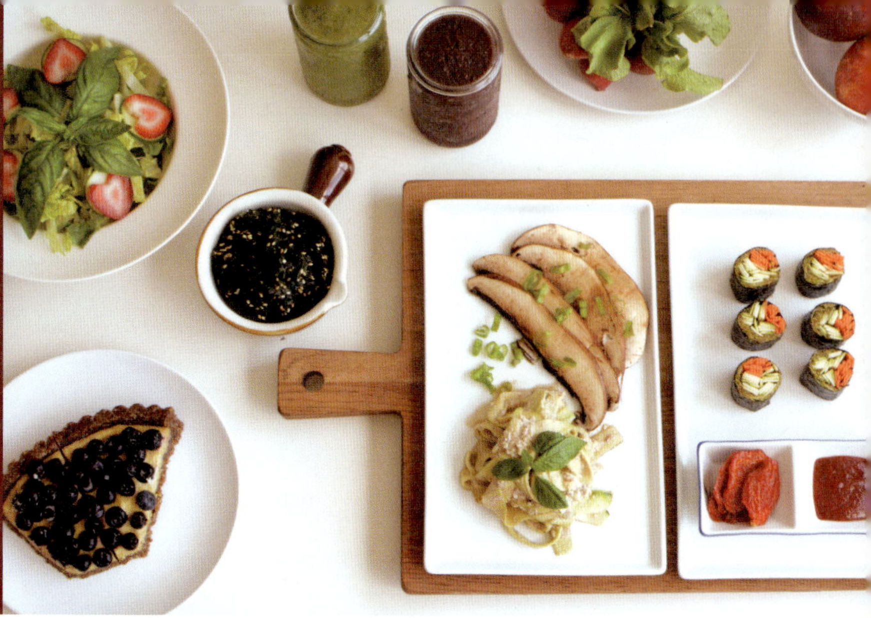

로푸드
다이어트
레시피

[요리 전 알아두어야 할 점!]
* 계량컵, 계량스푼 기준량은 다음과 같습니다.
 - 1컵 : 200ml (계량컵이 없다면 종이컵 1컵, 우유팩 200ml)
 - 1테이블스푼(1T): 20ml (일반 숟가락 한 스푼 분량)
 - 1티스푼(1t): 15ml (커피 탈 때 쓰는 티스푼 한 스푼 분량)
* 레몬 1개에서 나오는 레몬즙은 약 1.5테이블스푼입니다.
* 레시피에 쓰는 너트류는 별도의 언급이 없더라도 8시간 정도 물에 미리 불린 것을 사용합니다.
* 달콤한 맛을 내기 위해 쓰는 아가베 시럽 대신 메이플 시럽, 스테비아, 꿀 등으로 자유롭게 대체하세요.
* 새콤한 맛을 낼 때 가장 좋은 재료는 신선한 생레몬 혹은 생라임이지만 애플사이다 식초 혹은 식초로 대체할 수 있습니다.
* 건조기를 사용할 때는 효소 파괴를 막기 위해 섭씨 40~43도 정도로 건조시키는 것을 추천합니다.
* 곶감은 서양 대추 혹은 건포도로 대체하실 수 있습니다.
* 허브의 양은 생허브 잎을 기준으로 합니다. 건조 파우더 허브를 쓰는 경우에는 양을 조절하세요.
* 뉴트리셔널 이스트, 코코넛 오일은 아이허브를 통해 구입이 가능합니다.

Smoothie
스무디

보통 스무디라고 하면 바나나와 딸기 같은 과일에 우유를 넣어 만든 레시피가 익숙하실 듯합니다. 하지만 소개해드릴 스무디는 과일과 함께 녹색 잎을 넣어 만드는 그린 스무디입니다. 그린 스무디는 섬유질이 풍부합니다. 섬유질 자체에 영양소는 없지만 체내의 불순물을 흡수하고 장을 청소하는 스펀지 역할을 하기 때문에 다이어트는 물론 건강을 위해서도 섭취하는 것이 좋습니다.

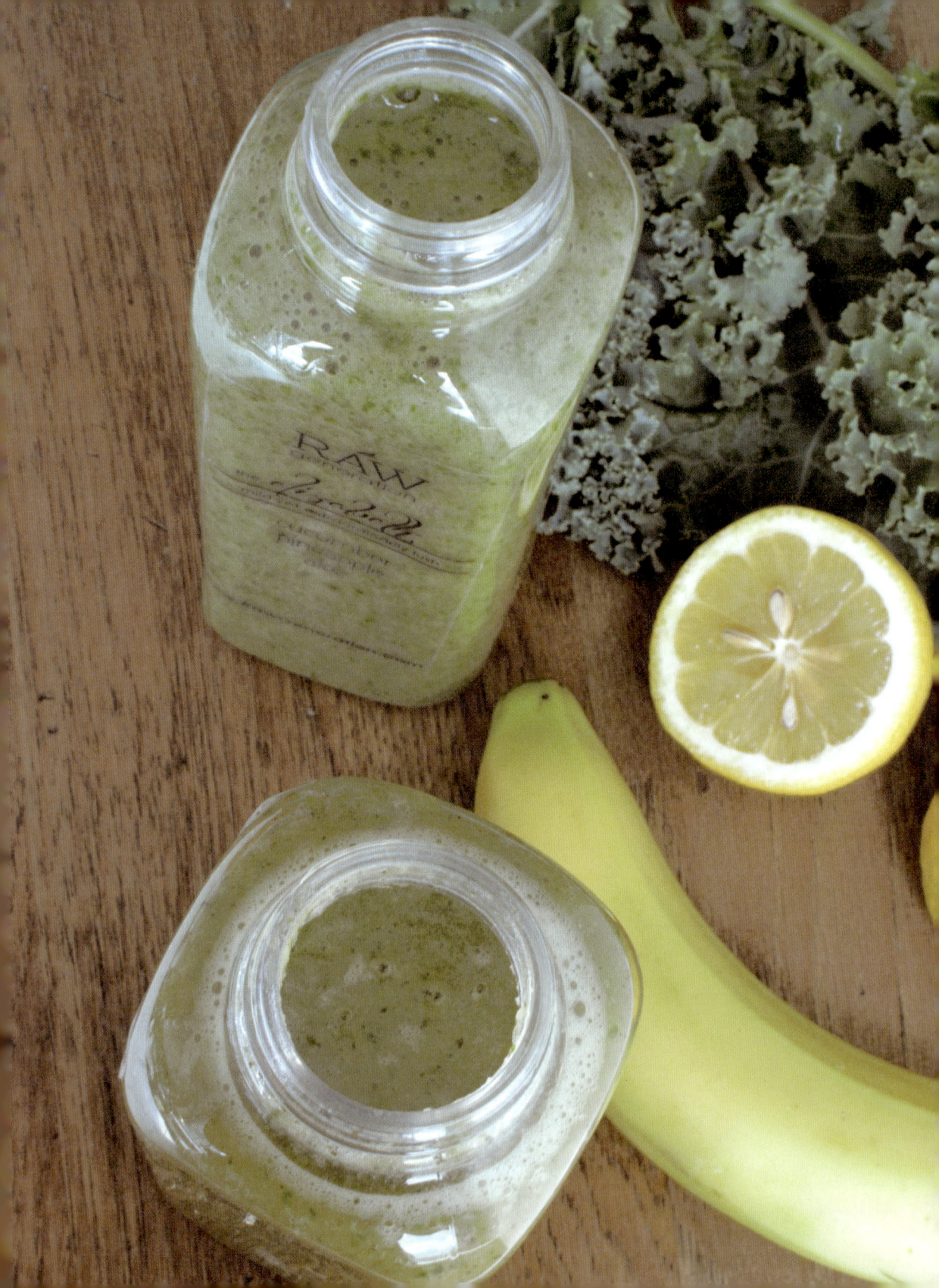

달콤쌉쌀 그린 스무디

요리 재료
케일 또는 시금치 1컵, 새싹 1컵, 바나나 2개, 레몬 1개, 물 2컵

만드는 법
1. 바나나는 갈기 좋게 4등분하거나 한입 크기로 썰어줍니다.
2. 케일은 줄기에서 잎 부분만 떼어냅니다.
3. 레몬은 껍질을 제거하고 4등분합니다.
4. 손질한 재료를 한꺼번에 믹서기에 넣고 물을 넣어 알맞게 갈아줍니다.

 Tip
- 스무디 농도는 물의 양으로 조절하면 됩니다. 걸쭉한 느낌을 좋아하신다면 물을 1컵만 넣으세요.
- 스테비아로 스무디에 단맛을 더할 수 있습니다. 레몬의 상큼한 맛과 향은 껍질에 많으니 유기농 레몬을 준비하셨다면 껍질째 넣어주세요.
- 케일과 시금치 대신 다른 녹색 잎을 넣으셔도 좋고, 토마토를 넣으셔도 좋습니다.
- 아보카도를 넣으면 부드러움이 더해집니다.

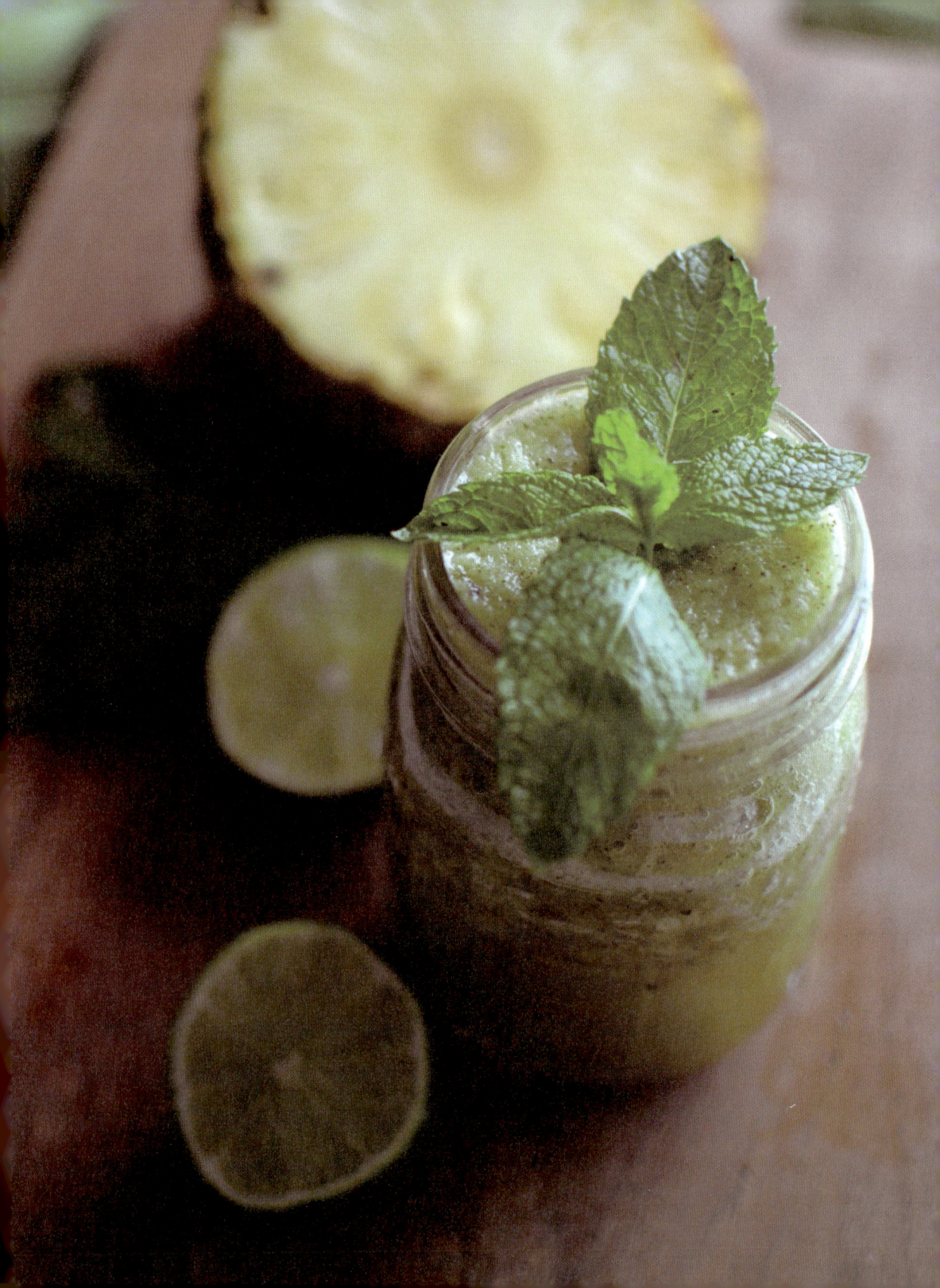

하와이안 스무디

요리 재료
파인애플 3컵, 라임 1개, 민트 1컵, 물 2컵

만드는 법
1. 파인애플은 껍질은 제거하고 과육만 한입 크기로 썰어줍니다.
2. 라임은 껍질을 제거하고 4등분합니다.
3. 손질한 재료를 한꺼번에 믹서기에 넣고 물을 넣어 알맞게 갈아줍니다.

- 라임 대신 레몬을 쓰셔도 괜찮습니다.
- 슈퍼에 파는 파인애플 통조림 제품은 당분이 많은 가공식품이므로 신선한 파인애플로 만들어 드세요.

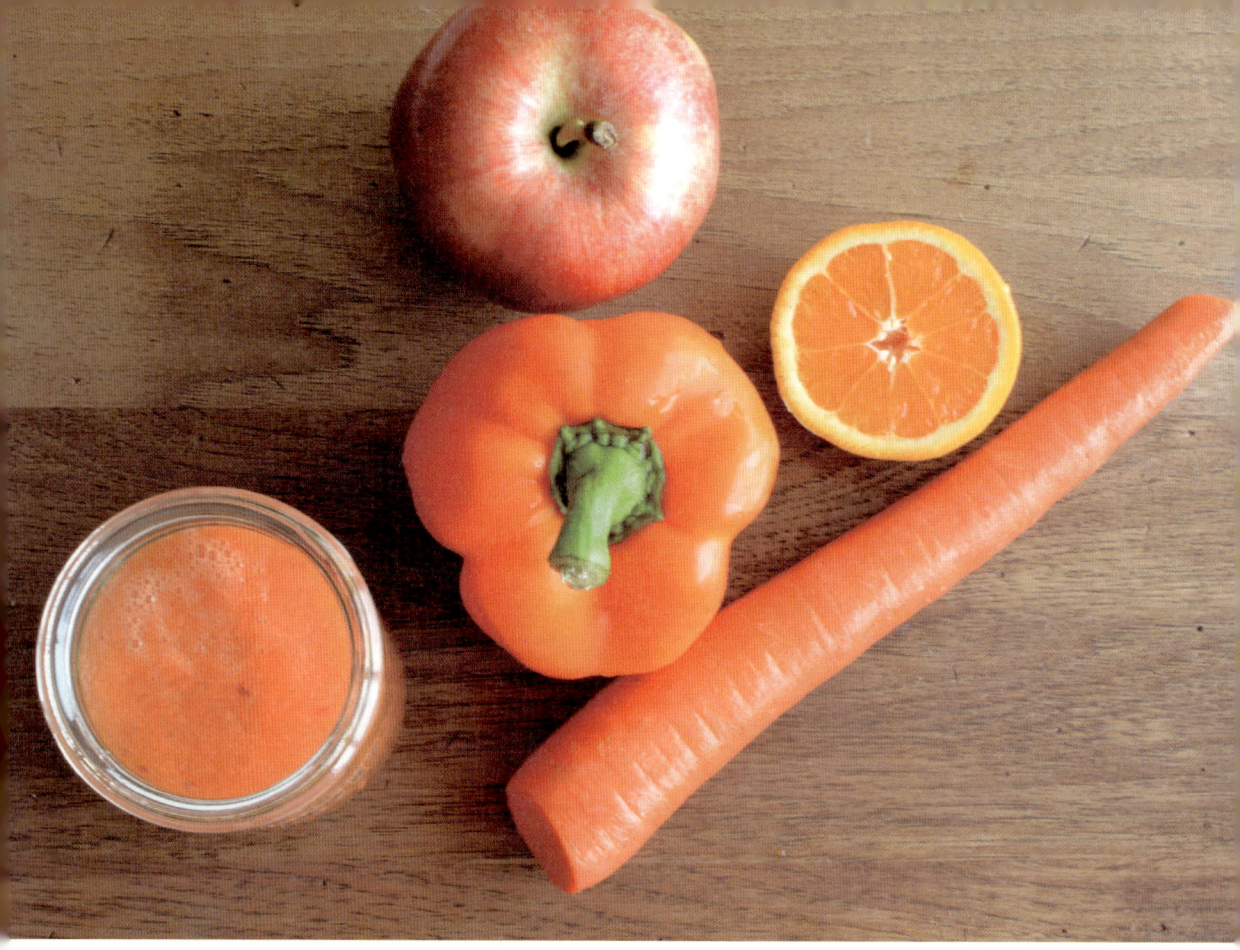

오렌지 파프리카 스무디

요리 재료
오렌지색 파프리카 2개, 당근 1컵, 사과 1컵, 오렌지 3개, 물 1컵

만드는 법
1. 오렌지색 파프리카를 반으로 썰어 씨와 꼭지를 제거하고 4등분합니다.
2. 오렌지는 껍질을 제거하고 4등분해줍니다.
3. 손질한 재료를 한꺼번에 믹서기에 넣고 물을 넣어 알맞게 갈아줍니다.

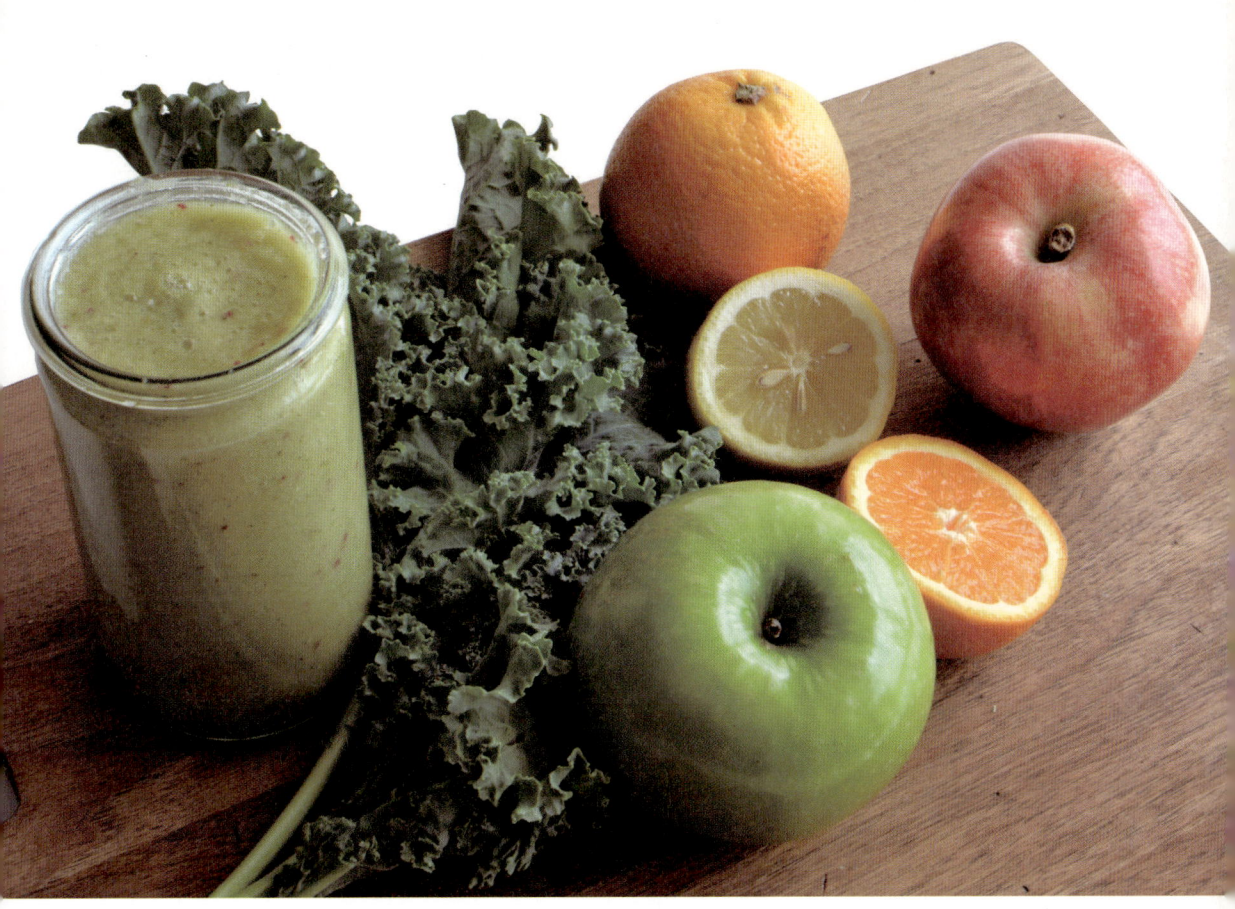

진저 애플 스무디

요리 재료
케일 2컵, 사과 1개, 오렌지 2개, 생강 조금(선택사항), 레몬 1개, 물 2컵

만드는 법
1. 사과는 갈기 좋게 한입 크기로 썰어줍니다.
2. 케일은 줄기에서 잎 부분만 떼어냅니다.
3. 오렌지, 레몬, 생강은 껍질을 제거하고 4등분합니다.
4. 손질한 재료를 한꺼번에 믹서기에 넣고 물을 넣어 알맞게 갈아줍니다.

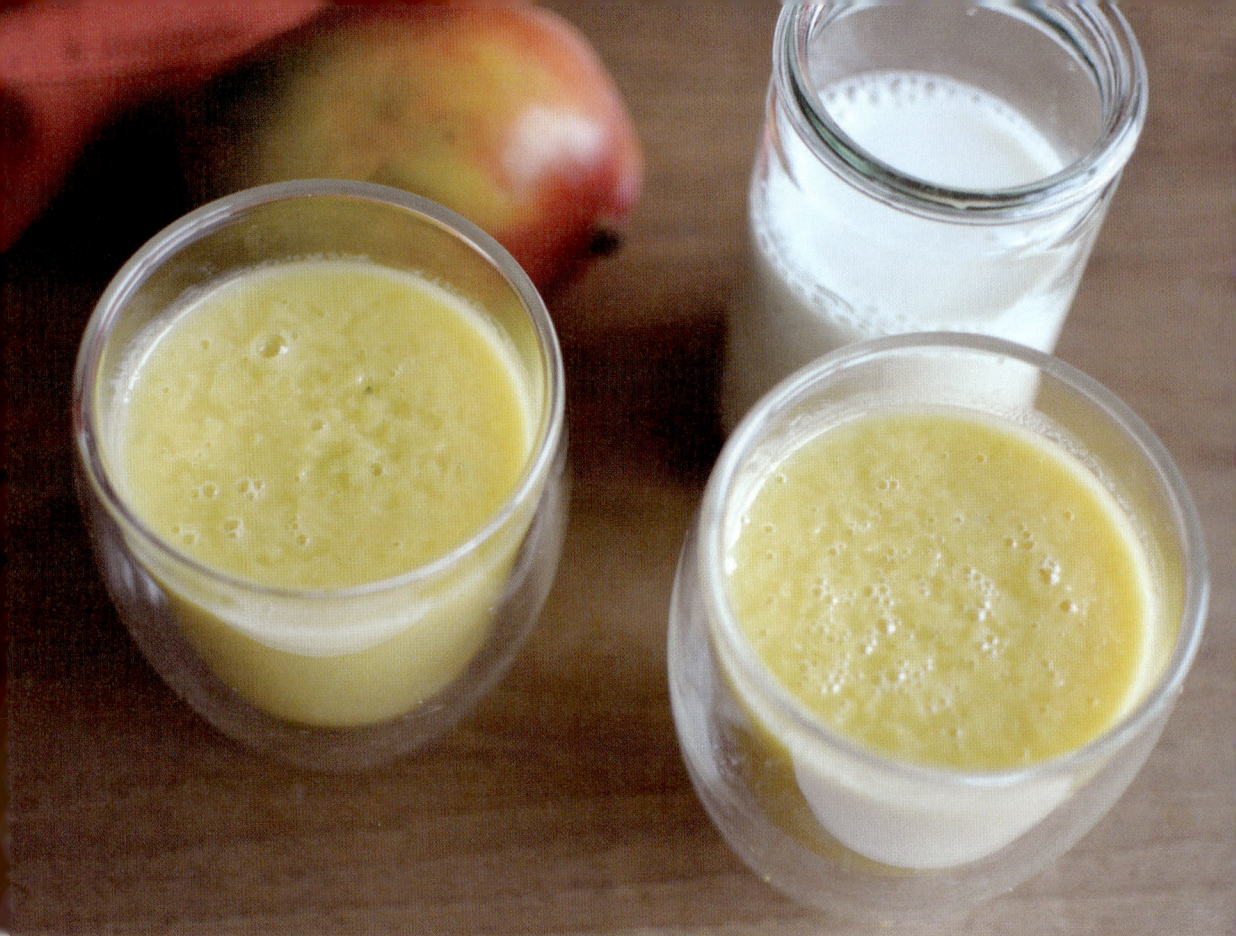

망고 스무디

요리 재료
잘 익은 망고 2개, 아몬드 밀크(205쪽) 1컵

만드는 법
1. 망고는 껍질과 씨를 제거하고 과육만 한입 크기로 썰어줍니다.
2. 아몬드 밀크를 만들어주세요.
3. 손질한 재료를 한꺼번에 믹서기에 넣고 알맞게 갈아줍니다.

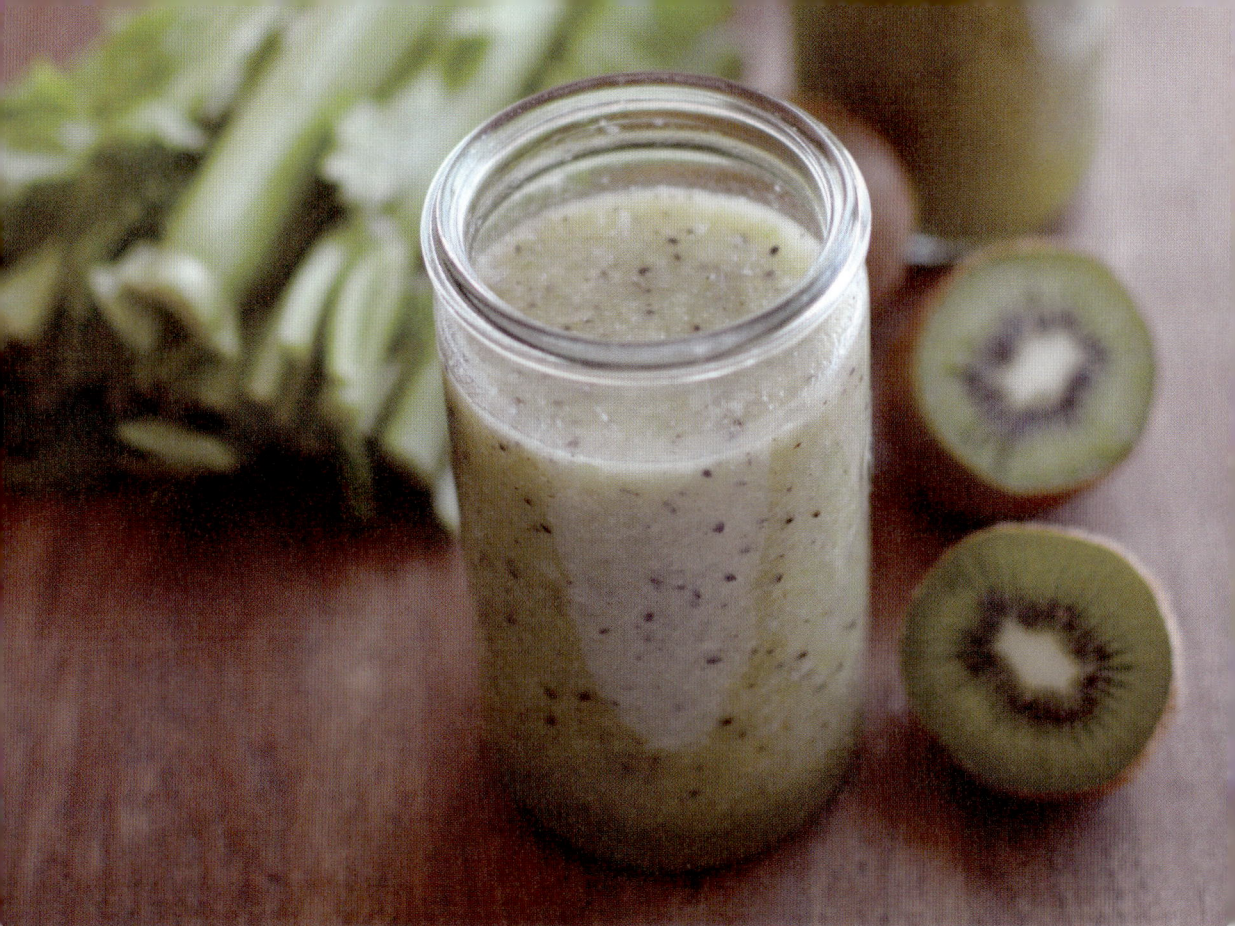

키위 키위 스무디

요리 재료
샐러리 2줄기, 키위 4개, 바나나 1개, 물 2컵

만드는 법
1. 샐러리 줄기와 잎은 한입 크기로 썰어줍니다.
2. 키위는 껍질을 제거하고 4등분합니다.
3. 바나나는 갈기 좋게 4등분하거나 한입 크기로 썰어줍니다.
4. 손질한 재료를 한꺼번에 믹서기에 넣고 물을 넣어 알맞게 갈아줍니다.

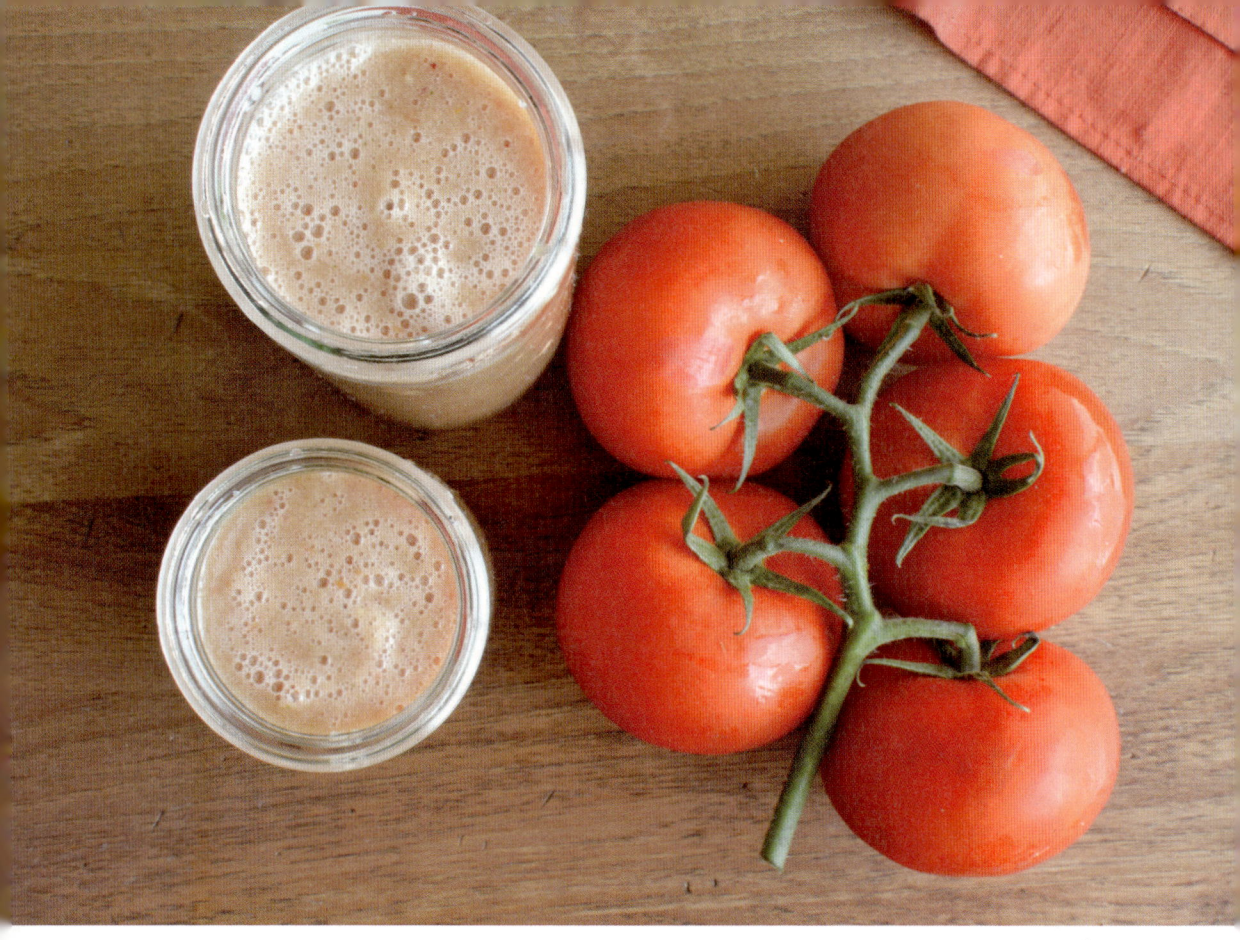

토마토 바질 스무디

요리 재료
시금치 1컵, 생바질 잎 1컵, 토마토 2개, 물 2컵

만드는 법
1. 토마토는 갈기 좋게 4등분하거나 한입 크기로 썰어줍니다.
2. 시금치와 바질은 뿌리 부분을 제거하고 한입 크기로 썰어줍니다.
3. 손질한 재료를 한꺼번에 믹서기에 넣고 물을 넣어 알맞게 갈아줍니다.

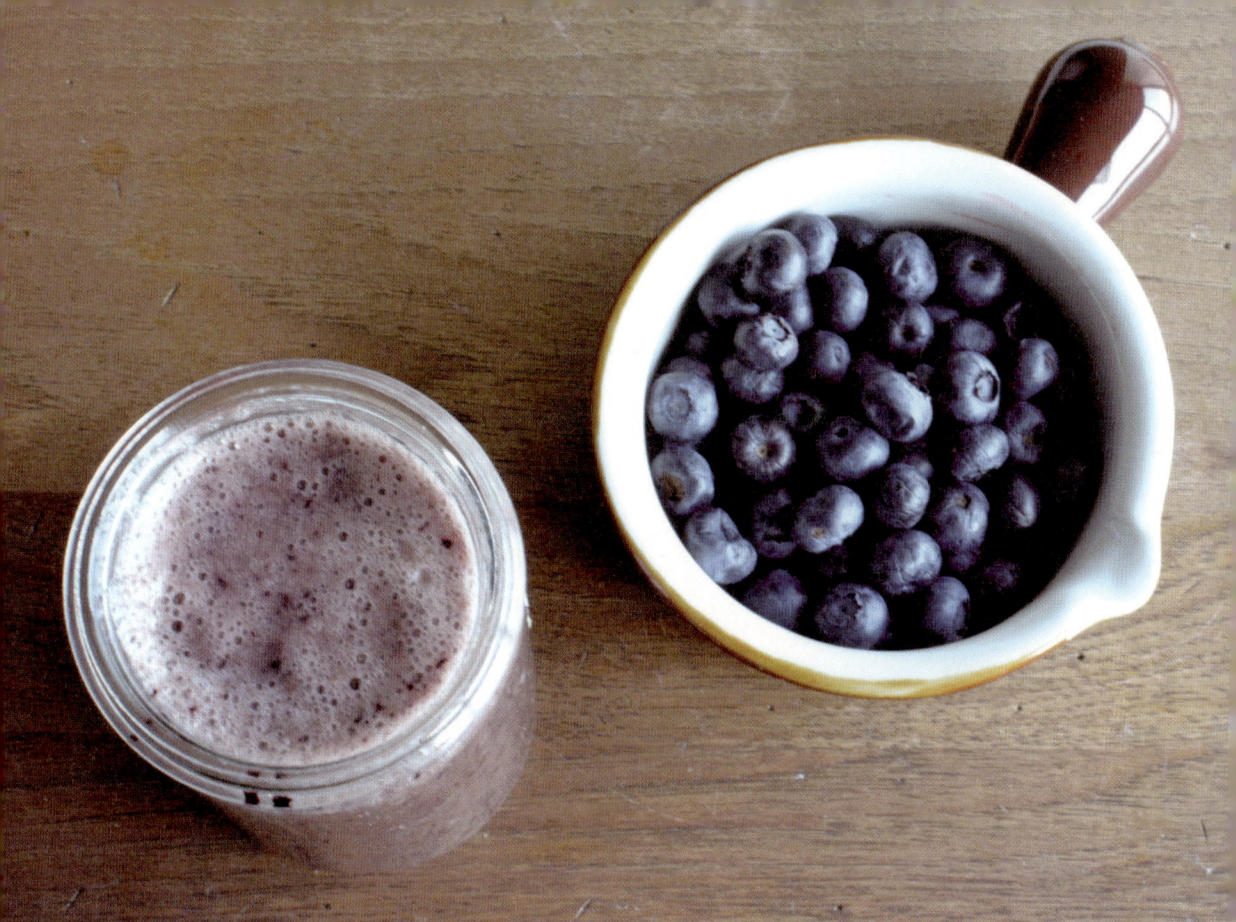

블루베리 스무디

요리 재료
물냉이 2컵, 블루베리 2컵, 바나나 2개, 물 2컵

만드는 법

1. 바나나는 갈기 좋게 4등분하거나 한입 크기로 썰어줍니다.
2. 물냉이는 뿌리 부분을 제거하고 한입 크기로 썰어줍니다.
3. 블루베리는 흐르는 물에 깨끗이 씻어줍니다.
4. 손질한 재료를 한꺼번에 믹서기에 넣고 물을 넣어 알맞게 갈아줍니다.

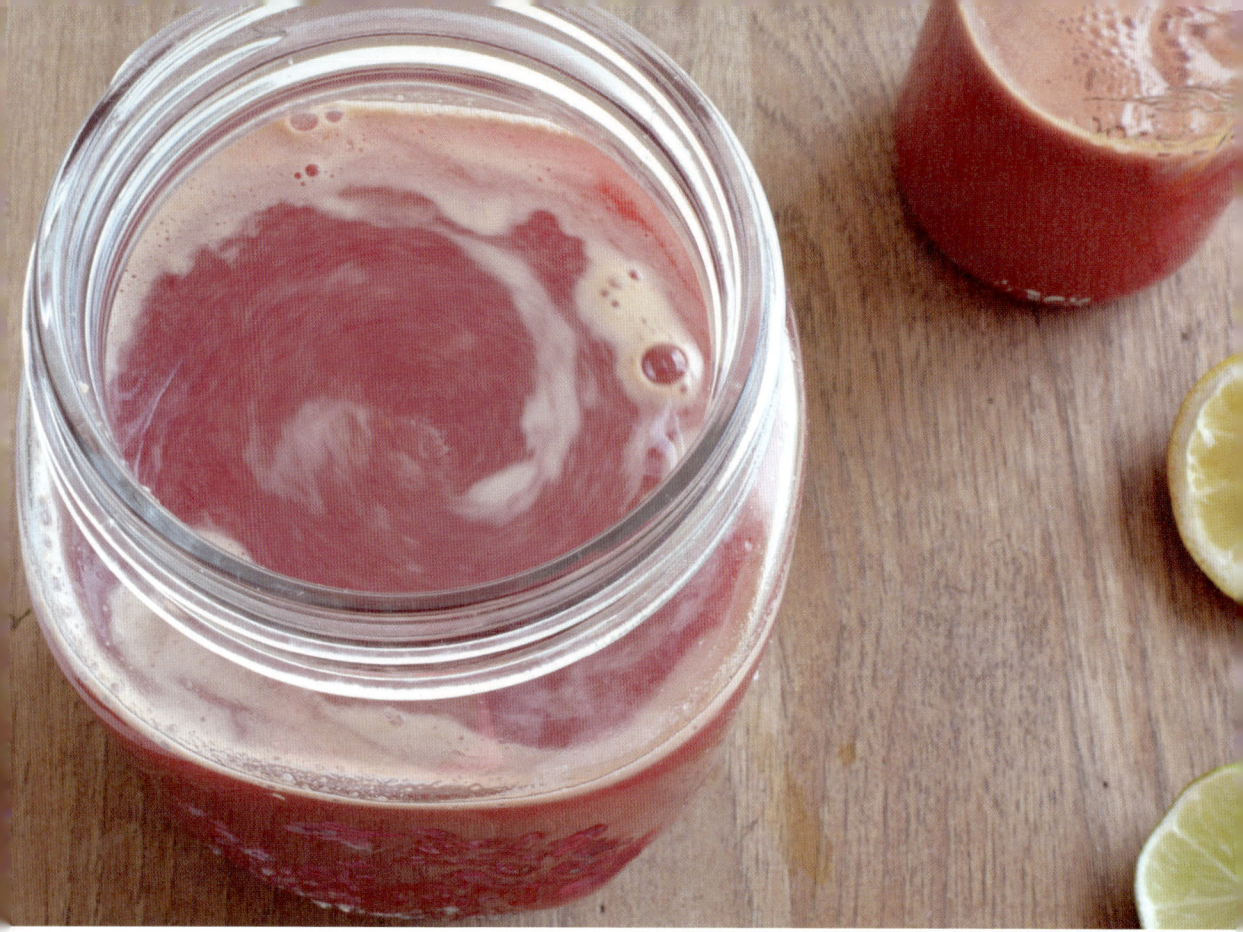

석류 스무디

요리 재료
새싹 1컵, 민트 1컵, 석류씨 1/2컵, 자몽 2개, 물 1컵

만드는 법
1. 석류를 반으로 쪼갠 후 껍질을 제거하고 씨 부분만 도려냅니다.
2. 자몽은 껍질을 제거하고 4등분합니다.
3. 새싹은 별도의 손질 없이 사용합니다.
4. 손질한 재료를 한꺼번에 믹서기에 넣고 물을 넣어 알맞게 갈아줍니다.

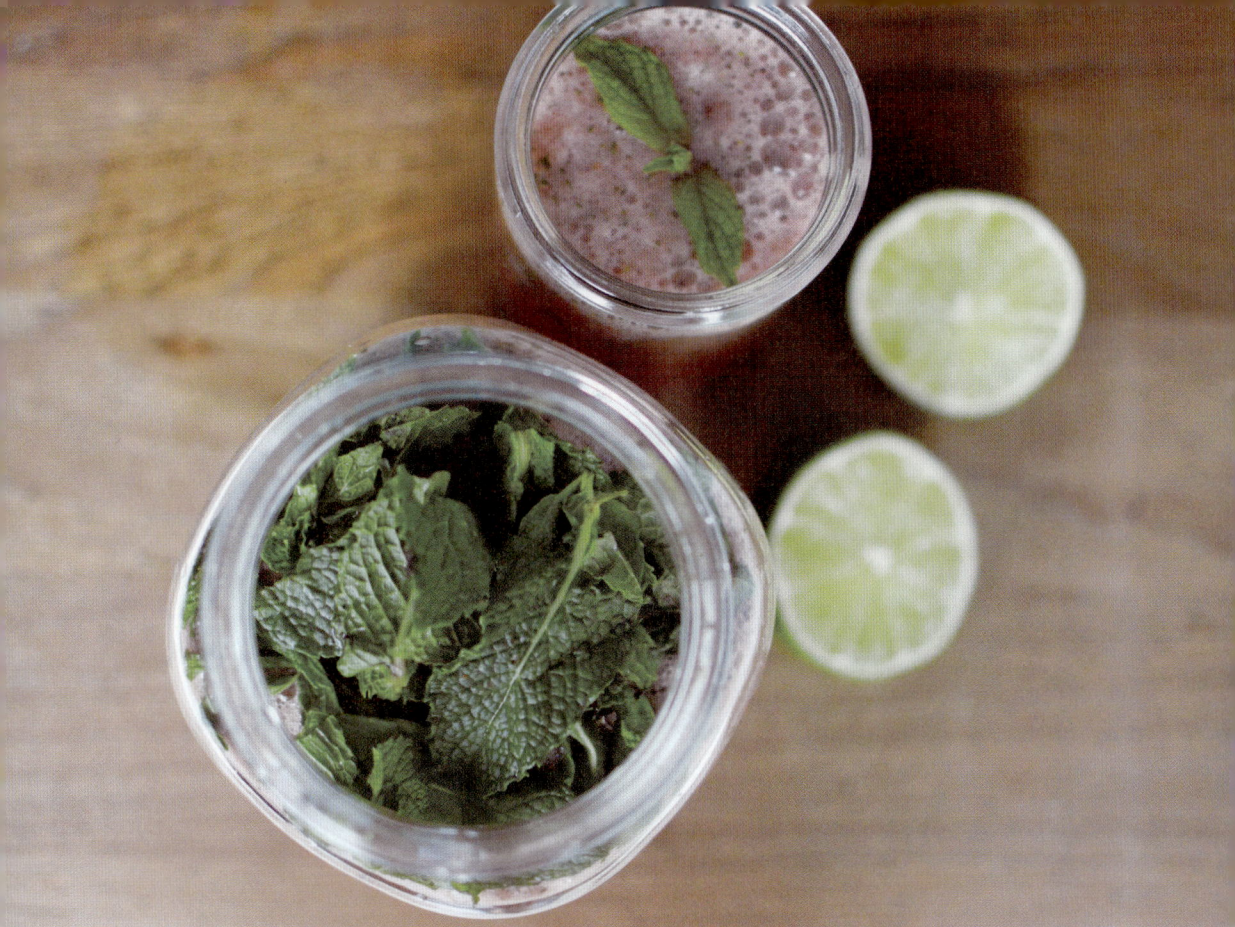

수박 민트 스무디

요리 재료
수박 5컵, 민트 1컵

만드는 법
1. 수박은 갈기 좋은 크기로 썰어줍니다.
2. 수박과 민트잎을 믹서기로 알맞게 갈아줍니다.

Nut-mylk Shake

너트밀크 셰이크

로푸드 다이어트에서는 유제품을 비롯한 동물성 지방식을 제한하기 때문에 우유를 너트밀크로 대체합니다. 특히나 우유 특유의 부드럽고 고소한 맛을 좋아하시는 분들의 경우 갑자기 우유를 끊는다는 것 자체가 부담스러우실 수 있습니다. 너트밀크는 그린 스무디 만큼이나 쉽고 편하게 로푸드 다이어트를 실천할 수 있는 방법 중 하나입니다.

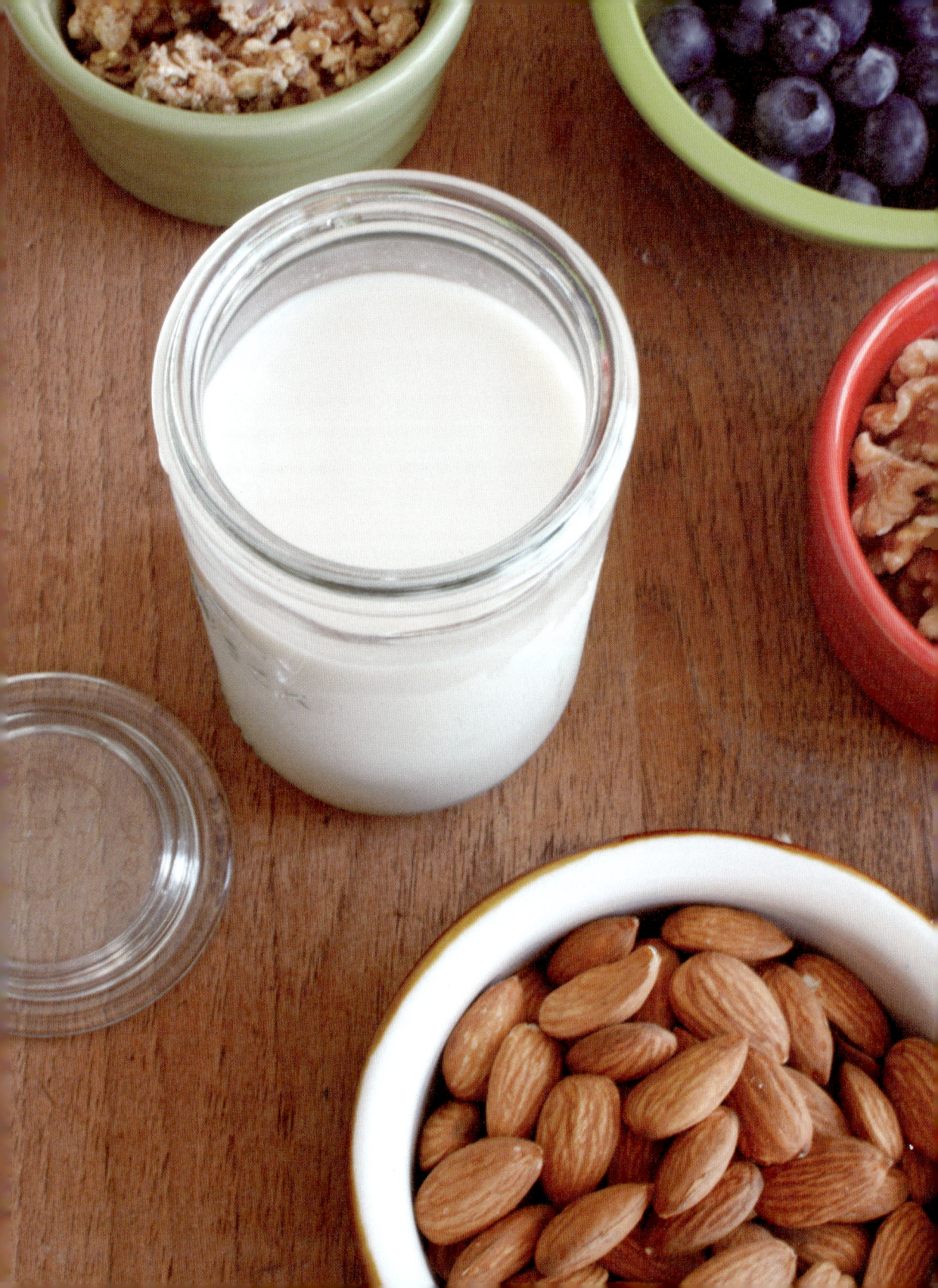

아몬드 밀크 & 카카오 밀크

요리 재료 (800ml)
8시간 불린 아몬드 1컵, 생수 4컵, 생꿀 또는 메이플시럽 1/4컵, 바닐라 농축액 1티스푼, 시나몬 파우더 조금, 소금 조금

만드는 법
1. 물에 불린 아몬드는 껍질째 그대로 씁니다.
2. 모든 재료를 믹서기로 잘 갈아줍니다.
3. 아몬드가 갈리면서 물이 뽀얗게 변하면, 너트밀크 백(거름망) 또는 체로 아몬드 펄프를 분리하고 우유만 걸러냅니다.
4. 완성된 아몬드 밀크에 카카오 파우더 1테이블스푼을 넣으면 초콜릿 맛이 나는 카카오 밀크가 됩니다.

Tip
- 고속 블렌더는 일반 믹서기에 비해 아몬드가 곱게 갈리기 때문에 걸러낼 펄프가 거의 없고, 아주 고운 망(너트밀크 백 또는 체 등)으로 걸러내지 않는 이상은 아몬드 밀크와 섞여 미숫가루 같은 느낌이 납니다.
- 기호에 따라 펄프를 걸러내지 않고 드시기도 합니다.
- 브라질너트, 피칸, 호두 등으로도 너트밀크를 만드실 수 있습니다.
- 뽀얀 우유를 만들기 위해서는 불린 아몬드의 껍질을 제거하거나 갈색이 나는 시럽보다는 스테비아를 넣어보세요.
- 더운 여름에는 얼음을 넣어 시원하게 드세요.

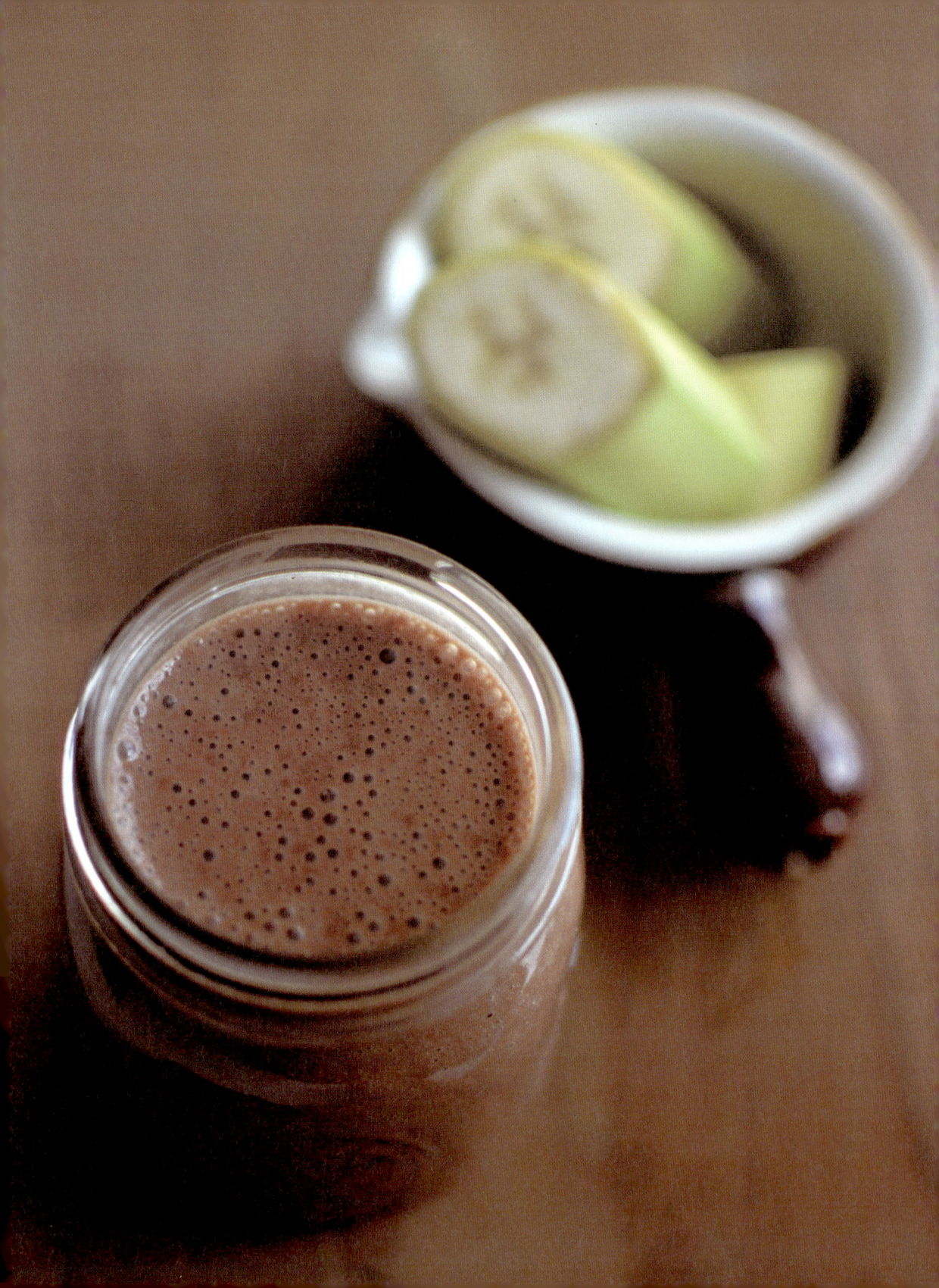

초콜릿 바나나 셰이크

요리 재료 (600ml)
아몬드 밀크(205쪽) 2컵, 얼린 바나나 2개, 카카오 파우더 2테이블스푼, 아가베 시럽 1테이블스푼

만드는 법
1. 바나나는 껍질을 벗기고 한입 크기로 썰어준 후 냉동실에 넣어 얼려 주세요.
2. 아몬드 밀크를 만들어주세요.
3. 얼린 바나나와 나머지 재료를 믹서기를 넣고 크리미한 식감이 날 때까지 갈아주세요.

- 바나나는 미리 넉넉히 얼려두시면 바로 만들어 먹을 수 있어 편합니다.
- 기호에 따라 단맛을 내는 아가베 시럽이나 시나몬 파우더, 바닐라 농축액을 첨가해주세요.
- 아몬드 밀크 200ml 한 잔을 만들려면 아몬드 15~20개 정도에 생수 200ml의 비율을 맞추는 것을 추천합니다.

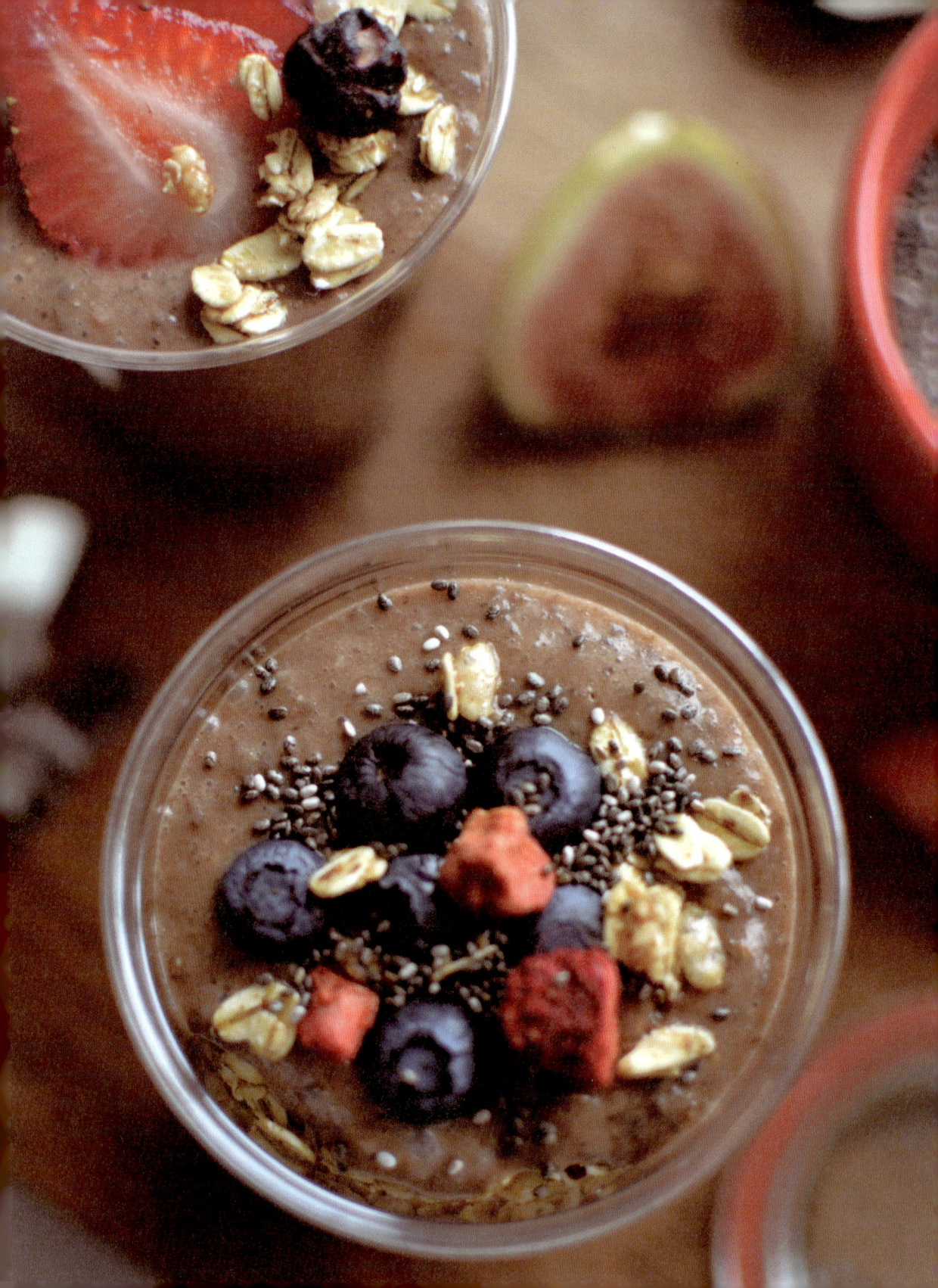

말캉말캉 카카오 치아씨 푸딩

요리 재료 (300ml)
아몬드 밀크(205쪽) 1컵, 치아씨 1/3컵, 생카카오 파우더 1테이블스푼, 바닐라 농축액 조금, 생꿀 또는 아가베 시럽 1~2테이블스푼, 시나몬 파우더 조금

만드는 법
1. 아몬드 밀크를 만들어주세요.
2. 아몬드 밀크에 준비한 재료를 모두 믹서기에 넣고 갈아주세요.
3. 만들어진 치아씨 푸딩을 4시간 정도 냉장고에 넣어두면 치아씨가 부풀면서 쫀득한 푸딩의 식감이 살아납니다.

- 100% 로푸드 식단 고집하는 게 아니라면 레시피에 바나나와 뜨거운 물에 녹인 한천을 첨가해 냉장고에 넣어두고 무스를 만들 수도 있습니다.

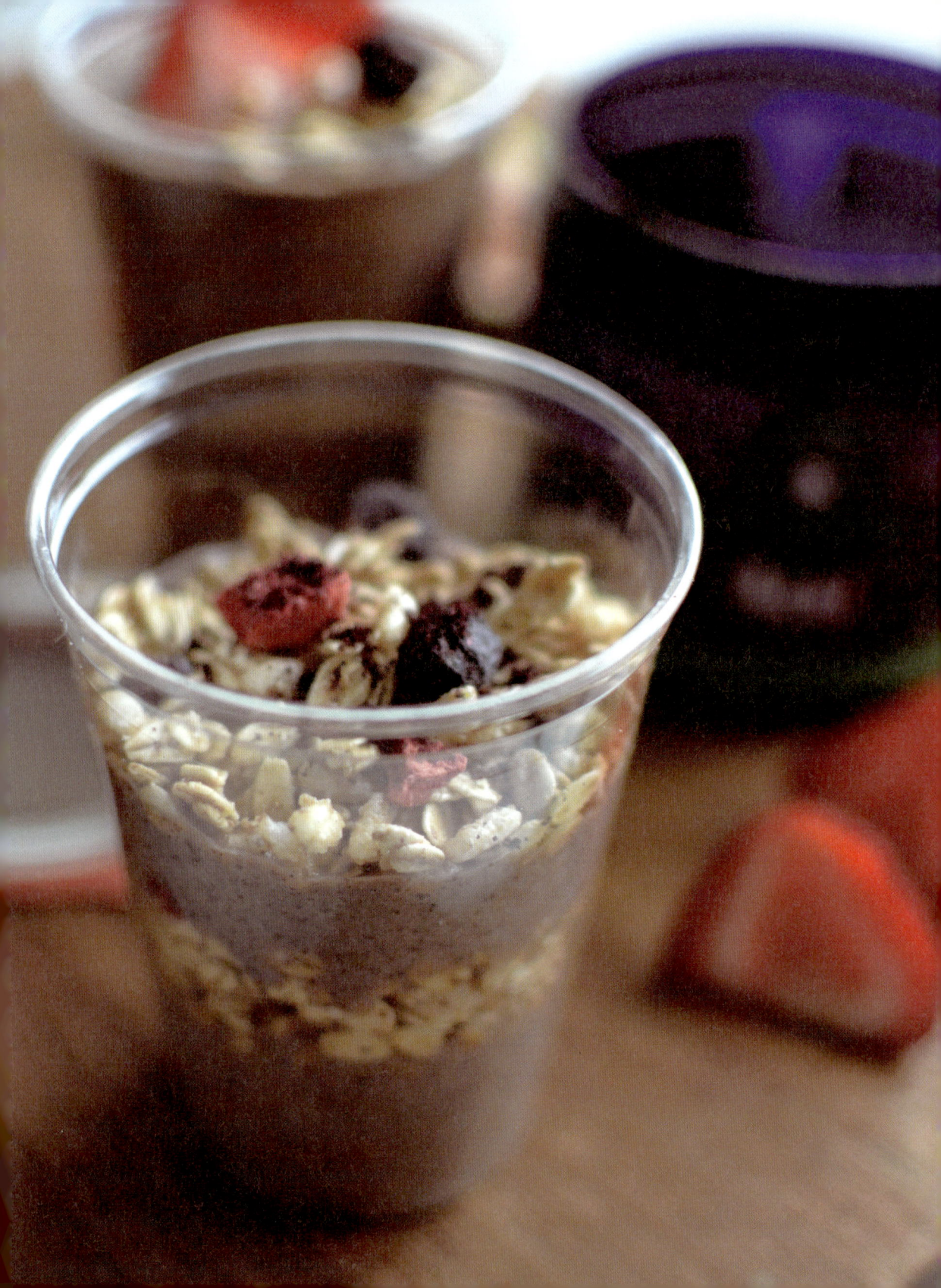

퀸 아사이베리 파르페

요리 재료 (400ml)
아몬드 밀크(205쪽) 1컵, 얼린 바나나 1개, 생바나나 1개, 아사이베리 파우더 2테이블스푼, 생꿀 또는 아가베 시럽 1테이블스푼, 바닐라 농축액 1티스푼

만드는 법
1. 아몬드 밀크를 만들어주세요.
2. 생바나나를 제외한 모든 재료를 믹서기에 넣고 크리미한 느낌이 날 때까지 갈아줍니다.
3. 생바나나는 1cm 정도 두께로 어슷하게 썰어주세요.
4. 완성된 퀸 아사이베리 파르페 위에 슬라이스한 생바나나를 올려줍니다.

- 귀리 혹은 헴프씨 파우더, 크랜베리 그래놀라(223쪽) 레시피로 만든 로푸드 시리얼 혹은 브라우니를 곁들이면 든든한 한 끼 식사가 됩니다.

Soup

수프

체중 감량이 필요하다거나 요리할 시간이 없을 때 수프는 손쉽게 만들 수 있으면서도 한 끼 식사로 손색이 없는 메뉴입니다. 특히나 겨울철에는 완성된 수프를 건조기에 넣어 데우거나 때로는 비록 로푸드는 아니지만, 뜨거운 물을 사용해 수프를 따듯하게 만들어 먹기도 합니다.

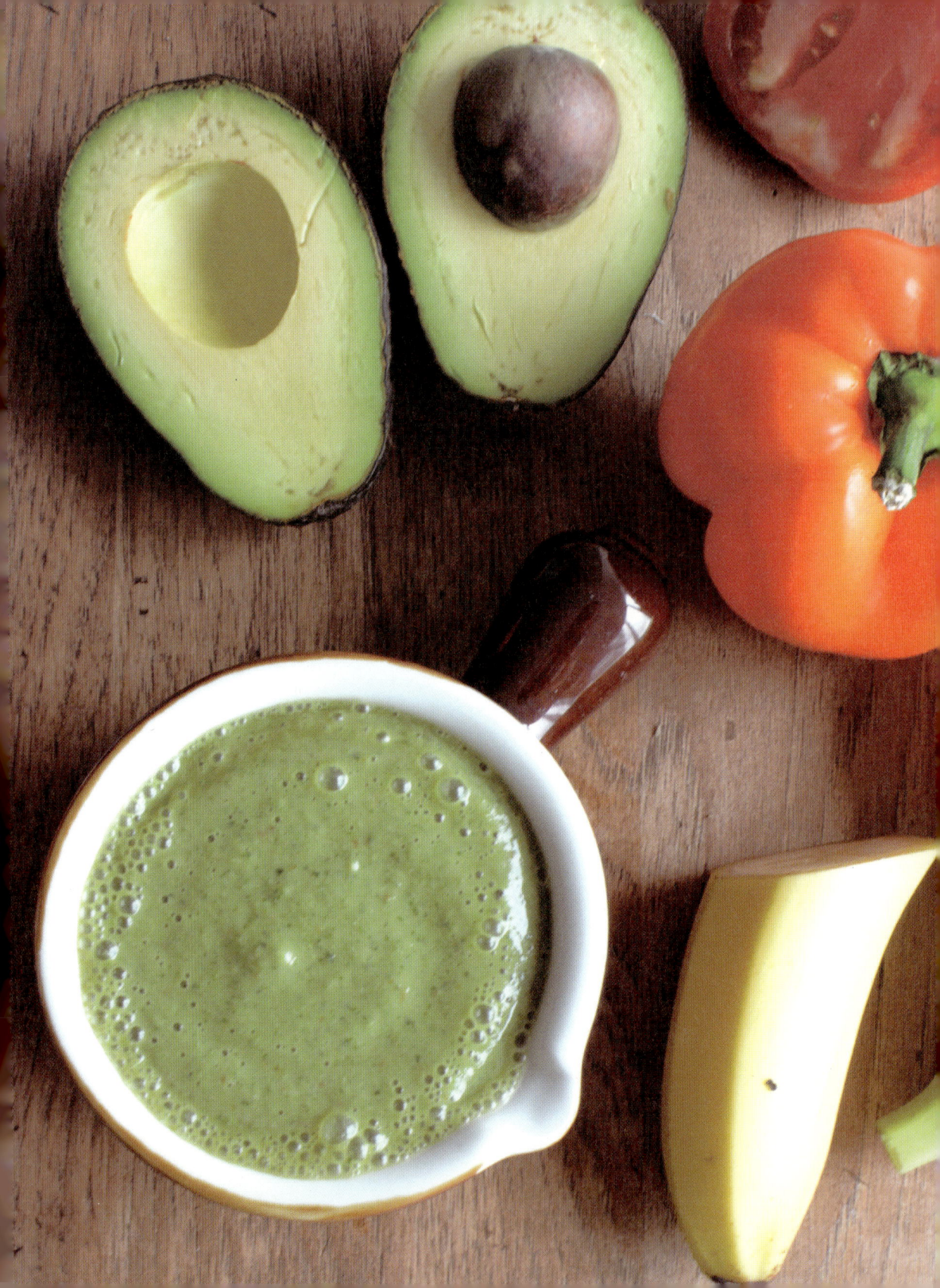

그린 베지 수프

요리 재료 (3~4회 분량)
녹색 잎채소 3컵 이상, 새싹채소 1컵, 토마토 1~2개, 피망 또는 파프리카 색깔별로 3개, 레몬 1개, 미역이나 다시마 등의 해조류 1/2컵, 물 1컵(채소의 수분감에 따라 조절)

만드는 법
1. 녹색 잎채소는 뿌리를 제거한 후 한입 크기로 썰어줍니다.
2. 토마토와 피망은 꼭지 부분을 제거하고 한입 크기로 썰어줍니다.
3. 레몬은 껍질을 벗기고 한입 크기로 썰어줍니다.
4. 미역이나 다시마는 미리 물에 불려도 좋고 고속블렌더를 쓰시는 경우에는 건조된 상태 그대로 쓰셔도 됩니다.
5. 모든 재료를 믹서기에 넣고 갈아줍니다.

- 미역과 다시마는 미역국을 끓이기 위해 준비하는 정도까지 불려줍니다.
- 기호에 따라 실란트로와 마늘을 넣어도 맛있습니다.
- 새싹채소는 여러 종류일수록 좋습니다.
- 주스 클렌즈 후 보식 단계처럼 지방을 제한해야 하는 기간이 아니라면 아보카도를 1개 넣어보세요. 식감이 훨씬 부드럽고 풍부해집니다.
- 아침에 만든 수프를 하루 동안 몇 차례 나누어 먹으면 다이어트에 많은 도움이 됩니다.

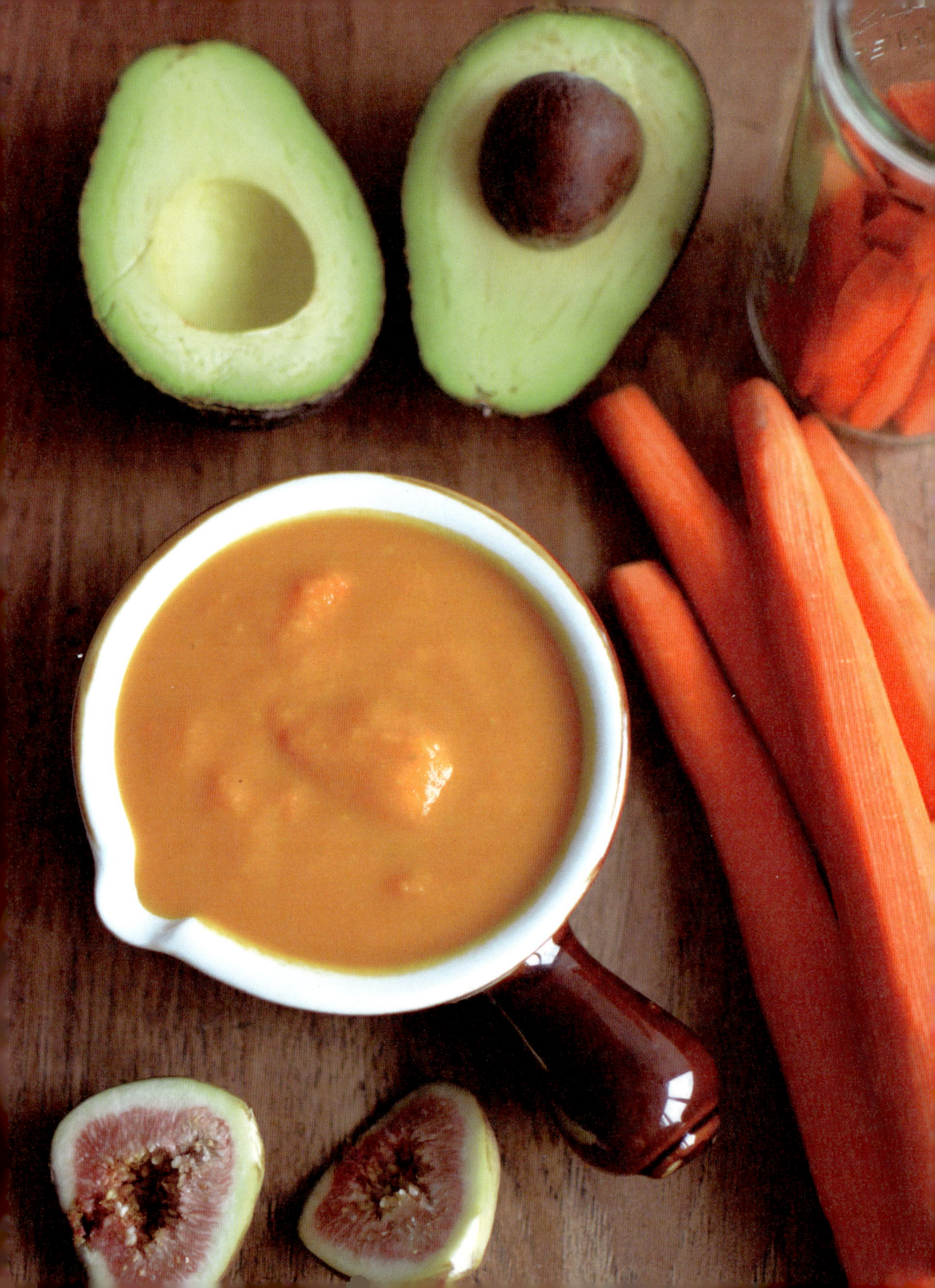

호박맛 당근 수프

요리 재료 (600ml)
당근즙 2컵, 고구마 1/2개, 단호박 1/2개 혹은 단호박 파우더 2테이블스푼, 아보카도 1개, 곶감 2개, 생강 조금, 소금 조금, 시나몬 파우더 조금

만드는 법
1. 당근과 고구마, 단호박은 껍질을 벗긴 후 양 끝을 잘라내고 한입 크기로 썰어줍니다.
2. 아보카도는 반을 쪼갠 후 씨앗을 제거하고 수저를 이용해 과육 부분만 분리합니다.
3. 곶감은 꼭지 부분과 씨앗을 제거한 후 4등분합니다.
4. 손질한 당근을 주서기를 이용해 당근즙을 냅니다. 주서기가 없다면 믹서기로 당근을 갈아준 후 거름망으로 즙만 걸러냅니다.
5. 당근즙과 준비한 나머지 재료를 한꺼번에 넣고 고속 블랜더를 이용해 곱게 갈아줍니다.

 Tip
- 일반 믹서기를 사용할 경우 고구마와 단호박은 푸드프로세서로 먼저 갈아준 후 다른 재료 함께 믹서기에 넣고 갈아주면 식감이 훨씬 부드러워집니다.
- 완성된 수프 위에 코코넛 플레이크를 뿌려도 맛있습니다.
- 카레 가루를 넣어서 새로운 맛을 즐겨보세요.

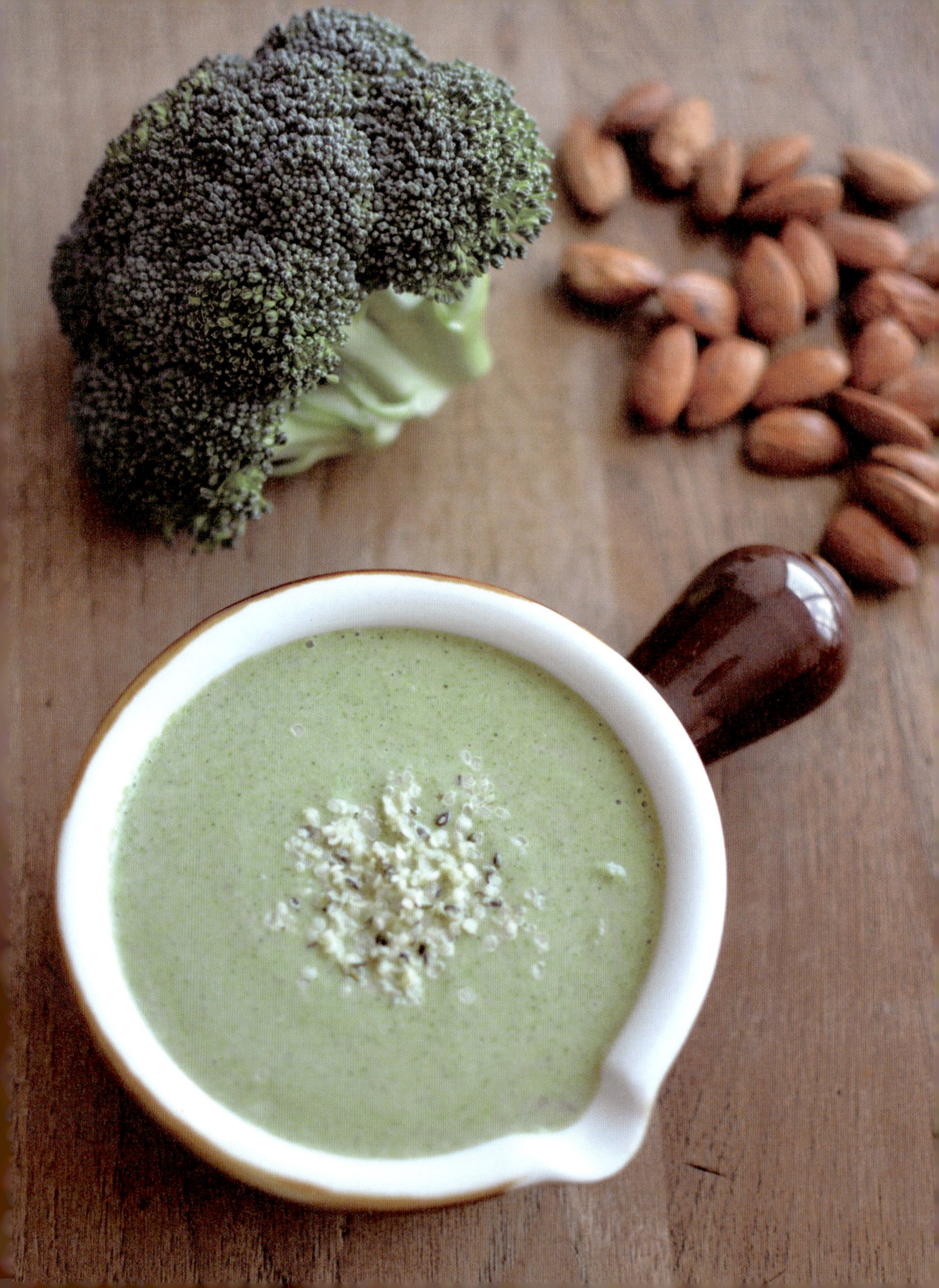

아몬드 브로콜리 수프

요리 재료 (3~4회 분량)
브로콜리 2컵, 아보카도 1개, 물 3~4컵, 물에 불린 미역, 다시마 등 해조류 1/2~1컵, 아몬드 1컵, 올리브 오일 1테이블스푼, 양파 1티스푼, 고추 반 개, 소금 조금

만드는 법
1. 브로콜리를 큰 줄기에서 떼어냅니다.
2. 아보카도는 반을 쪼갠 후 씨앗을 제거하고 수저를 이용해 과육 부분만 분리합니다.
3. 미역과 다시마는 미역국을 끓이기 위해 준비하는 정도까지 불려놓고, 아몬드는 미리 8시간 정도 불려줍니다.
4. 양파는 껍질을 벗겨서 4등분하고, 고추는 꼭지와 씨앗을 제거합니다.
5. 손질한 모든 재료를 믹서기에 넣고 크리미한 식감이 날 때까지 갈아줍니다.

 Tip
- 기호에 따라 실란트로를 첨가해도 맛있습니다.
- 물의 양을 줄여 샐러드 소스로도 활용해보세요.

Brunch

브런치

날씨 좋은 주말 까페 테라스에 앉아 달걀, 베이컨, 버터가 듬뿍 든 팬케이크와 프렌치 토스트로 브런치를 즐기시나요? 다이어트를 한다고 브런치의 낭만을 포기해야 하는 건 아니랍니다. 맛뿐 아니라 건강하고 날씬한 몸매까지 챙길 수 있는 로푸드 브런치 메뉴를 만나보세요.

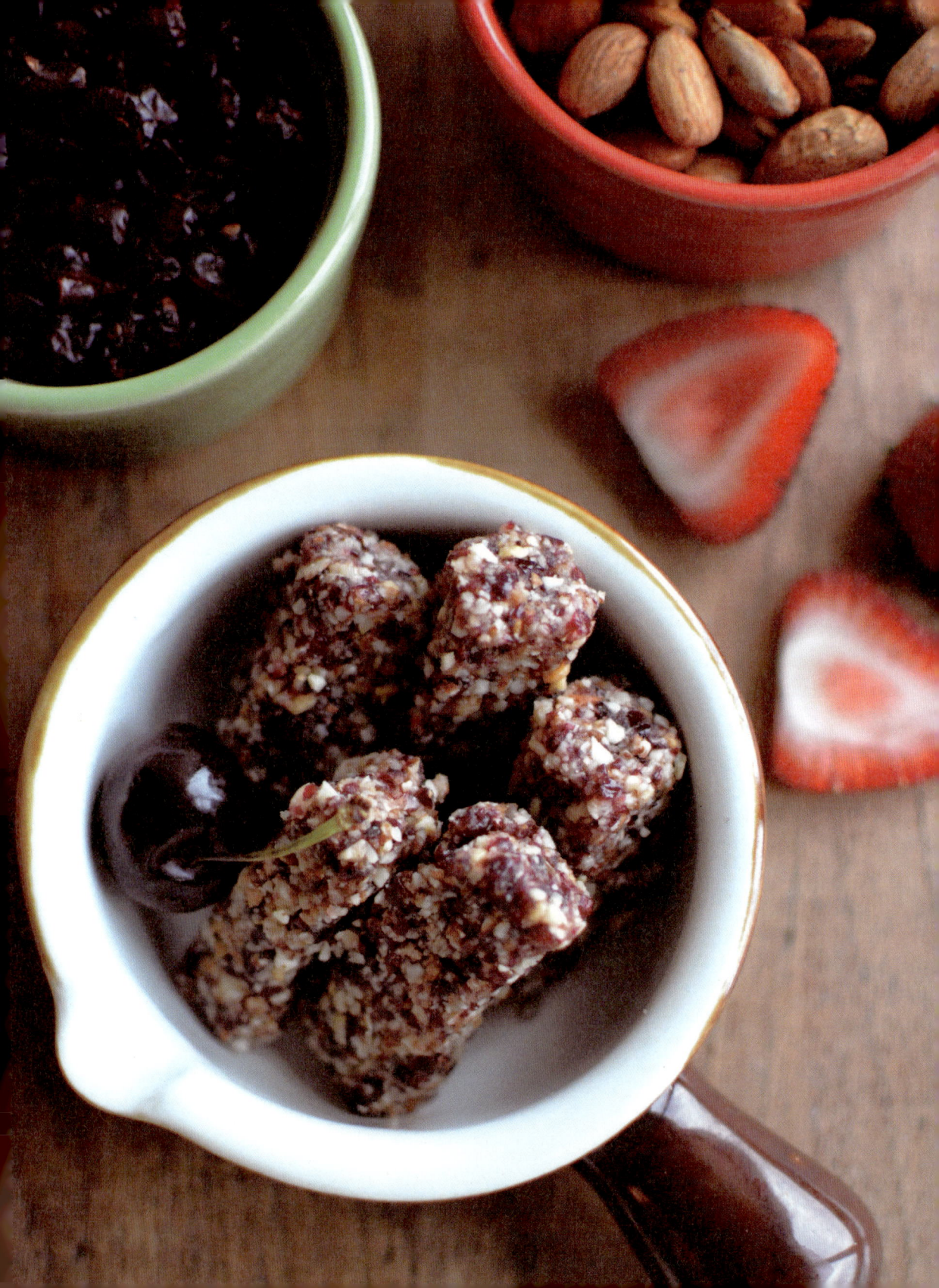

크랜베리 그래놀라

요리 재료 (4~5cm 쿠키로 만드는 경우 20개 분량)

사과 1~2개, 물에 불린 해바라기씨 혹은 호박씨 1컵, 물에 불린 아몬드 1/2컵, 물에 불린 현미 1/2컵, 건조 크랜베리 1/2컵, 곶감 3개, 메이플 시럽 또는 아가베 시럽 2테이블스푼, 레몬 1개, 애플사이다 식초 1/4컵, 바닐라 농축액 1티스푼, 시나몬 파우더 1티스푼, 소금 조금

만드는 법

1. 해바라기씨, 호박씨, 메밀씨 등 구하기 쉬운 씨앗류를 8시간 정도 불려주세요. 아몬드, 현미도 8시간 정도 물에 불려줍니다.
2. 사과는 꼭지와 씨를 제거하고 한입 크기보다 작게 썰어줍니다.
3. 씨앗류와 현미, 애플사이다 식초를 푸드프로세서에 넣고 갈아줍니다.
4. 크랜베리와 곶감 등 나머지 재료를 모두 넣어 다시 갈아주세요.
5. 완성된 그래놀라 반죽을 건조기 쟁반에 넓적하게 펼쳐주세요. 에너지바처럼 직사각형으로 모양을 잡아주셔도 되고 쿠키처럼 동그랗게 모양을 만들어주셔도 됩니다. 혹은 건조기 쟁반 가득 넓게 펼쳐 말린 후 먹기 좋은 크기로 툭툭 부러뜨리셔도 됩니다.
6. 4시간 정도 말린 후 뒤집어서 또 8시간 정도 더 말려주세요. 쫀득하고 촉촉한 식감을 좋아하신다면 건조시키지 않아도 좋습니다.

Tip

- 에너지바를 만드실 때 재료들이 서로 잘 뭉쳐지도록 하는 역할을 하는 건 곶감입니다. 반죽의 정도에 따라 곶감 양을 조절하세요. 시리얼처럼 만드실 때는 재료들이 너무 엉겨 붙지 않도록 곶감 양을 줄이시면 됩니다.
- 운동량이 많으시거나 단백질 섭취에 특히 신경을 많이 쓰신다면 헴프씨 파우더를 넣어보세요.
- 씨앗류를 물에 불리고 발아시킨 후 그래놀라 재료로 쓰시면 더욱 좋습니다.

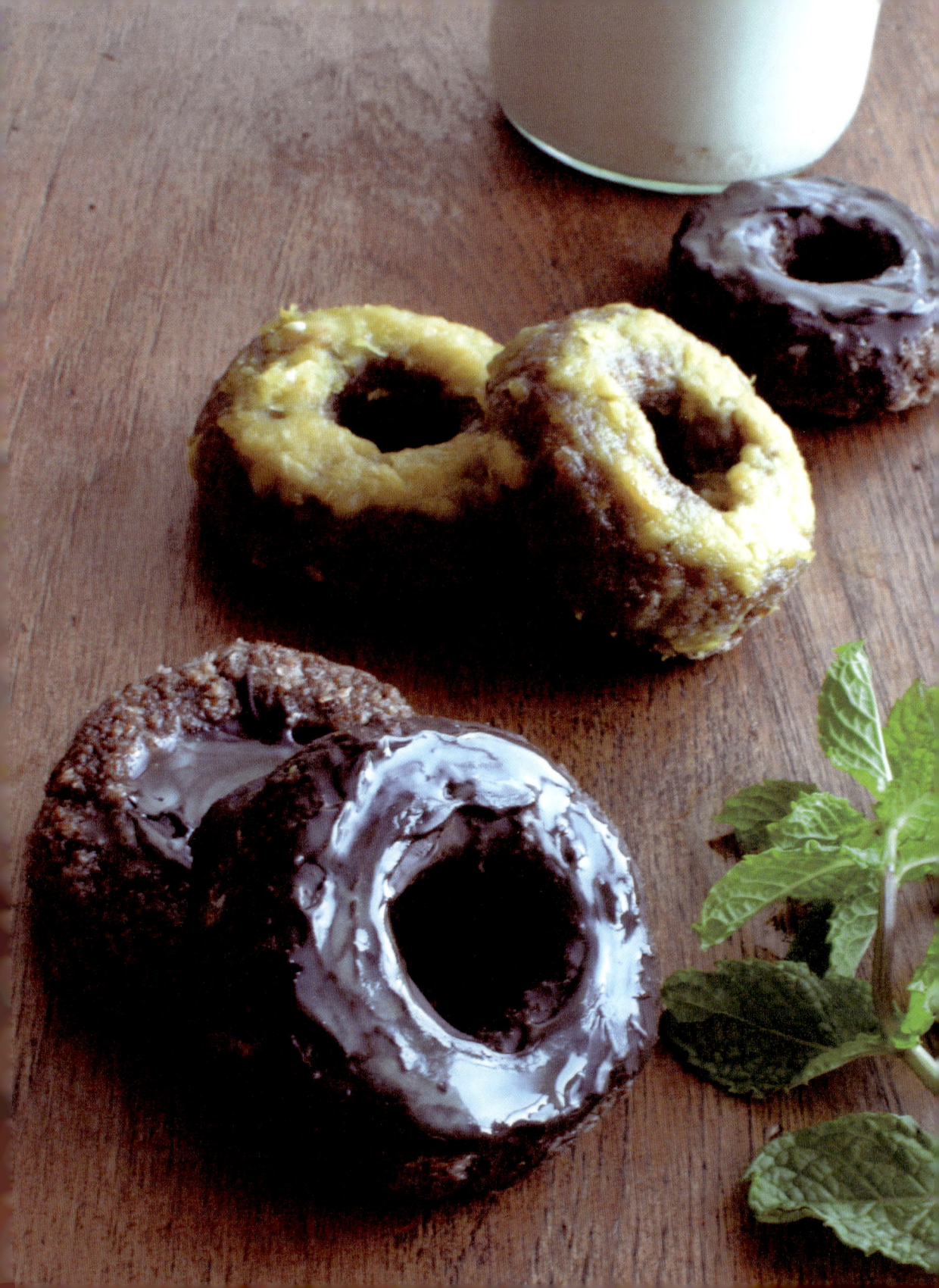

링링 도넛

도넛 재료 (2~3개 분량)
아마씨 파우더 등 곱게 분쇄한 곡물 1컵, 아몬드 1/2컵, 코코넛 플레이크 1컵, 아가베 시럽 3테이블스푼, 시나몬 파우더 1테이블스푼, 바닐라 농축액 조금, 물 조금

오렌지 코팅 소스 재료
오렌지 1개 분량의 껍질 및 오렌지 즙, 코코넛 버터 2테이블스푼, 아가베 시럽 1테이블스푼, 생강 조금

초콜릿 코팅 소스 재료
녹인 코코아 버터 1컵, 카카오 파우더 3/4컵, 아가베 시럽 1/2컵, 바닐라 농축액 조금

만드는 법
1. 분쇄기 혹은 고속 블랜더를 이용해 건조 상태의 곡물을 파우더 형태로 만들고, 도넛의 나머지 재료들과 섞어 푸드프로세서로 한 번 더 갈아 도넛 반죽을 만듭니다. 반죽의 점성은 물로 조절해주세요.
2. 도넛 반죽을 동그랗게 빚어 후 손가락으로 가운데에 구멍을 내주세요.
3. 도넛을 건조기에 넣어 8시간 이상 건조시켜주세요.
4. 칼을 이용해 오렌지 껍질을 벗겨내고 잘게 잘라줍니다. 껍질을 벗긴 오렌지는 반으로 자른 후 즙을 짜 그릇에 담아두고, 오렌지 코팅 소스 재료 전체를 푸드프로세서로 갈아줍니다.
5. 고체 상태의 코코아 버터를 건조기로 미리 물처럼 될 때까지 녹인 뒤, 초콜릿 코팅 소스의 나머지 재료를 넣고 푸드프로세서로 고르게 섞습니다.
6. 건조 중인 도넛을 중간에 꺼내 오렌지 또는 초콜릿 코팅 소스를 뿌려준 뒤 남은 시간 동안 건조시켜주면 됩니다.

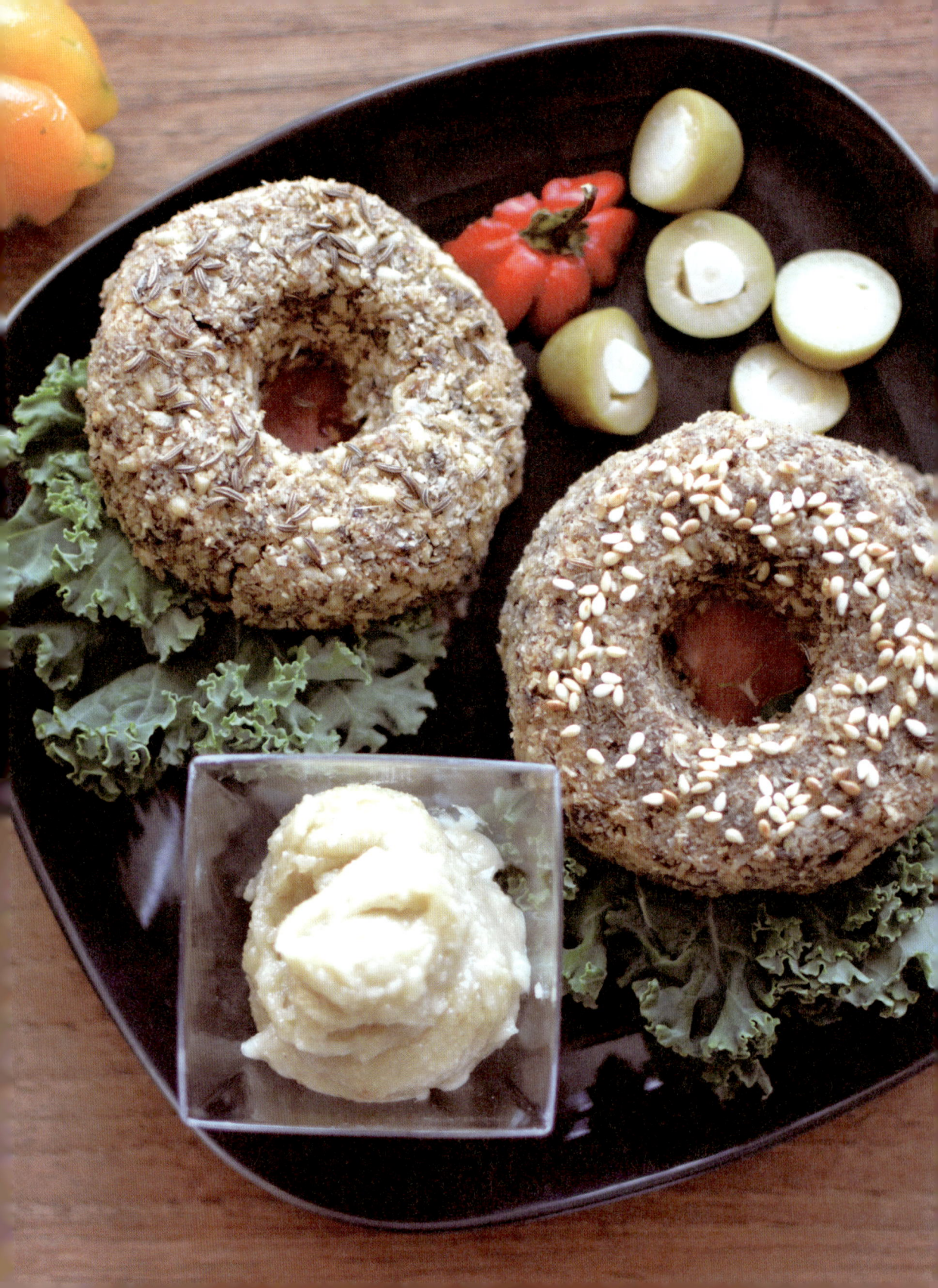

담백한 베이글 샌드위치

참깨 베이글 재료 (5개 분량)
물에 불린 해바라기씨 1컵, 아마씨 파우더 1컵, 양파 1/4개, 참깨 조금, 소금 조금, 물 조금

만드는 법
1. 현미밥을 짓기 전 현미를 물에 불리듯, 현미와 해바라기씨, 호밀 등의 곡물류를 8시간 정도 물에 불립니다.
2. 분쇄기 혹은 푸드프로세서를 이용해 물에 불린 곡물류를 갈아줍니다. 물을 조금씩 넣으면서 반죽의 점성을 조절하세요.
3. 양파를 포함한 나머지 재료들을 넣어 다시 갈아줍니다.
4. 반죽을 동그랗게 빚은 후 베이글 모양처럼 손가락을 이용해 가운데에 구멍을 냅니다.
5. 참깨를 완성된 도넛 모양의 반죽 위에 뿌려주세요.
6. 12~18시간 정도 건조기에서 건조시켜주세요. 중간에 한번 뒤집어주세요. 12시간 정도 지나면 폭신한 느낌의 베이글이 만들어지고 건조 시간이 길어질수록 베이글의 식감에 가까워집니다.
7. 완성된 베이글을 반으로 자른 후 로푸드 치즈와 쨈 및 각종 로푸드 소스와 채소를 곁들여 나만의 베이글 샌드위치를 만들어보세요.

Tip
- 반죽 재료에 건포도 등의 건조 과일을 넣어도 맛있습니다.
- 아마씨 파우더는 통 아마씨를 고속블렌더나 믹서기를 이용해 파우더 형태로 만들어 사용하시거나 시중에 판매하는 아마씨 파우더를 구매하시면 됩니다.
- 아마씨 대신 호밀, 귀리 등을 넣어 만들어보세요.

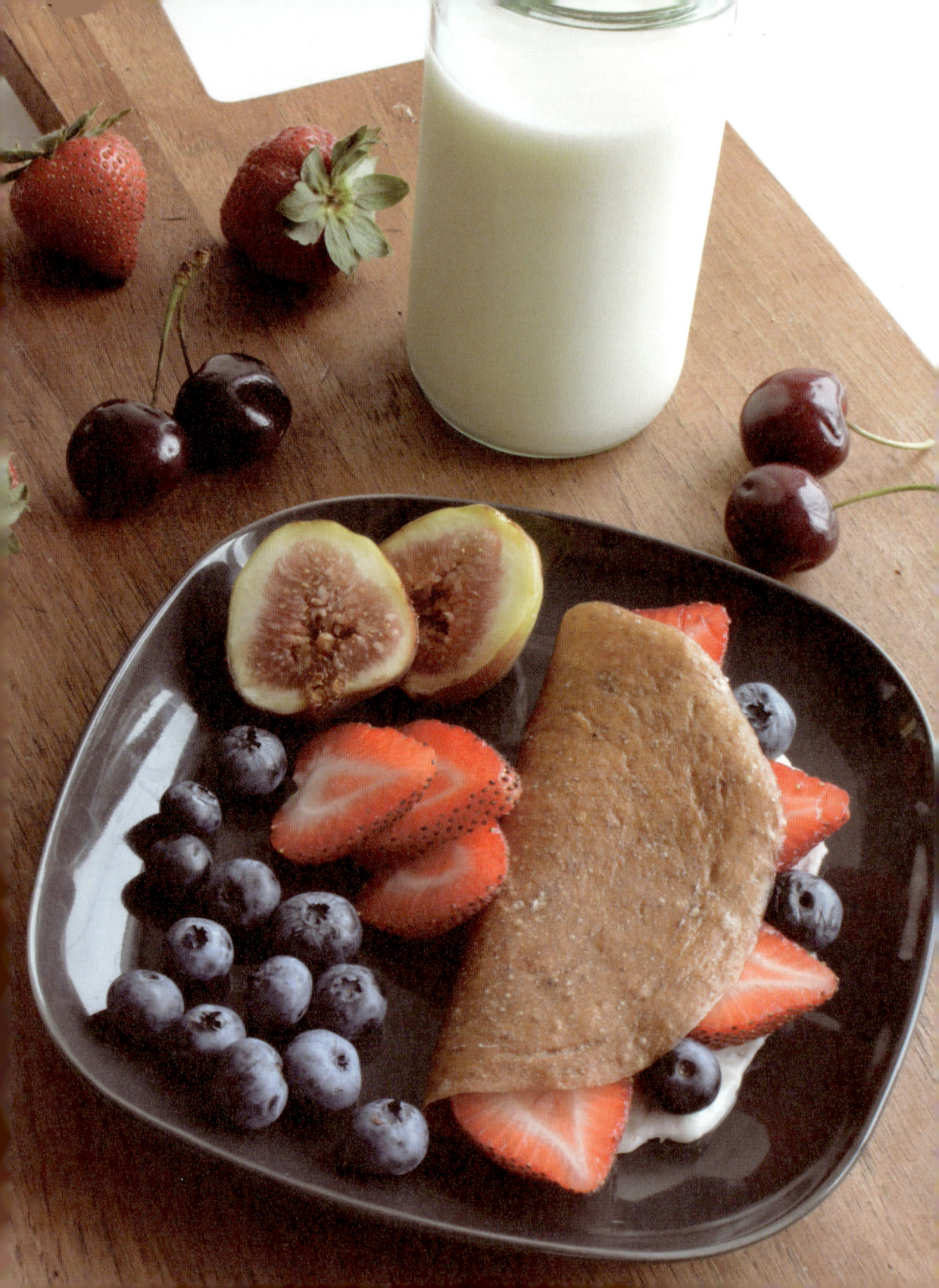

생크림맛 크레페

크레페 재료 (15cm 크레페 2장 분량)
바나나 2개, 레몬즙 2테이블스푼

생크림맛 캐슈너트 크림 재료
코코넛 플레이크 1/2컵, 물에 불린 캐슈너트 1/2컵, 아몬드 밀크(205쪽) 또는 물 1/4컵, 바닐라 농축액 조금, 아가베 시럽 3테이블스푼, 바나나 1개

만드는 법
1. 바나나는 껍질을 벗긴 후 한입 크기로 잘라줍니다.
2. 손질한 바나나에 레몬즙을 넣어 푸드프로세서로 곱게 갈아줍니다.
3. 완성된 크레페 반죽을 건조기 시트 위에 펼쳐 약 12시간 이상 말려줍니다. 부드러운 크레페를 좋아하신다면 건조 시간을 줄이고 바삭한 식감을 원하신다면 건조 시간을 늘리면 됩니다.
4. 캐슈너트는 4시간 이상 물에 불려줍니다.
5. 아몬드 밀크를 만들어줍니다.
6. 생크림맛 캐슈너트 크림의 모든 재료를 푸드프로세서에 넣고 곱게 갈아주세요.
7. 완성된 크레페에 생크림맛 캐슈너트 크림을 바르고 좋아하는 과일을 올린 후 크레페를 반으로 접어줍니다.

Salad

샐러드

일반적인 우리나라 식사가 밥과 반찬으로 구성된다면 로푸드 식단에서 샐러드는 '밥'과 같은 역할을 합니다. 아주 큰 샐러드 보올 한가득 담아 한 끼 식사로 먹기도 하고 뒤에 소개해드릴 로푸드 메인 요리를 먹을 때도 샐러드는 빠지지 않습니다. 특히 그린 스무디 대신 주스를 주로 드시는 분이라면 섬유질 섭취를 위해 샐러드를 드시는 게 좋습니다. 메뉴가 무엇이 됐든 언제나 한 끼 식사의 주인공은 샐러드라는 것을 잊지 마세요.

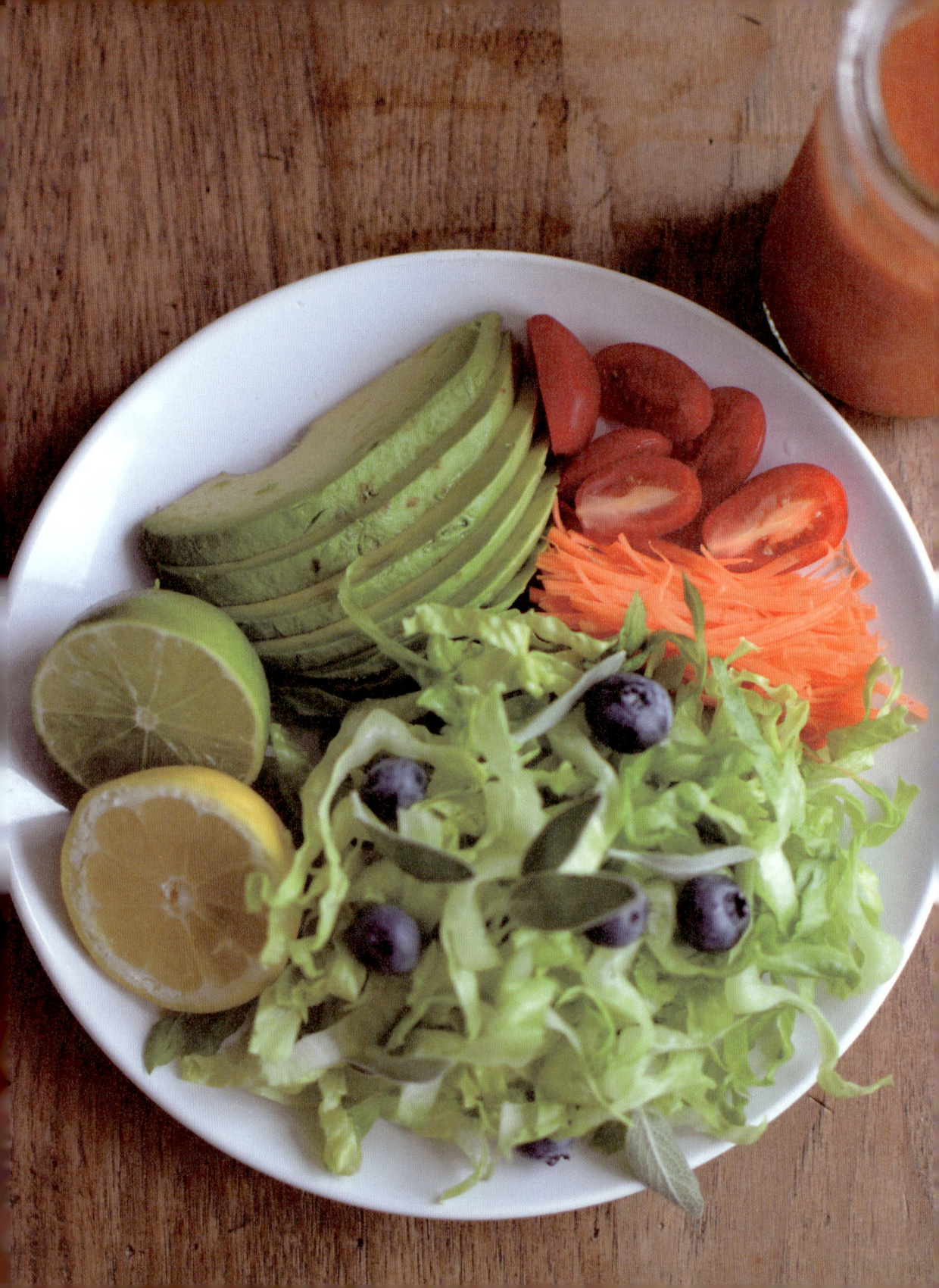

심플 샐러드

요리 재료 (1인분)
로메인상추 2컵, 새싹 1컵 이상, 토마토 1개, 아보카도 1/2개, 레몬즙 2테이블스푼

만드는 법
1. 로메인상추는 밑동을 제거하고 먹기 좋게 한입 크기로 뜯어줍니다.
2. 토마토는 먹기 좋게 한입 크기로 잘라줍니다.
3. 아보카도는 먼저 반으로 자른 후 씨를 제거하고 수저를 이용해 과육 부분만 도려냅니다.
4. 드레싱 없이 녹색 잎이 가득한 샐러드만 먹는 것이 익숙하지 않다면 망고, 파인애플 등 단맛이 나는 과일을 갈아 드레싱으로 뿌려보세요.

- 발사믹 식초를 넣어 독특한 풍미의 샐러드 맛을 느껴보세요.
- 아보카도는 사각으로 작게 썰어도 좋고 으깨어 드레싱처럼 곁들여도 좋습니다.

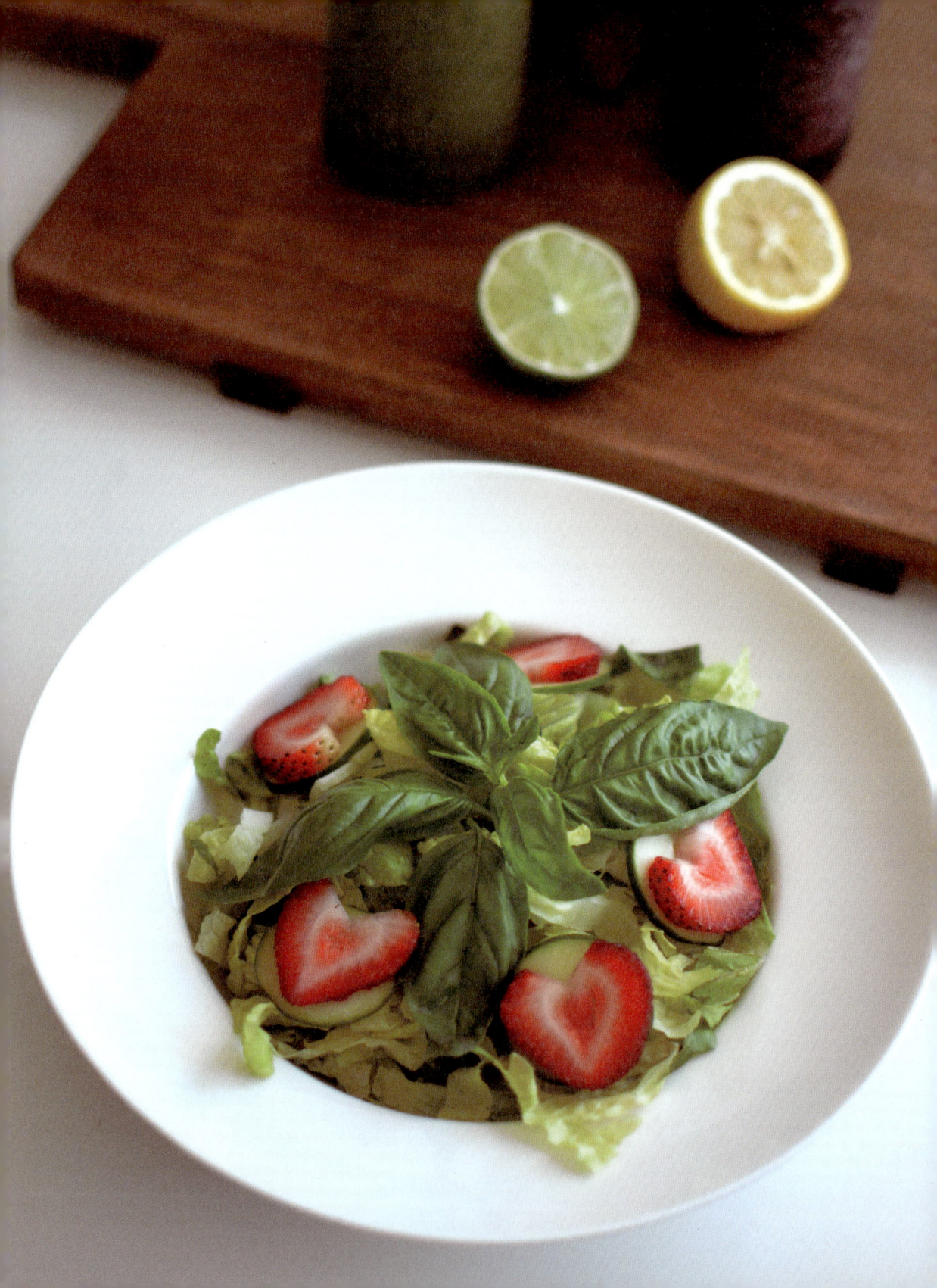

스키니 허브 샐러드

요리 재료 (1인분)
로메인상추 2컵, 방울토마토 혹은 토마토 1컵, 새싹 1컵, 마늘 2쪽, 오이 반 개, 허브 잎(실란트로, 바질, 파슬리, 딜 등 기호에 맞게 준비) 1컵, 레몬즙 3테이블스푼

만드는 법
1. 로메인상추는 밑동을 제거하고 잎 부분을 먹기 좋게 한입 크기로 뜯어줍니다.
2. 토마토는 먹기 좋게 한입 크기로 잘라줍니다.
3. 오이는 양 끝의 꼭지 부분을 잘라내고 가늘게 얇게 슬라이스합니다.
4. 허브잎은 잎 부분만 떼어낸 후 김밥을 말듯 돌돌 말아놓은 상태에서 가늘게 채칩니다.
5. 마늘은 곱게 빻아준 후 레몬즙과 섞어줍니다.
6. 준비한 샐러드 재료에 마늘과 레몬즙을 섞어줍니다.

 Tip
- 케일, 청경채, 적색 양배추 등 좋아하는 채소를 자유롭게 추가해 나만의 샐러드를 만들어보세요.
- 석류씨를 샐러드에 넣으면 색깔이 예뻐 눈이 즐거울 뿐 아니라 석류씨가 씹히는 느낌과 새콤한 맛이 어우러져 독특한 느낌을 줍니다.

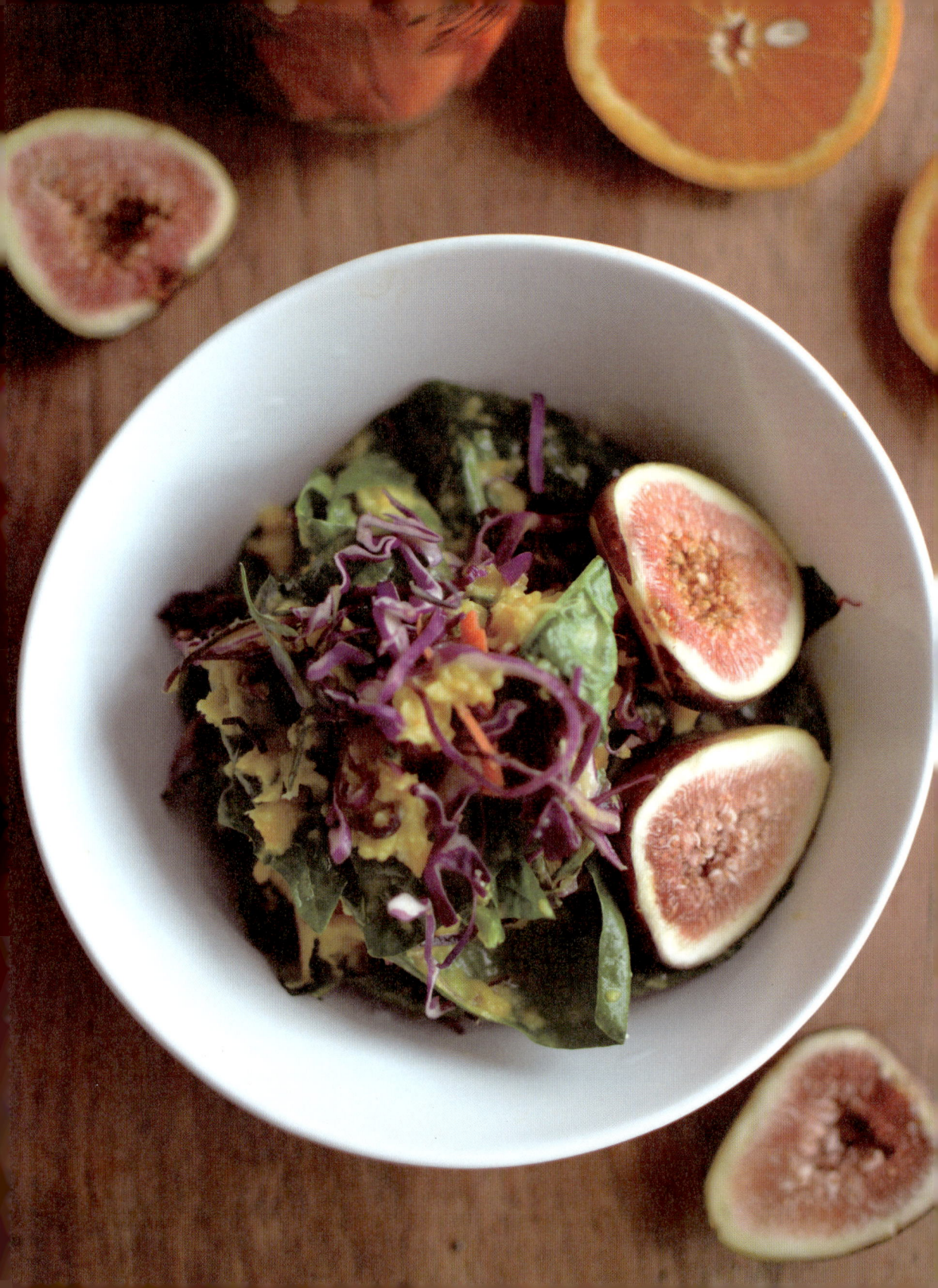

오렌지 샐러드 & 자몽 샐러드

요리 재료 (1인분)
로메인상추 등 좋아하는 채소 4컵, 오렌지 또는 자몽 2개, 생강 조금, 오렌지 껍질 1/2컵, 생꿀 또는 아가베 시럽 1티스푼

만드는 법
1. 준비한 오렌지 혹은 자몽의 껍질을 벗기고 먹기 좋게 한입 크기로 잘라줍니다.
2. 좋아하는 채소들을 한입 크기로 잘라주세요.
3. 유기농 오렌지 혹은 자몽을 준비한 후 칼로 껍질을 잘라내고 가늘게 채쳐 손질된 샐러드에 섞어줍니다.
4. 생강은 즙을 내어 생꿀 또는 아가베 시럽과 섞어주고 샐러드 위에 뿌려줍니다.

- 좋아하는 로푸드 소스와 함께 드셔도 맛있습니다.

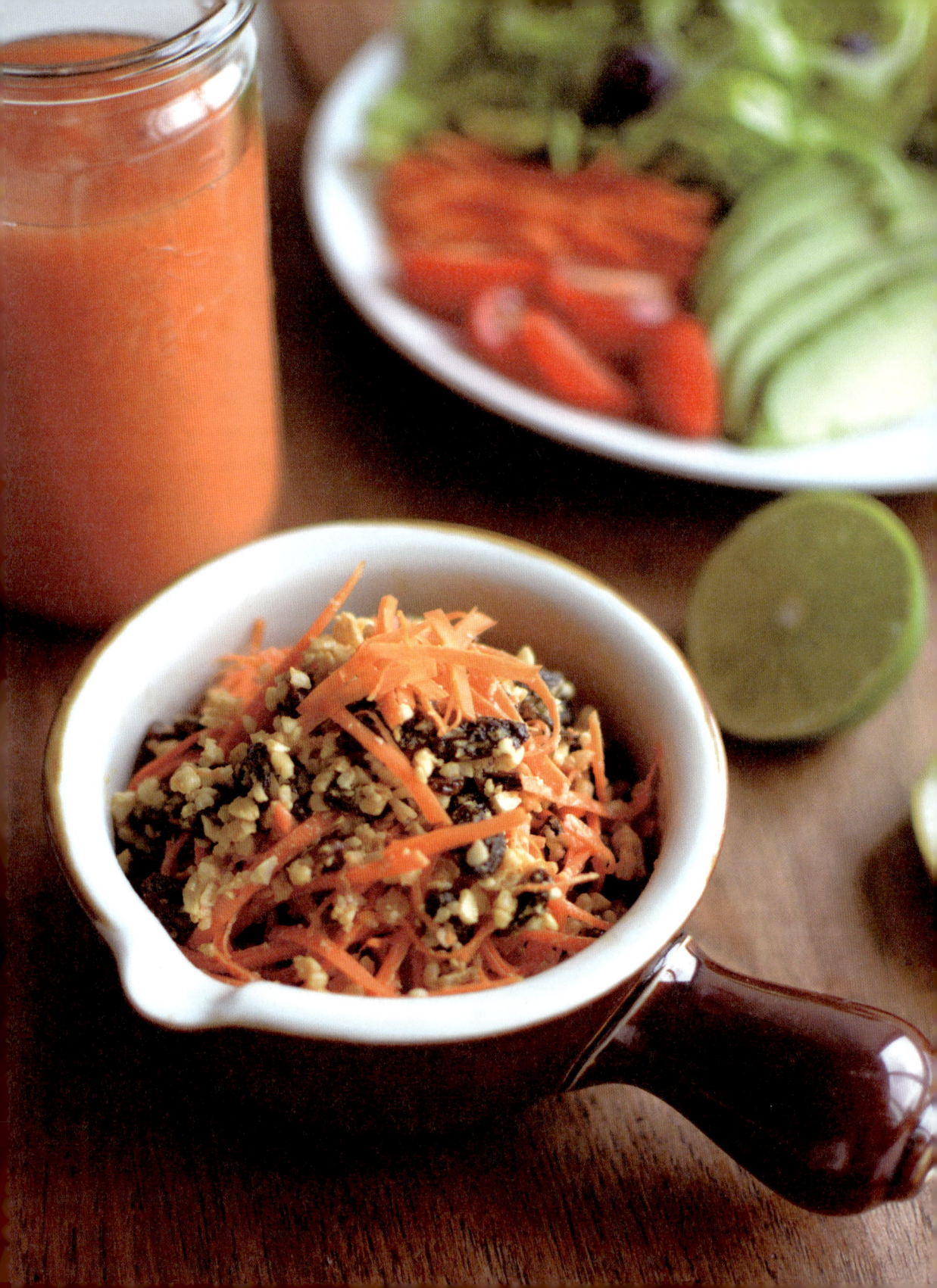

당근 누들 건포도 샐러드

요리 재료 (1인분)
중간 사이즈 당근 1~2개, 오렌지 1개의 즙, 건포도 1/2컵, 물에 불린 캐슈너트 1/4컵, 아가베 시럽 1테이블스푼, 코코넛 오일 1테이블스푼, 소금 조금

만드는 법
1. 당근은 껍질을 벗기고 양끝을 잘라줍니다.
2. 줄리엔 필러나 칼을 이용해 가늘고 긴 당근 누들을 만들어줍니다.
3. 오렌지를 반으로 자른 후 즙을 냅니다.
4. 손질한 당근 누들에 오렌지 즙을 뿌려 약 30분 정도 마리네이트해줍니다.
5. 미리 불려둔 캐슈너트에 아가베 시럽을 넣고 푸드프로세서로 거칠게 갈아 소스를 만듭니다.
6. 완성된 소스와 오렌지 즙에 절여둔 당근 누들과 건포도를 섞어 버무립니다.

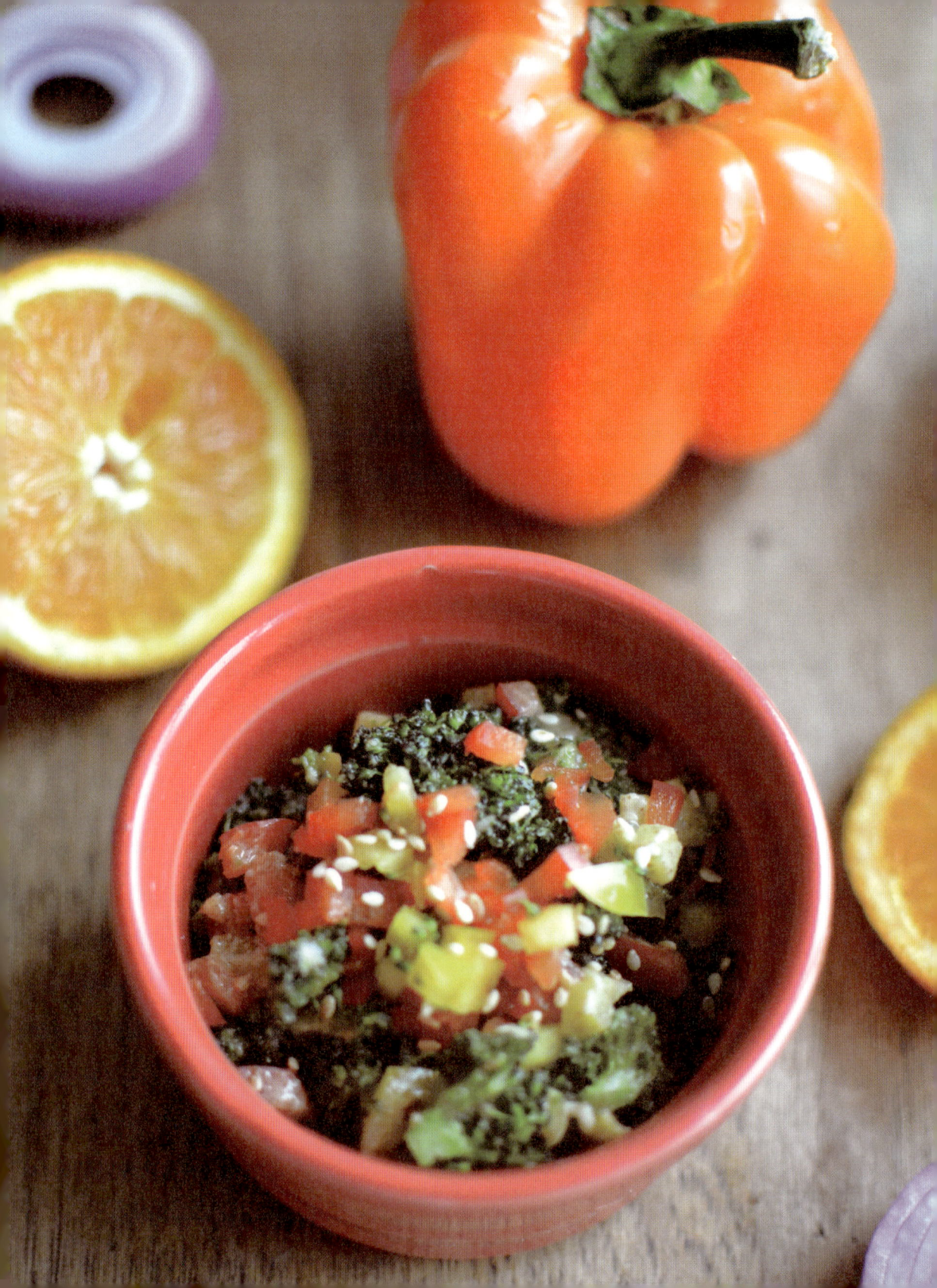

타히니 브로콜리 샐러드

요리 재료 (1인분)
브로콜리 2컵 혹은 브로콜리와 콜리플라워 각 1컵씩, 빨간색 파프리카 1컵, 노란색 파프리카 1컵, 건포도 1/4컵(선택사항), 오렌지 1개의 즙, 된장 타히니 소스 2테이블스푼

된장 타히니 소스 재료 (1컵 분량)
생참깨 1컵, 된장 1테이블스푼, 생강 조금, 참기름 1티스푼, 생꿀 1테이블스푼, 물 1/2컵

만드는 법
1. 된장 타히니 소스의 모든 재료를 푸드프로세서로 약 10분 정도 갈아줍니다. 양이 너무 적으면 푸드프로세서로 잘 갈리지 않을 수 있으니 서너 번 먹을 분량으로 양을 넉넉하게 만드시면 더 편합니다. 푸드프로세서가 없으시면 생참깨 그대로 나머지 재료와 잘 섞어주세요.
2. 브로콜리는 줄기 부분은 떼어내고 꽃 부분만 씁니다.
3. 브로콜리와 콜리플라워를 먹기 좋은 크기로 자르거나 푸드프로세서를 이용해 갈아주셔도 좋습니다. (푸드프로세서를 이용할 경우 'Pulse' 기능을 써서 서너 번만 돌려 주세요.)
4. 파프리카는 잘게 썰어주세요.
5. 채소에 오렌지 즙과 된장 타히니 소스를 넣어 버무려줍니다.
6. 소스가 케일에 배어들도록 약 20분 정도 기다리면 완성됩니다.

> **Tip**
> – 브로콜리는 녹색 잎채소에 비해 상대적으로 소화가 힘듭니다. 생브로콜리를 드신 후 속이 불편하시다면 푸드프로세서로 아주 잘게 잘라주거나 살짝 데친 후 샐러드로 만들어보세요.

Snack
스낵

식사한지 얼마 되지 않아 혹은 밤 늦게 과자 한 봉지를 먹어치운 경험이 있으신가요? 많은 분들이 꼭 배가 고파서라기보다는 입이 심심해 군것질거리를 찾게 되고 열량 높은 과자와 빵을 먹을 간식처럼 먹곤 합니다. 다이어트의 위기는 이렇게 입이 심심하고 감정적으로 무언가 먹고 싶다는 마음이 들 때 찾아옵니다. 정제 탄수화물과 설탕으로 만들어진 가공 식품인 과자와 빵을 로푸드 스낵으로 대체하는 것만으로도 다이어트의 성공은 가까워질 것입니다.

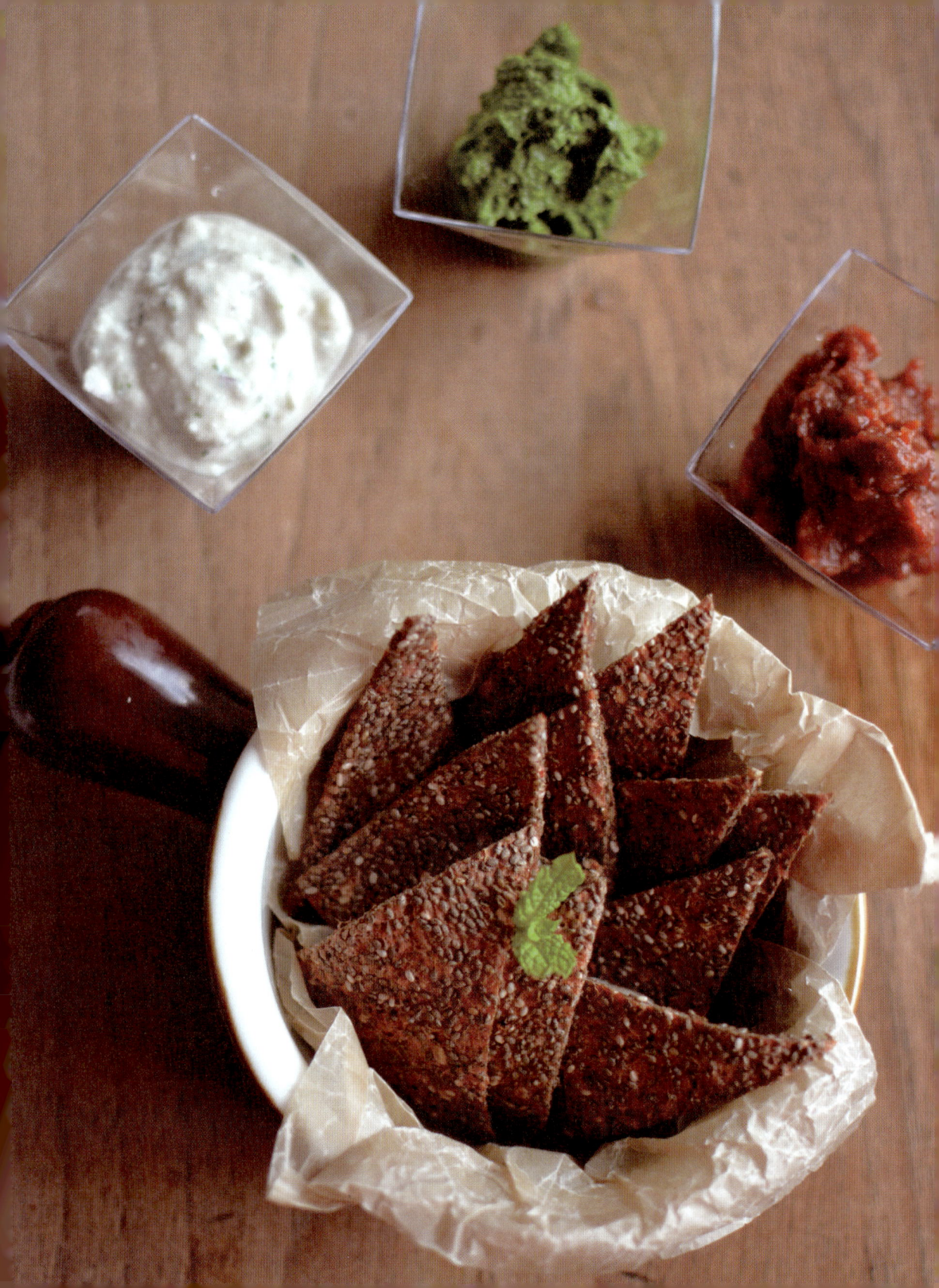

치아씨 크래커

요리 재료 (가로 세로 14인치 2판 분량)
치아씨 1컵, 사과 2개, 토마토 1개, 레몬즙 1/4컵, 마늘 2쪽, 소금 조금

만드는 법

1. 사과는 꼭지와 씨를 제거하고 작게 썰어줍니다.
2. 토마토는 꼭지를 제거하고 작게 썰어줍니다.
3. 손질한 사과와 토마토에 나머지 재료를 넣어 푸드프로세서로 갈아줍니다.
4. 완성된 반죽을 30분 정도 상온에 두면 치아씨가 부풀어오르며 반죽에 찰기가 더해집니다.
5. 반죽을 테플렉스 시트 혹은 테프론 시트 위에 얇게 펼쳐줍니다.
6. 4시간 정도 말린 후에 건조기에서 꺼내 가위로 원하는 모양대로 자른 후 뒤집어서 다시 6~8시간정도 더 말려줍니다. (바삭하게 건조된 후에는 원하는 모양으로 자르기가 쉽지 않습니다.)

Tip
- 건조기를 사용할 때는 효소 파괴를 막기 위해 섭씨 40~43도 정도의 온도에서 건조하는 것을 추천합니다.
- 스낵을 건조시킬 때는 '테플렉스 시트' 혹은 '테프론 시트'가 필요합니다.
- 반죽을 뒤집을 때는 트레이 위에 또 다른 시트와 트레이를 올린 후 뒤집어주세요. 그리고 조심스럽게 반죽에서 시트를 떼어내면 됩니다.

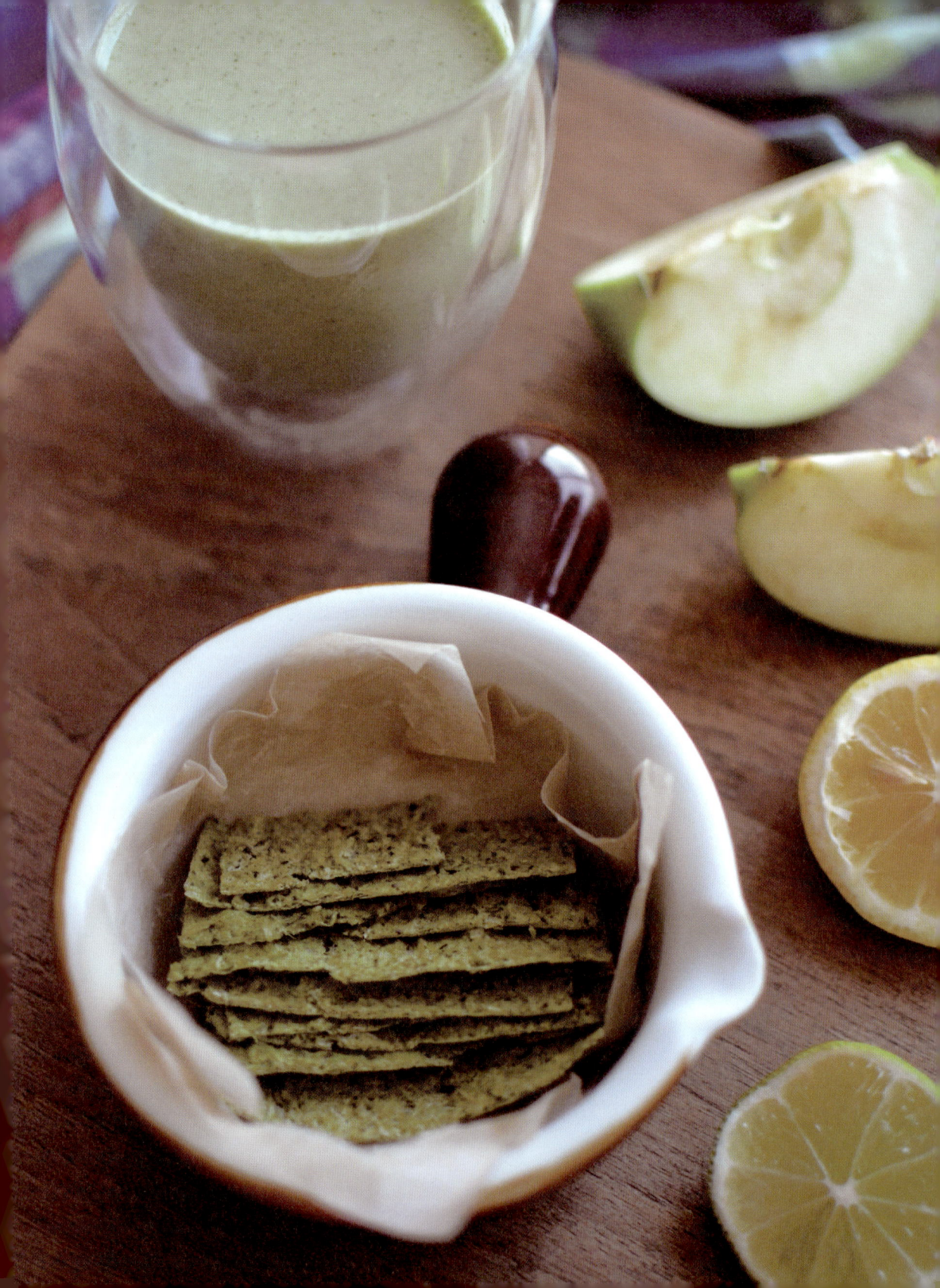

새콤달콤 바질 샐러리칩

요리 재료 (가로 세로 14인치 1판 분량)
사과 1개, 샐러리 1컵, 생바질 잎 등 허브 1컵, 레몬 1개, 마늘 조금, 소금 조금

만드는 법
1. 사과는 꼭지 부분과 씨를 제거하고 한입 크기로 잘라줍니다.
2. 샐러리는 한입 크기로 잘라줍니다.
3. 바질은 줄기에서 잎만 떼어냅니다.
4. 레몬은 껍질은 제거하고 4등분합니다.
5. 사과와 샐러리를 믹서기로 먼저 갈아준 후 즙과 펄프를 분리합니다.
6. 분리한 펄프와 손질한 재료들 그리고 마늘과 소금을 넣고 푸드프로세서로 갈아줍니다.
7. 건조기 트레이에 테프론 시트를 깔고 완성된 반죽을 잘 펼쳐준 후 건조기에 12시간 이상 말립니다.
8. 4시간 정도 말린 후에 건조기에서 꺼내 가위로 원하는 모양대로 자르고 뒤집어서 다시 8시간 이상 더 말려줍니다.

Tip
- 애플 샐러리 주스(77쪽)를 만들고 남은 펄프를 활용해보세요.
- 주스를 만들고 남은 펄프를 사용하는 경우가 아니라면 반죽에 치아씨를 넣어보세요. 그럼 건조 시간이 줄어듭니다.

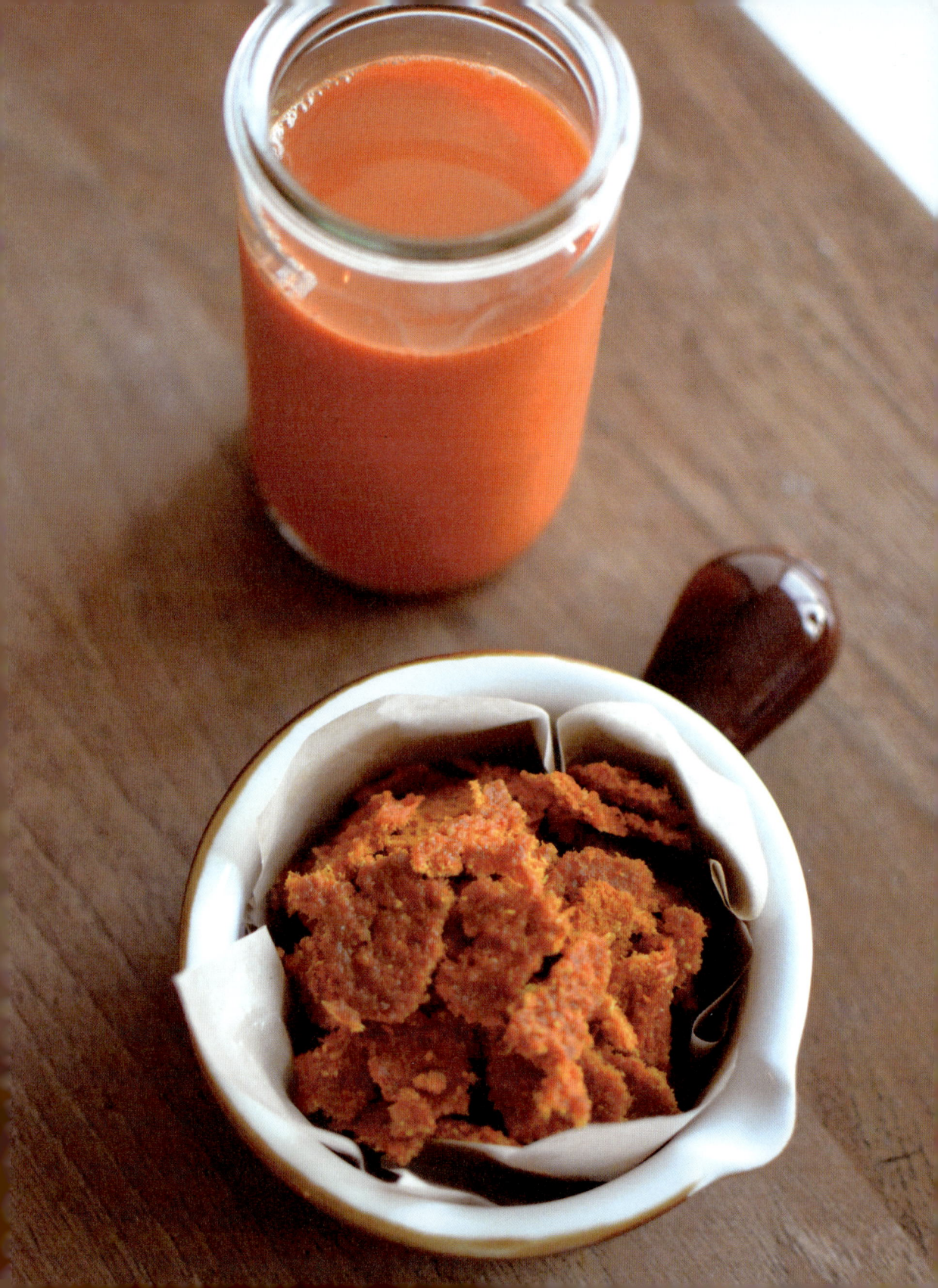

치즈맛 당근칩

요리 재료 (가로 세로 14인치 1판 분량)
당근 4개, 토마토 1개, 캐슈너트 1컵, 뉴트리셔널 이스트 1/2컵, 양파 조금, 마늘 2쪽, 소금 조금

만드는 법
1. 당근은 껍질을 벗기고 양끝을 잘라낸 후 작게 잘라줍니다.
2. 토마토는 꼭지를 제거하고 작게 잘라줍니다.
3. 양파는 껍질을 벗기고 4등분합니다.
4. 캐슈너트는 4시간 정도 미리 물에 불려둡니다.
5. 손질한 당근과 토마토를 먼저 믹서기로 갈아준 후 즙과 펄프를 분리합니다.
6. 분리한 펄프에 캐슈너트와 소금을 넣고 푸드프로세서로 곱게 갈아줍니다.
7. 완성된 반죽을 건조기 쟁반에 잘 펼친 후 그 위에 뉴트리셔널 이스트를 뿌려줍니다.
8. 4시간 정도 말리고 난 뒤에 건조기에서 꺼내 가위로 원하는 모양대로 자른 후 뒤집어서 다시 8시간 정도 더 말려줍니다.

Tip
- 당근 주스를 만들고 남은 펄프를 활용해보세요.
- 성능이 좋은 녹즙기를 이용하시면 펄프에 당근즙이 거의 남아 있지 않아 완성된 당근칩의 맛이 덜할 수 있습니다. 이럴 경우에는 당근즙을 당근칩 반죽에 넣어보세요.
- 반죽에 로푸드 소스를 섞어 당근칩을 만들어도 맛있습니다.

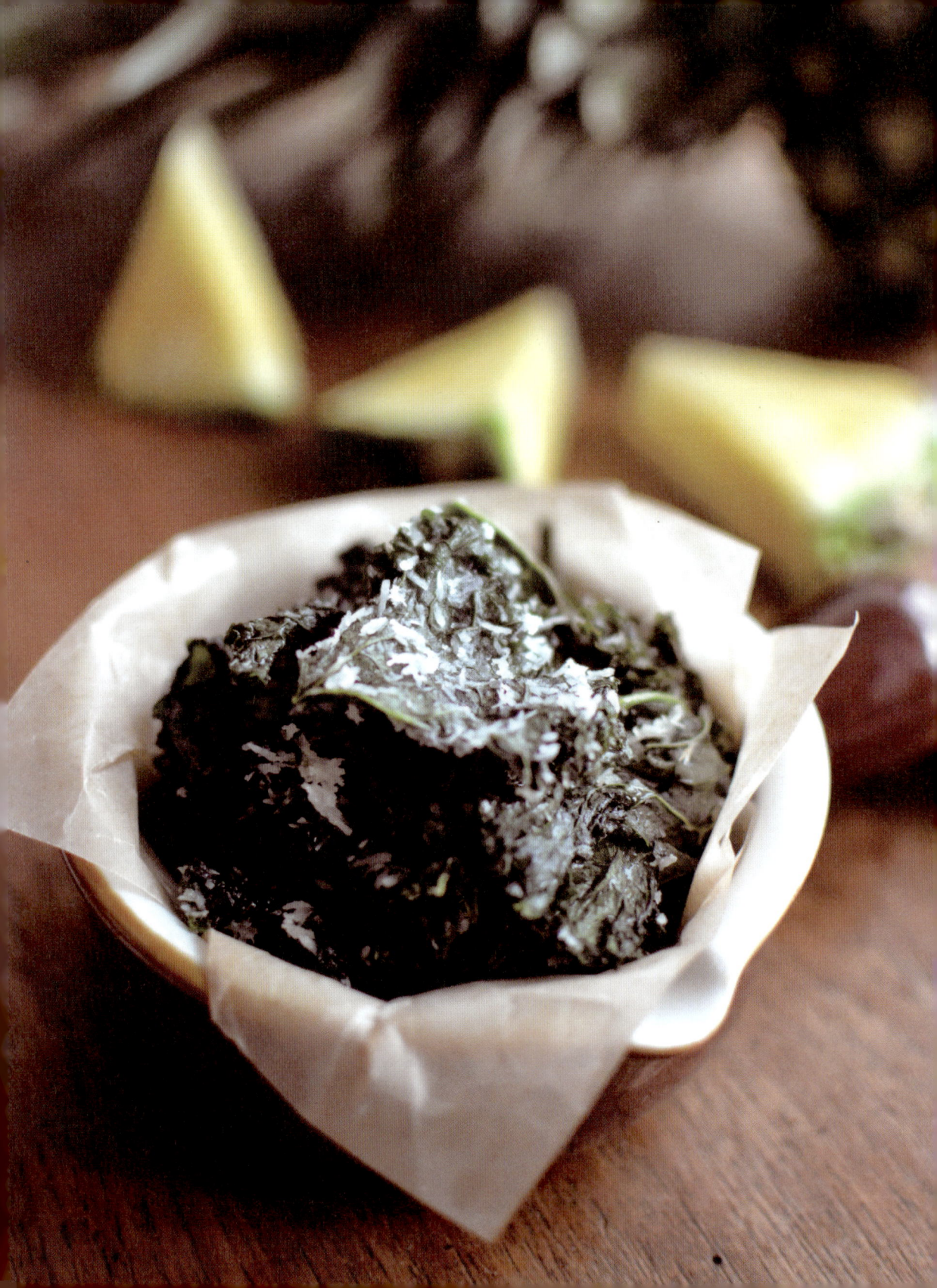

코코넛 파인애플 케일칩

요리 재료 (3~4컵 분량)
케일 5컵, 올리브 오일 또는 코코넛 오일 1테이블스푼, 코코넛 플레이크 1/2컵, 파인애플 1/2컵, 소금 조금, 마늘 조금(선택사항)

만드는 법
1. 케일을 깨끗이 씻은 후 물기를 제거합니다.
2. 케일의 줄기 부분에서 잎만 떼어 내고 먹기 좋은 크기로 뜯어줍니다.
3. 파인애플은 껍질을 잘라내고 과육 부분만 씁니다. 과육을 먹기 좋은 크기로 잘라준 후 믹서기로 곱게 갈아줍니다.
4. 손질한 케일에 파인애플, 오일, 소금을 넣어 손으로 케일 마사지를 해준 후 마지막에 코코넛 플레이크를 뿌려줍니다.
5. 약 40도 정도 온도의 건조기에서 12~18시간 이상 말려줍니다.

- 미국에서는 케일칩을 만들 때 잎이 꼬불꼬불한 케일을 씁니다. 하지만 우리나라에서는 구하기 힘든 관계로 쌈케일을 이용해 케일칩을 만드시면 됩니다. 보통 야채쌈에는 쌈케일을, 주스를 짜거나 케일칩을 만들 때는 즙케일을 씁니다.
- 케일을 손으로 조물조물 쥐었다 폈다 하다보면 물에 데친 것처럼 부드러워지는데, 이것을 케일 마사지라고 합니다.

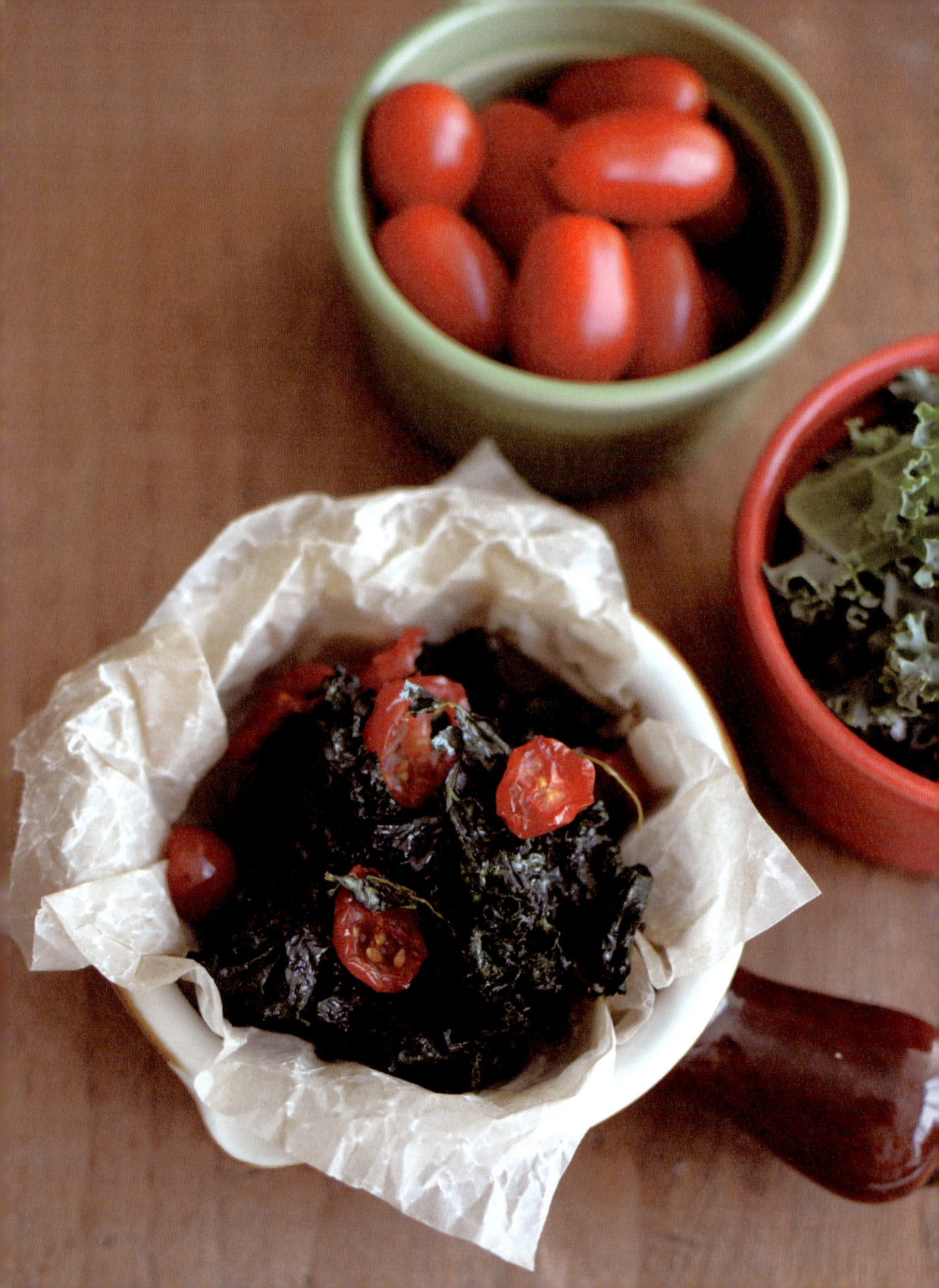

이탈리안 케일칩

요리 재료 (3~4컵 분량)

케일 5컵(잎 부분만), 방울토마토 또는 건조 토마토 1컵, 간장 조금, 쪽파 1줄기, 파슬리 1/2컵, 검은깨 1티스푼, 참기름 또는 코코넛 오일 2티스푼, 다진 마늘 1티스푼, 뉴트리셔널 이스트 1/2컵

만드는 법

1. 케일은 줄기에서 잎만 떼어낸 후 먹기 좋은 크기로 들어줍니다.
2. 방울토마토는 반으로 자르고, 건조 토마토는 가늘게 채칩니다.
3. 파슬리는 잎 부분만 떼어내고 손으로 작게 뜯어줍니다.
4. 참기름과 간장을 손질한 케일과 섞고 손으로 조물조물 케일마사지를 해줍니다.
5. 간 마늘을 섞고, 잘게 썬 쪽파와 파슬리, 검은 깨를 먹기 직전에 뿌려줍니다.
6. 매콤한 맛을 좋아하신다면 고춧가루를 조금 넣으세요.
7. 건조기 트레이에 재료를 고르게 펼친 후 뉴트리셔널 이스트를 뿌려줍니다.
8. 40도 정도의 건조기에서 12~18시간 이상 말려주세요.

- 케일을 된장 타히니 소스(241쪽) 혹은 고추장이 들어간 한국식 양념에 버무린 후 건조시켜도 맛있습니다.

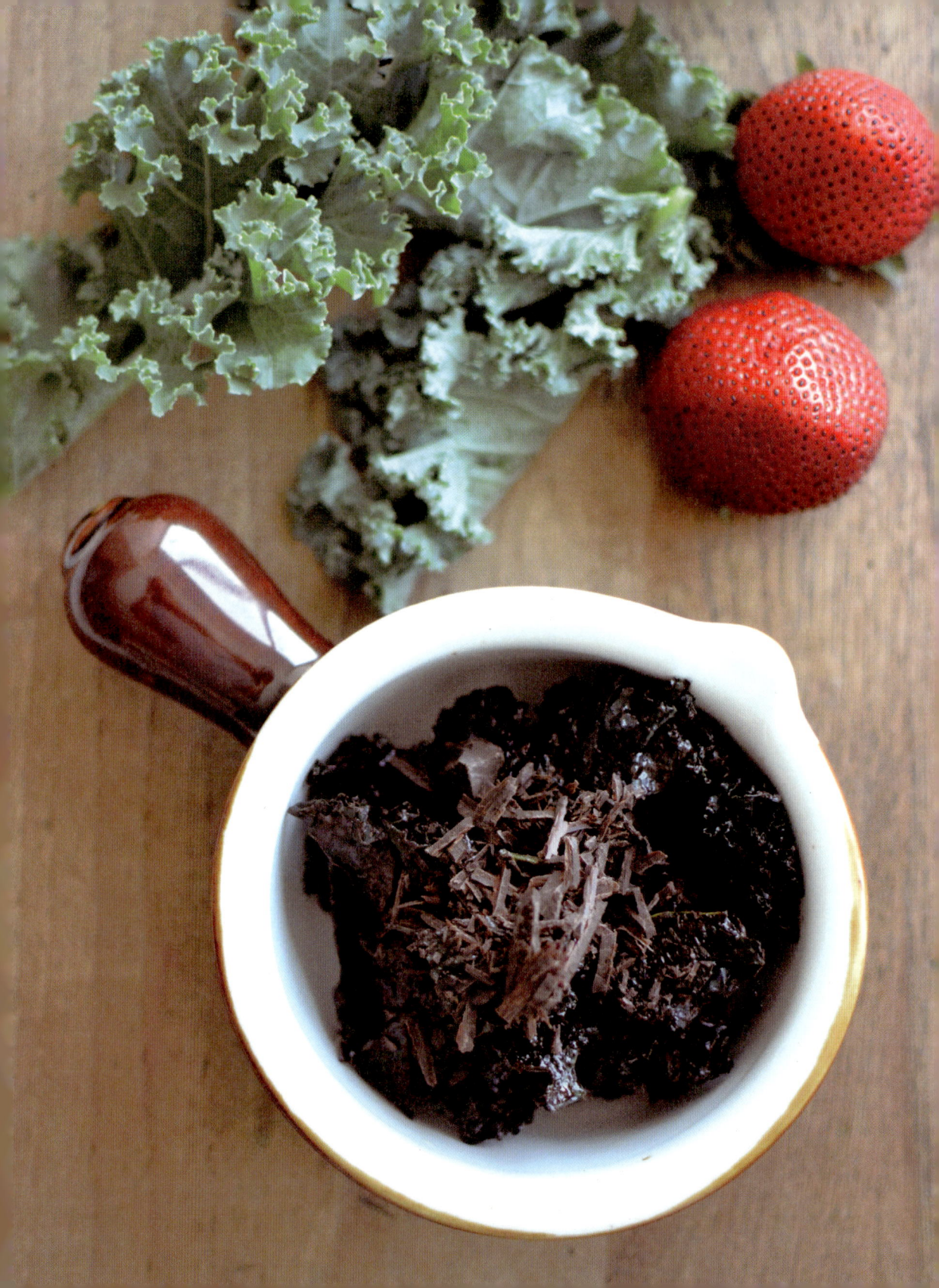

카카오 케일칩

요리 재료 (3~4컵 분량)
케일 5컵, 카카오 파우더 1/2컵, 코코넛 오일 2테이블스푼, 아가베 시럽 2테이블스푼, 소금 조금

만드는 법
1. 케일을 깨끗이 씻은 후 물기를 제거하고 가운데 줄기 부분에서 잎 부분만 떼어냅니다.
2. 케일을 제외한 나머지 재료를 잘 섞어준 후 케일과 버무립니다.
3. 40도 정도의 건조기에서 12~18시간 이상 말려주세요.

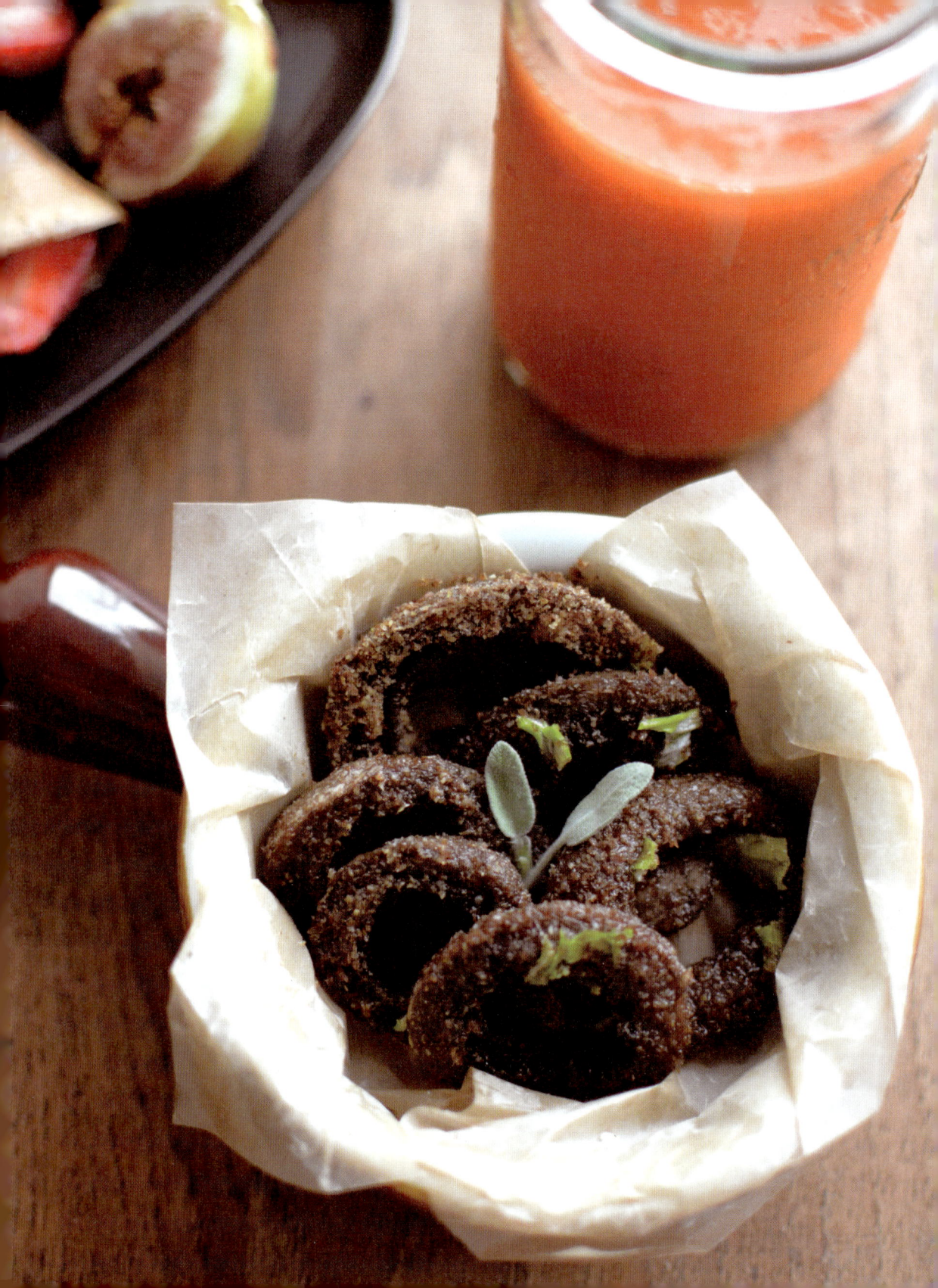

굴 튀김맛 양송이버섯 칼라마리 & 양파링

요리 재료 (3~4회 분량)

버섯 10개, 링처럼 슬라이스한 양파 10개, 올리브 오일 1/2컵, 레몬즙 4테이블스푼, 아마씨 파우더 2컵, 파슬리 등 허브 1/2컵, 고춧가루 조금, 간장 조금, 후추 조금

만드는 법

1. 버섯은 흐르는 물에 깨끗이 씻어준 후 물기를 제거합니다.
2. 양파는 껍질을 벗기고 양 끝을 잘라준 후 링처럼 동그랗게 슬라이스 합니다.
3. 허브는 잎 부분만 떼어내고 돌돌 말아 칼로 아주 잘게 잘라줍니다.
4. 허브 잎, 올리브 오일, 레몬, 간장, 고춧가루, 후추를 섞은 소스에 버섯과 양파를 30분간 재워둡니다.
5. 양념이 충분히 잘 배어든 버섯과 양파에 아마씨 파우더를 튀김가루 입히듯이 묻혀주세요.
6. 건조기에서 바삭한 식감이 날 때까지 3시간 이상 건조시키면 됩니다.

Tip

- 타르타르 소스(110쪽) 또는 토마토 살사 소스(109쪽)를 곁들여 드시면 맛있습니다.

Main Dish
메인 디시

패스트푸드 햄버거와 로푸드 버거, 일반 피자와 로푸드 피자 사진을 동시에 보여주면서 '오늘 저녁 식사로 어떤 메뉴를 선택하시겠습니까?'라는 메시지를 전하는 전시를 한 적이 있습니다. 사람들은 로푸드로 햄버거와 피자를 만들 수 있다는 사실에 놀랍니다. 이처럼 많은 사람들이 로푸드를 처음 접하면서 가장 신기해하고 또 재미있어하는 부분이 바로 메인 디시입니다. 화려한 로푸드 메인 디시를 경험해보세요.

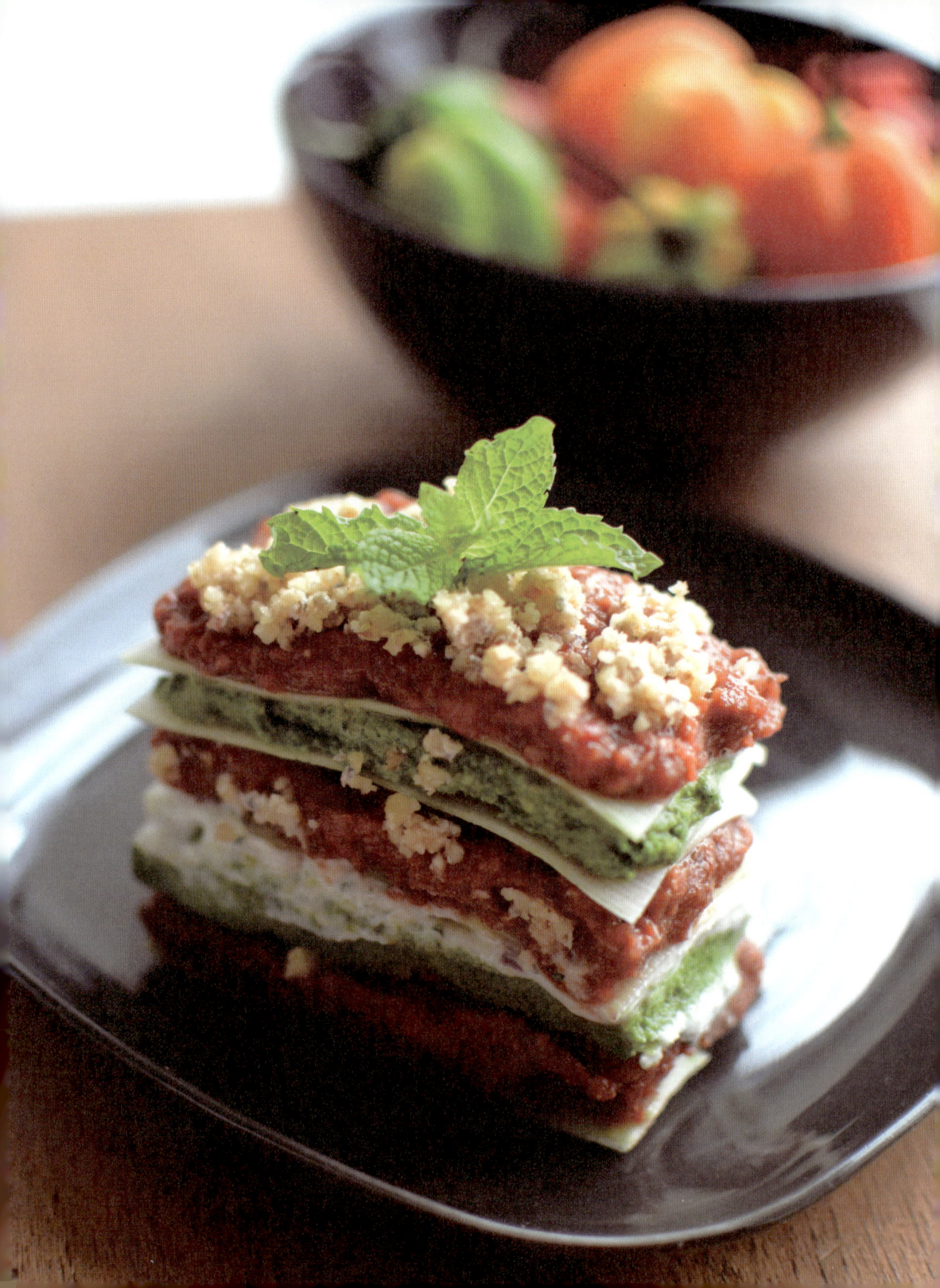

세 가지 소스맛 오색 라자냐

요리 재료 (1인분)

주키니호박 반 개, 리코타 치즈(111쪽), 비트 토마토 케첩(108쪽), 호두 바질 페스토(109쪽), 호두 1/4컵

만드는 법

1. 주키니호박의 양끝을 잘라낸 후 필러 혹은 슬라이서를 이용해 얇고 넓적하게 슬라이스합니다. 칼을 이용하는 경우에는 최대한 얇게 슬라이스합니다.
2. 슬라이스한 호박을 반으로 자릅니다.
3. 호두는 푸드프로세서를 몇 번만 작동시켜 고기를 간 것처럼 보이도록 거칠게 갈아주세요. 고기 색깔을 내기 위해 간장을 조금 넣거나 좋아하는 양념을 첨가해보세요.
4. 리코타 치즈와 비트 토마토 케첩을 만듭니다.
5. 호두 바질 페스토 재료에 손질한 시금치 한 컵을 더 넣어 기존 레시피보다 물기가 적도록 만듭니다.
6. 호박 슬라이스 3장을 겹쳐 한 층을 만드세요.
7. 호박, 리코타 치즈, 호박, 비트 토마토 케첩, 호박, 호두 바질 페스토 순서로 차곡차곡 여러 겹 쌓습니다.
8. 고기 라자냐 느낌이 나도록 맨 위에 호두를 뿌립니다.
9. 라자냐 맨 위에는 바질 등의 허브잎을 이용해 장식해줍니다.

Tip
- 라자냐를 층층이 쌓을 때 사각 무스 틀을 이용하면 도움이 됩니다.
- 토마토와 파프리카를 라자냐 층의 중간 중간에 넣어도 좋습니다.

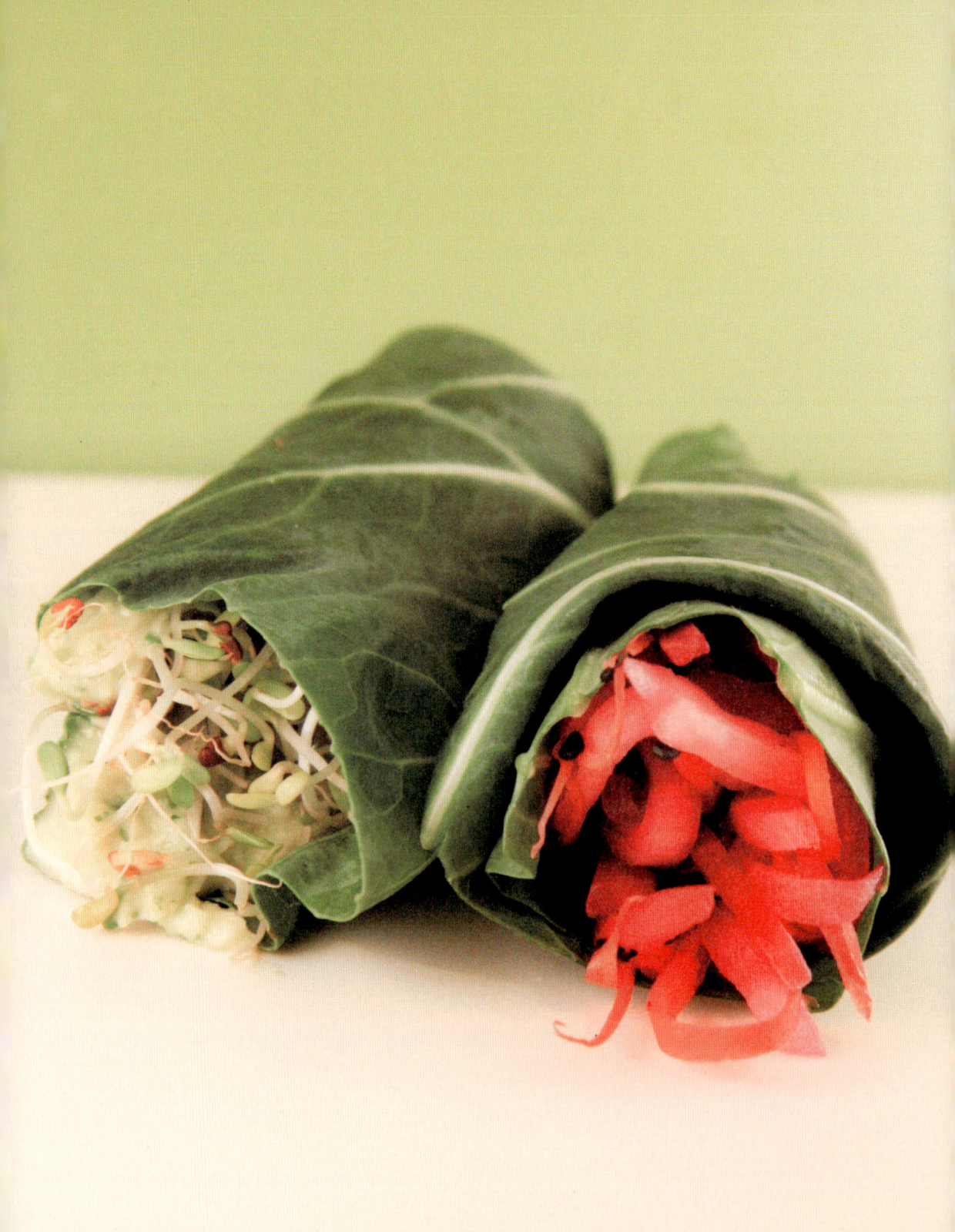

핑거 콜라드 랩

요리 재료 (1인분)
콜라드그린 잎 또는 쌈케일 2장, 비트, 당근 등 좋아하는 야채 또는 당근 누들 건포도 샐러드(239쪽), 좋아하는 채소, 과카몰(108쪽)

만드는 법

1. 콜라드그린 잎 가운데의 굵은 줄기 부분은 제거해 한 장의 잎을 반으로 잘라줍니다.
2. 콜라드 잎의 뒷장이 위로 보이게 둔 상태에서 그 위에 좋아하는 야채나 당근 누들 건포도 샐러드를 얹고 일식집에서 먹는 '마끼'처럼 깔때기 모양으로 말아줍니다.
3. 좋아하는 채소들을 손질한 콜라드그린 잎의 가로 길이에 맞춰 잘라줍니다.
4. 콜라드그린 잎 위에 과카몰을 전체적으로 펴 바르고 그 위에 손질한 채소들을 올려 말아줍니다.

> **Tip**
> - 콜라드그린 잎이 큰 경우에는 채소를 넉넉히 넣어 김밥처럼 동그랗게 말아서 썰어주세요.
> - 콜라드그린 잎 대신 오이나 무를 얇게 썰어 말아주셔도 좋습니다.
> - 과카몰 대신 콜라드그린 잎 위에 아몬드 버터(111쪽)나 소스류를 발라주거나 완성된 핑거 콜라드 랩을 된장 타히니 소스에 찍어 드셔도 맛있습니다.
> - 잘게 채친 양배추를 캐슈너트 마요네즈(107쪽)에 버무린 후 콜라드그린잎으로 말아 드셔도 맛있습니다.

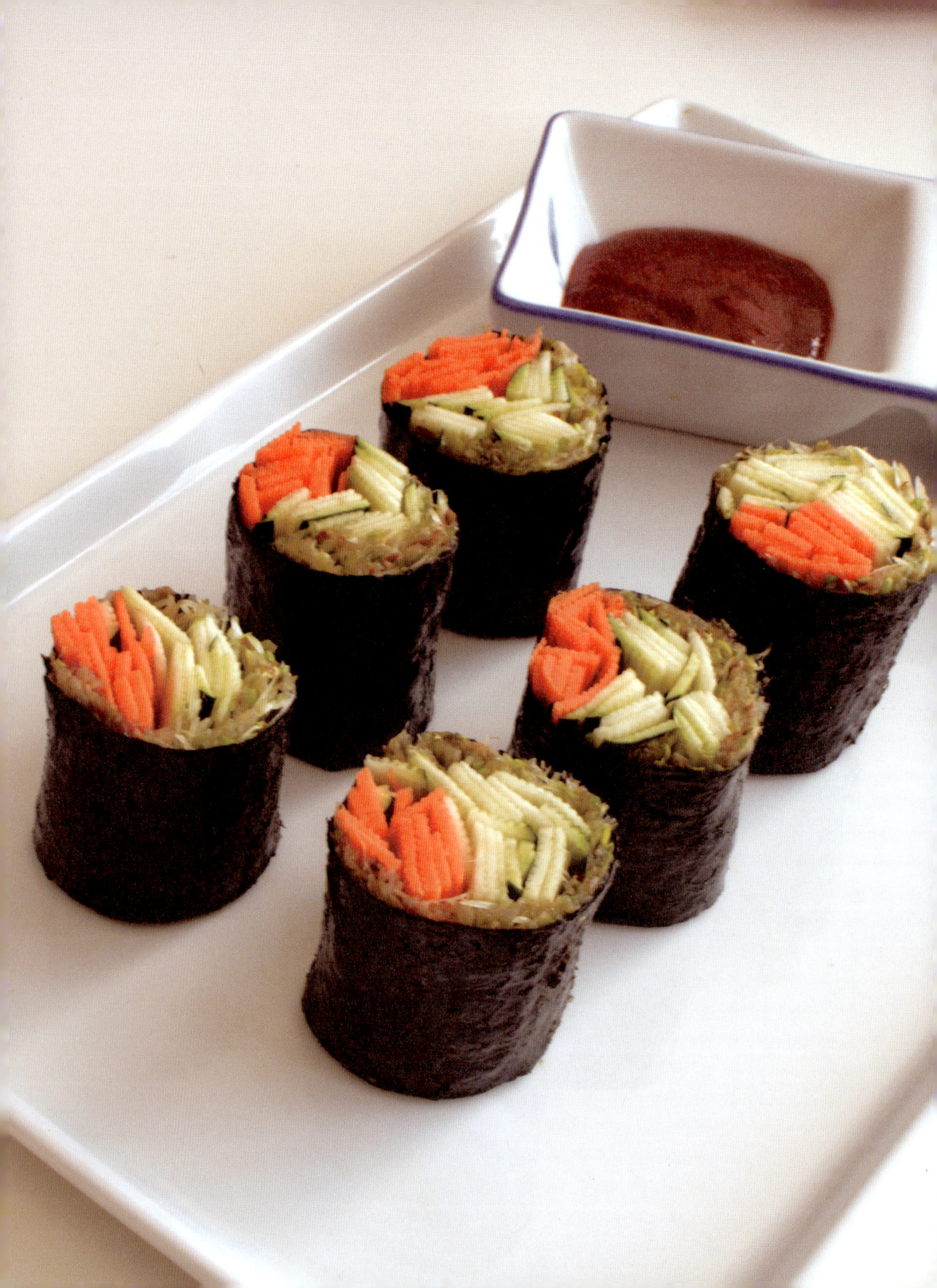

심플 고추장 김밥

요리 재료 (1인분)
애호박 1개, 김 3장, 고추장 조금, 새싹 등 좋아하는 채소

만드는 법
1. 애호박은 양끝을 잘라낸 후 스파게티 만들 때처럼 스파이럴을 이용해 면으로 뽑거나 칼로 가늘고 길게 잘라줍니다.
2. 김밥 재료에 넣을 좋아하는 채소들을 준비해 가늘고 길게 슬라이스 해줍니다.
3. 김 위에 애호박 면을 깔고 그 위에 새싹 등 준비한 채소를 더한 후 고추장을 조금 넣습니다.
4. 김밥 말듯이 말고 썰어주면 됩니다.

- 슈퍼에서 파는 가공 고추장보다는 재래식 고추장을 추천합니다.
- 아몬드 펄프나 콜리플라워를 밥처럼 깔아주고 그 위에 좋아하는 채소를 얹어 드셔도 좋습니다.

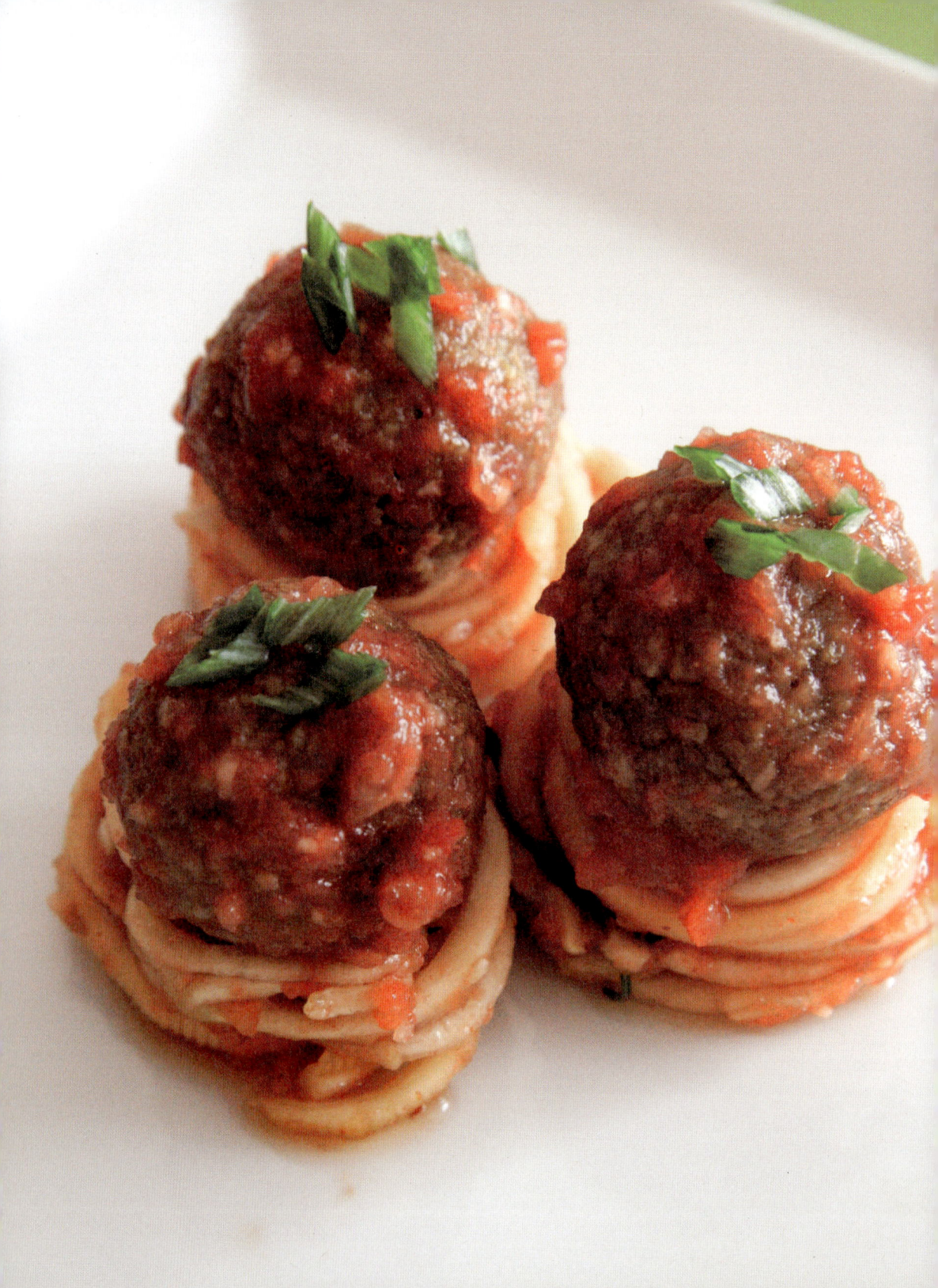

스파이시 미트볼 토마토 스파게티

요리 재료
애호박 혹은 주키니호박 1/2~1개, 비트 토마토 케첩(108쪽) 1컵, 파슬리 또는 바질 1/2컵, 마늘 2쪽, 고추 1개, 고춧가루 조금

미트볼 재료 (4인분, 20개 분량)
해바라기씨 1컵, 아마씨 파우더 1/4컵, 중간 크기의 당근 1개, 올리브 오일 1/4컵, 마늘 1쪽, 소금 조금

만드는 법
1. 해바라기씨는 8시간 정도 미리 물에 불려두고, 당근은 껍질을 벗겨 양쪽 끝을 자른 뒤 적당한 크기로 썰어줍니다.
2. 손질한 당근 등 미트볼 재료를 모두 푸드프로세서에 넣어 갈아준 후 동그랗게 모양을 빚어 건조기에 8시간 이상 말려줍니다.
3. 주키니호박을 칼로 가늘고 길게 채썰어줍니다. 스파이럴을 이용하면 스파게티 면처럼 만들기 쉽습니다.
4. 비트 토마토 케첩에 파슬리, 마늘, 고춧가루, 고추를 넣고 갈아 토마토 소스를 만들어줍니다.
5. 호박 면 위에 완성된 토마토 소스와 미트볼을 올려줍니다.
6. 마지막으로 파슬리 혹은 바질로 장식해줍니다.

Tip
- 애호박 면은 스파게티로 만들기 2~3시간 전 미리 면 상태로 뽑은 후 상온에 두면 좀 더 면의 식감에 가까워집니다.
- 매운맛이 싫으시다면 고추와 고춧가루를 빼 달콤한 맛으로 즐겨보세요.
- 둥글고 얇게 슬라이스 한 호박을 토마토 소스로 버무린 후 건조시키면 호박칩이 만들어집니다.

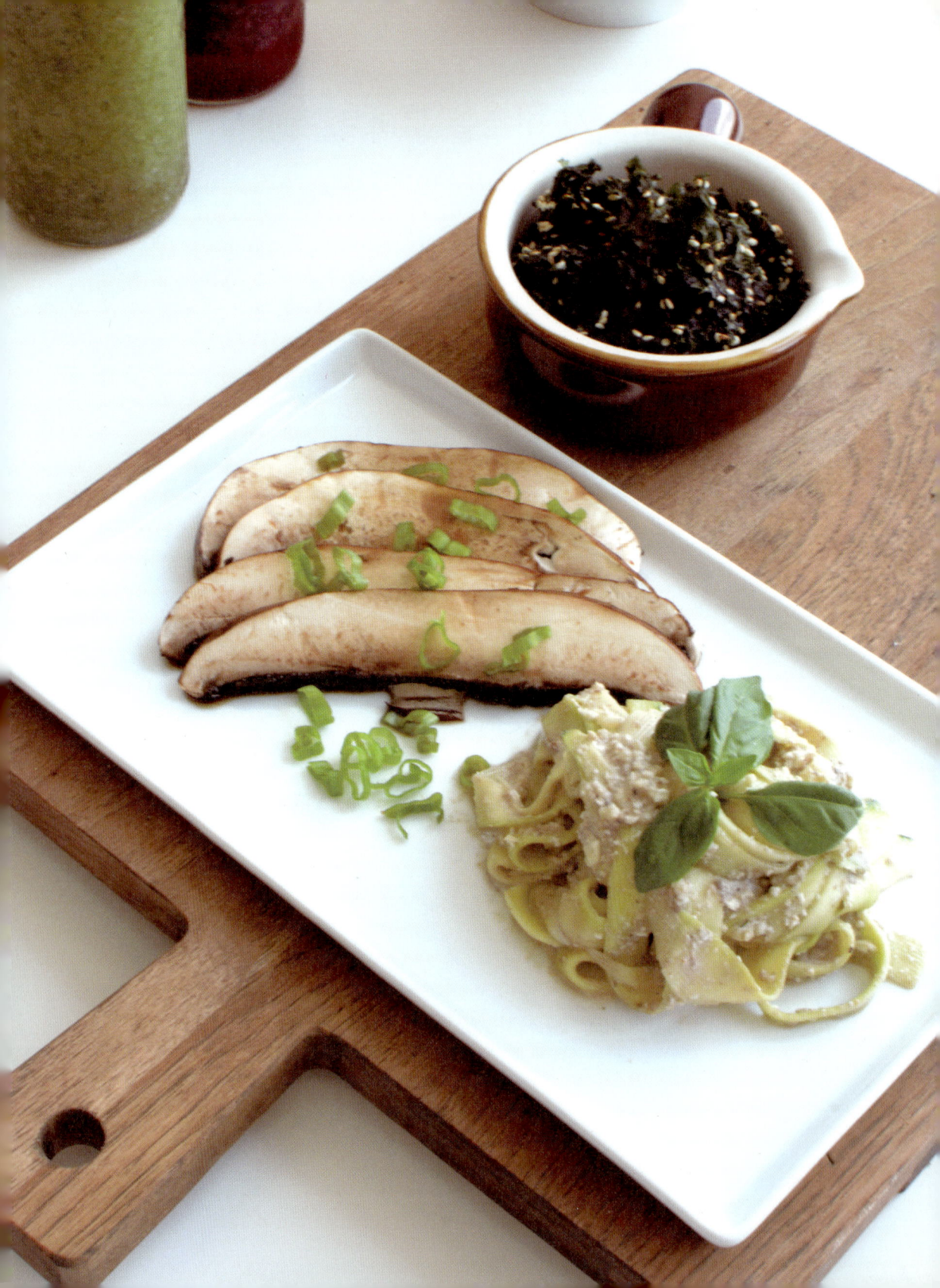

알프레도 페투치니

요리 재료 (2인분)
애호박 1개, 버섯 1컵, 간장 1/2컵

알프레도 소스 재료 (2회분)
물에 불린 캐슈너트 1/2컵, 잣 1/2컵, 레몬즙 1테이블스푼, 마늘 2쪽, 간장 1티스푼, 올리브 오일 2티스푼, 아몬드 밀크(205쪽) 또는 코코넛 밀크 1/4컵

만드는 법
1. 버섯은 간장에 미리 절여둡니다.
2. 캐슈너트는 4시간 정도 미리 물에 불려줍니다.
3. 아몬드 밀크를 만들어줍니다.
4. 알프레도 소스의 재료를 푸드프로세서에 넣고 갈아줍니다.
5. 애호박은 슬라이서를 이용해 껍질을 벗기고 양 끝을 잘라냅니다.
6. 필러를 이용해 호박을 넓적하고 얇게 슬라이스 해준 후 2cm 넓이의 길다란 페투치니 면을 만들어줍니다.
7. 알프레도 소스와 애호박 페투치니 면 그리고 간장에 절인 버섯을 먹기 직전에 잘 버무려줍니다.
8. 쪽파 혹은 허브를 아주 잘게 썰어 면 위에 장식해주셔도 좋습니다.

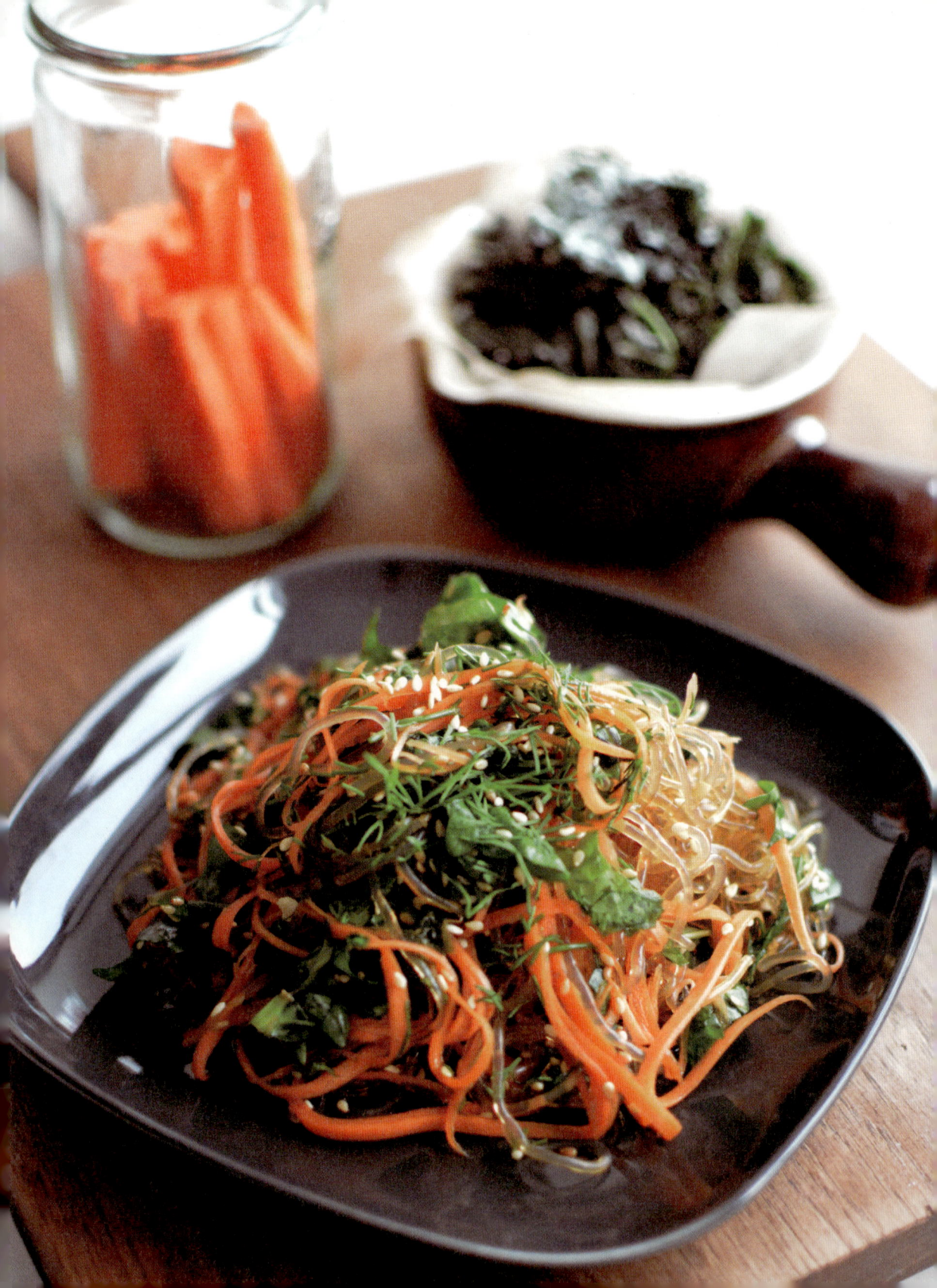

천사의 맛, 엔젤 누들

요리 재료 (2인분)

천사채 2컵, 당근 1컵, 시금치 1컵, 바질 1컵, 양파 1/4개, 버섯 1컵, 부추 1컵, 쪽파 2줄, 잡채 소스(간장, 참기름, 생강, 마늘, 아가베 시럽 등), 깨소금 조금

만드는 법

1. 천사채를 30분~1시간 정도 물에 불려준 후 물기를 제거합니다.
2. 당근, 양파, 버섯, 부추, 쪽파는 껍질과 양 끝을 잘라낸 후 가늘고 길게 채 썰어줍니다.
3. 바질과 시금치는 잎 부분만 떼어냅니다.
4. 모든 재료를 한데 섞어 양념이 천사채에 잘 배어들도록 손으로 버무려줍니다.
5. 밥과 같이 먹는 게 아니므로 간은 싱겁게 해주세요.

- 바질 대신 허브 중 하나인 '딜'과 잘 어울립니다.
- 잡채 양념 외에도 발사믹 식초와 고추장으로 맛을 낸 소스와 건조 토마토를 넣은 소스 등 다양한 양념의 엔젤 누들을 만들어보세요.
- 타마린 소스에 땅콩을 넣고 갈아준 소스로 태국 음식인 '팟타이' 느낌을 낼 수 있습니다.
- 타히니 브로콜리 샐러드에서 소개한 된장 타히니 소스(241쪽)에 천사채를 버무려도 맛있습니다.

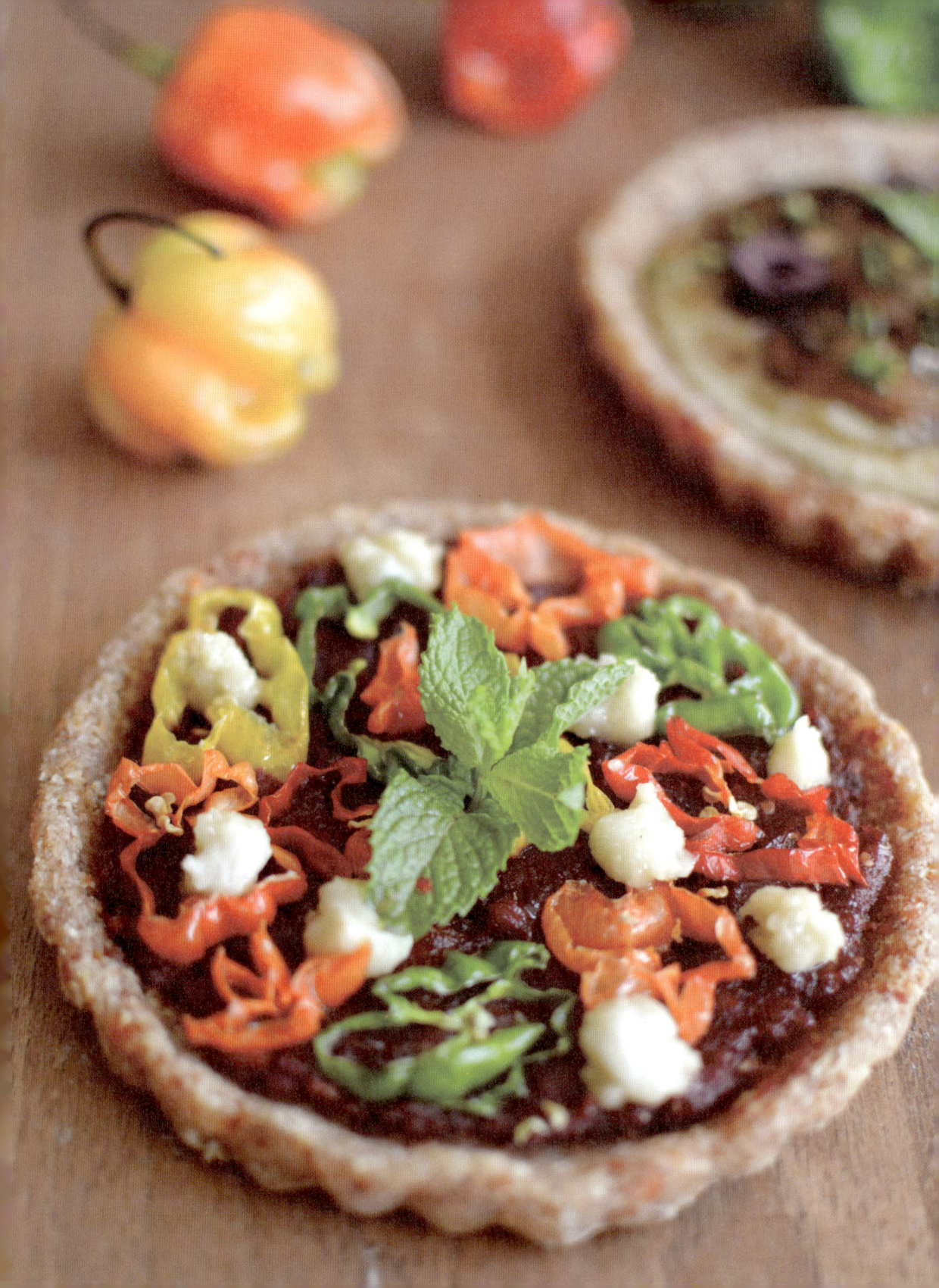

채소꽃 피자

요리 재료 (지름 20cm 2장 분량)
리코타 치즈(111쪽), 비트 토마토 케첩(108쪽) 또는 토마토 살사 소스(109쪽) 재료, 피자 토핑용 채소(양파, 파프리카, 시금치, 바질 잎, 토마토 등)

피자 크러스트 재료
아마씨 파우더 2컵, 양파 1/2컵, 셀러리 2줄기, 건조 토마토 1개, 마늘 2쪽, 소금 1티스푼, 물 1/2컵

만드는 법
1. 피자 크러스트를 만들기 위한 양파는 껍질을 벗겨 양 끝을 잘라낸 후 작게 썰어주고, 토핑용 양파는 링처럼 동그랗고 가늘게 썰어줍니다.
2. 토핑용 파프리카는 꼭지 부분과 씨를 제거하여 링처럼 동그랗고 가늘게 썰어주고, 셀러리는 작게 잘라줍니다.
3. 시금치와 바질은 잎 부분만 떼어내어 씁니다.
4. 토마토는 꼭지를 제거하고 한입 크기보다 작게 썰어줍니다.
5. 피자 크러스트 재료를 푸드프로세서로 갈아준 후 테프론 시트 위에 피자 도우처럼 동그란 모양으로 납작하게 깔아둡니다.
6. 2시간 정도 건조에서 말린 후 뒤집어서 피자 도우 느낌이 날 때까지 약 6시간 정도 더 건조시킵니다.
7. 리코타 치즈를 만들어줍니다.
8. 건조 후 완성된 피자 도우 위에 토마토 소스를 바르고 그 위에 손질한 피자 토핑 재료들을 얹어줍니다.
9. 리코타 치즈는 피자 토핑을 얹은 중간 중간 뿌려줍니다.
10. 마지막으로 뉴트리셔널 이스트를 뿌립니다.
11. 건조기에 넣어 2~4시간 정도 더 건조시킵니다.

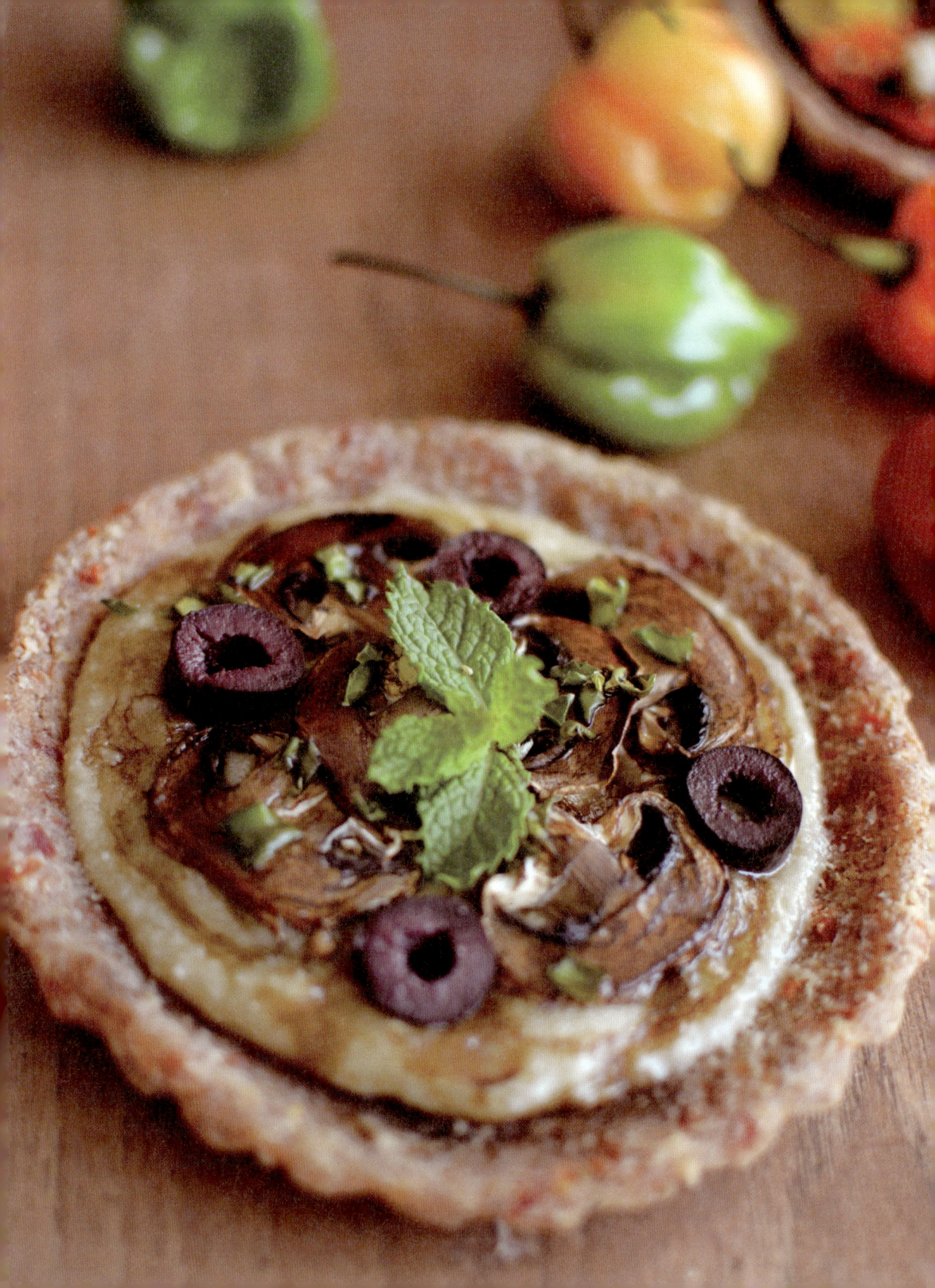

불고기맛 버섯 피자

요리 재료
리코타 치즈(111쪽), 청양고추 1개(선택사항)

불고기맛 버섯 마리네이트 재료 (지름 20cm 2장 분량)
잘게 썬 버섯 2컵, 붉은 양파 1컵, 간장 2테이블스푼, 참기름 1테이블스푼, 쪽파 조금, 간 마늘 조금, 아가베 시럽 1테이블스푼, 청양고추 1개(선택사항)

만드는 법

1. 불고기맛 버섯 마리네이트 재료를 한데 섞어 양념이 버섯에 배어들도록 30분 정도 재워둡니다.
2. 리코타 치즈를 만들어 건조 후 완성된 도우 바닥에 발라줍니다.
3. 리코타 치즈 위에 불고기맛 버섯 마리네이트를 토핑으로 올려줍니다.
4. 청양고추를 작게 썰어 토핑으로 뿌려줍니다.
5. 건조기에 넣어 2~4시간 정도 더 건조시킵니다.

Tip
- 버섯 피자를 만들 때는 케첩을 넣지 않습니다.
- 피자 크러스트 레시피 대신 스파이시 미트볼 스파게티(267쪽)의 미트볼 레시피에 물을 조금 첨가한 후 도우를 만드셔도 좋습니다.
- 미리 만들어 둔 피자는 먹기 직전 건조기로 따듯하게 데워서 드셔도 좋습니다.
- 케첩 대신 토마토 살사 소스(109쪽)로 대체하거나 리코타 치즈 대신 캐슈너트 마요네즈(107쪽)를 쓰셔도 됩니다.
- 다양한 야채를 토핑으로 올리기보다는 토마토 시금치 타르트(283쪽)의 토마토 마리네이트만 올리는 등 한 가지 재료 토핑으로 만들어보셔도 좋습니다.
- 피자 도우를 한입 크기의 핑거푸드로도 만들어보세요.

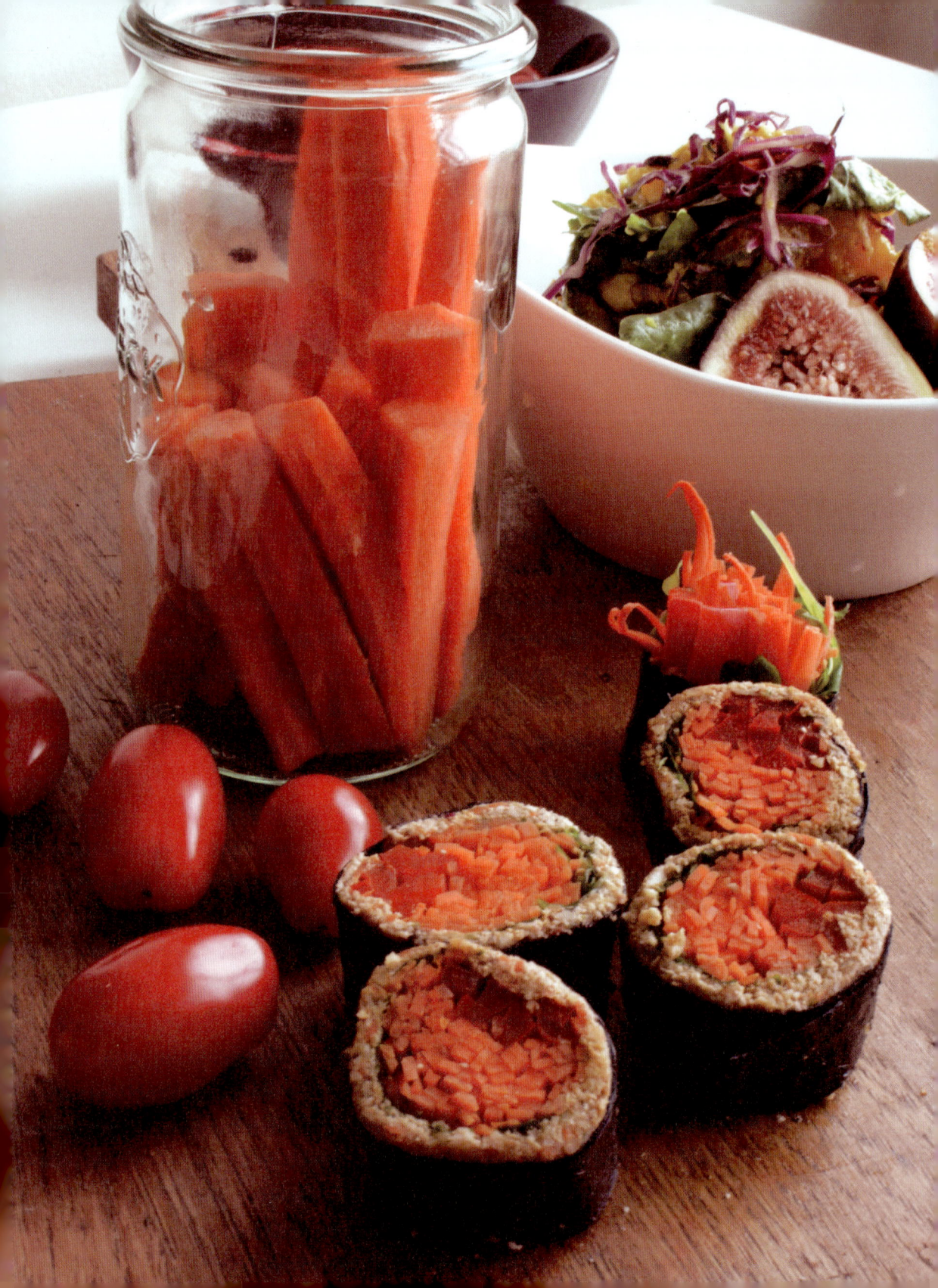

치킨맛 파테 김밥

치킨맛 파테 재료 (3컵 분량)
물에 불린 호두 1/2컵, 물에 불린 해바라기씨 1/2컵, 오이 1컵, 샐러리 1컵, 쪽파 조금, 레몬즙 2테이블스푼, 소금 조금, 캐슈너트 마요네즈(107쪽) 조금

김밥 재료
김밥용 김 1장, 깻잎 2장, 좋아하는 야채(선택사항)

만드는 법
1. 호두는 4시간, 해바라기씨는 8시간 물에 미리 불려둡니다.
2. 양 끝을 자른 오이와 샐러리를 작은 크기로 썰어줍니다.
3. 쪽파는 뿌리 부분을 제거한 후 4등분합니다.
4. 치킨맛 파테 재료들을 모두 푸드프로세서에 넣고 갈아줍니다. 닭가슴살 식감이 나게 하는 게 중요합니다. 너무 오래 블렌딩해서 재료가 죽처럼 되지 않게 조절해주세요.
5. 완성된 파테에 캐슈너트 마요네즈를 넣고 수저로 섞어줍니다.
6. 김 위에 깻잎을 깔고 그 위에 파테를 올린 후 좋아하는 각종 야채를 넣어 김밥처럼 만드시면 됩니다.

Tip
- 빨간 피망을 넣으면 연어와 같은 색감이 납니다.
- 완성된 치킨맛 파테 김밥은 된장 타히니 소스(241쪽)와 잘 어울립니다.
- 쌈 야채에 치킨맛 파테를 올려서 싸서 드셔도 맛있습니다.

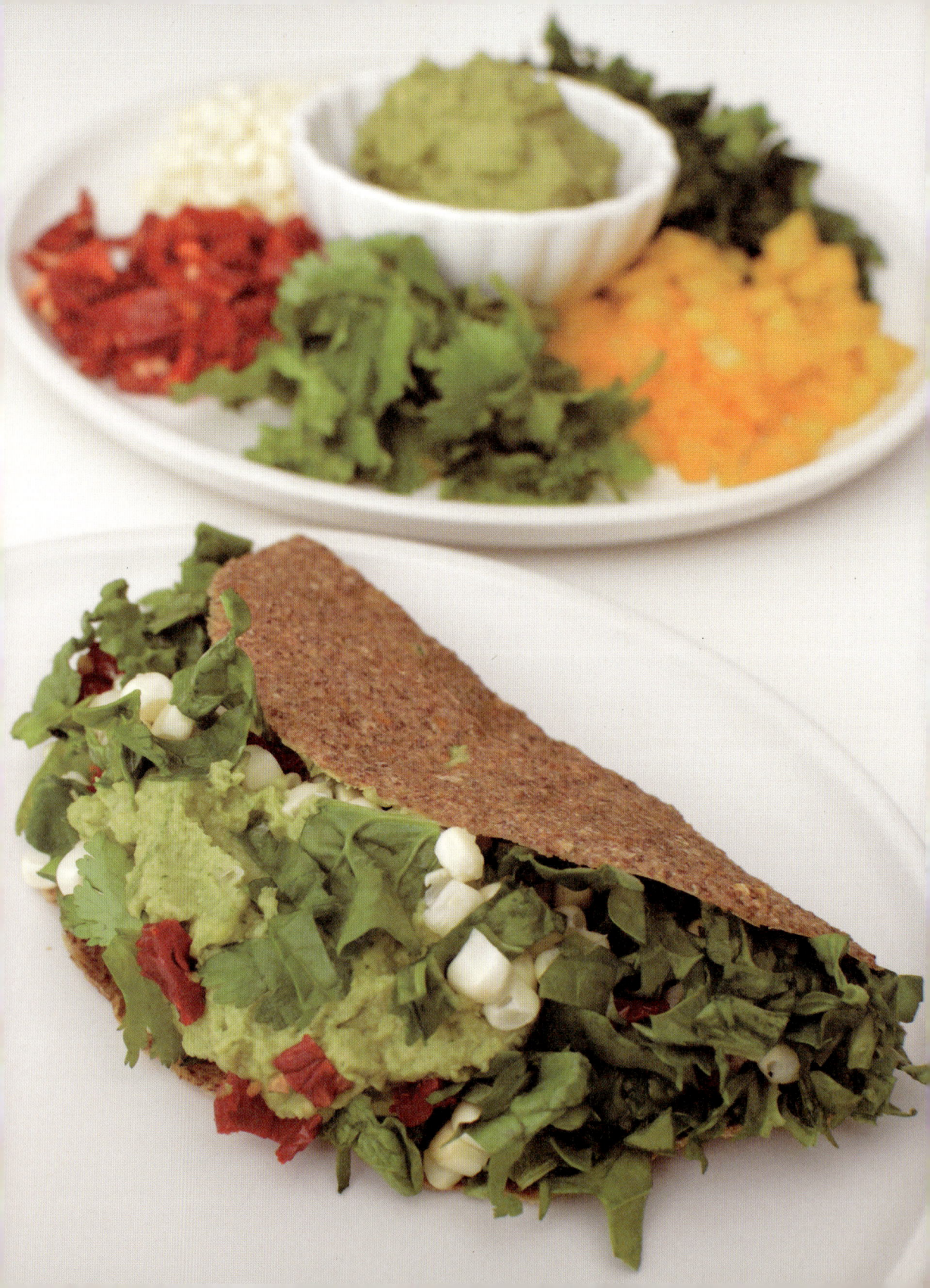

새싹 옥수수 토틸라

요리 재료 (3~4회 분량)
과카몰(108쪽) 1컵, 새싹 또는 로메인상추 3컵, 옥수수 2컵

옥수수 토틸라 재료 (만두피 크기 10장 분량)
생옥수수 3컵, 피망 1컵, 아마씨 파우더 1/2컵, 레몬즙 1테이블스푼, 고춧가루 조금, 발사믹 식초 1테이블스푼, 소금 조금

만드는 법

1. 옥수수는 칼을 이용해 옥수수 알갱이들만 분리합니다.
2. 피망은 꼭지와 씨를 제거합니다.
3. 손질한 옥수수와 피망에 옥수수 토틸라의 나머지 재료들을 넣어 푸드프로세서로 곱게 갈아줍니다.
4. 완성된 반죽을 건조기 시트에 만두피 크기로 펼쳐줍니다. 완성된 토틸라에 채소 등을 넣고 반으로 접어야 하기 때문에 두껍지 않게 만들어주세요.
5. 부드러운 토틸라를 만들고 싶다면 건조기에 넣어 4시간 정도 건조시킨 후 뒤집어 약 5시간 정도 더 건조시킵니다. 바삭한 토틸라를 만들고 싶다면 건조 시간을 늘리시면 됩니다.
6. 로메인 상추는 밑동에서 잎을 떼어낸 후 가늘게 채썰어줍니다.
7. 완성된 토틸라에 새싹 혹은 채썬 로메인상추 등의 채소, 생옥수수 알갱이, 과카몰을 넣은 후 반으로 접어줍니다.

Tip
- 오레가노 파우더 혹은 커민 파우더를 넣으면 멕시칸 요리 느낌이 훨씬 많이 납니다.

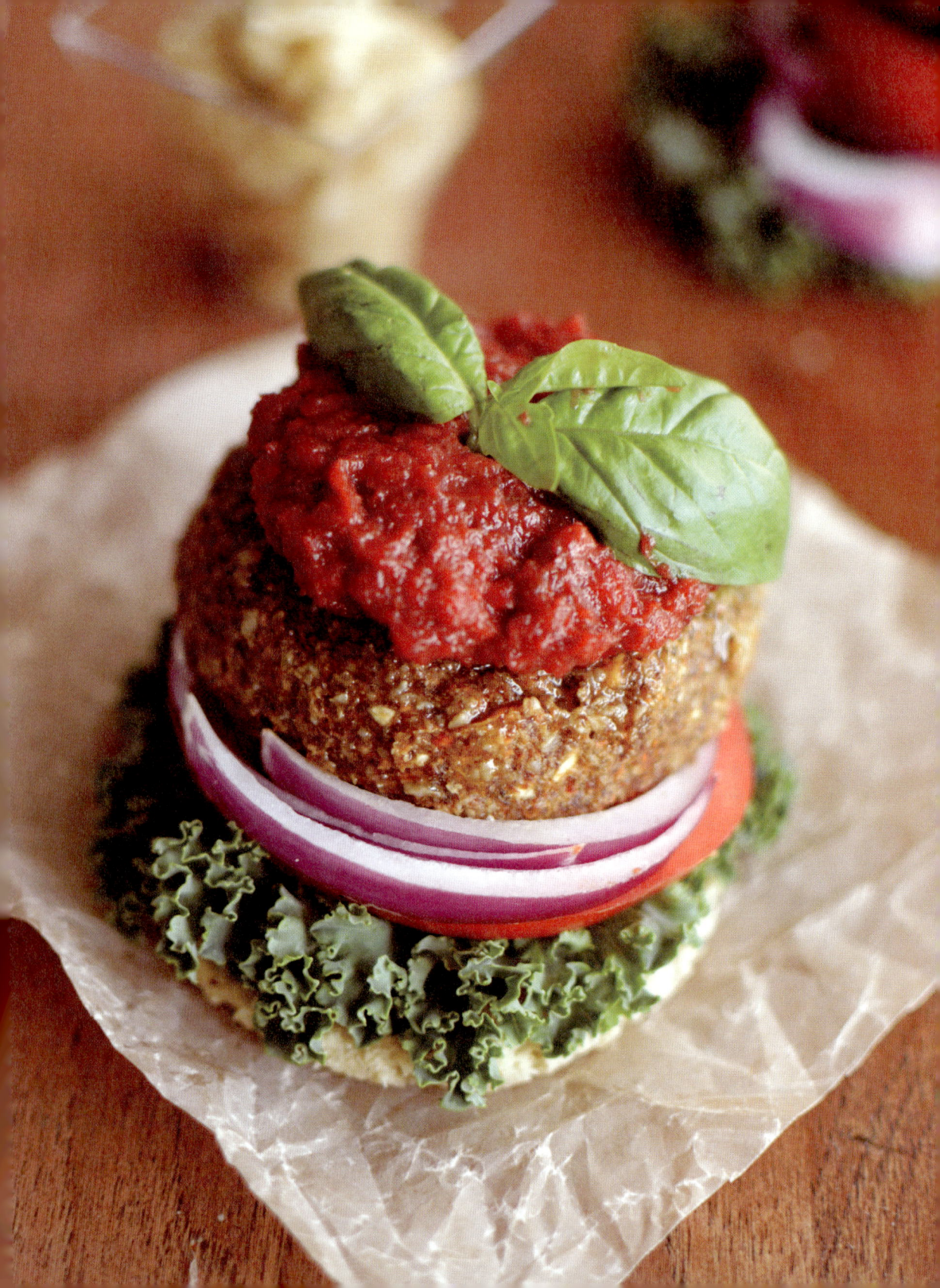

두툼 스테이크 버거

요리 재료
리코타 치즈(111쪽), 토마토 살사 소스(109쪽), 새싹 1컵, 상추 1장, 양파 1/4개, 토마토 1/4개

고구마 패티 재료 (5~10개 분량)
고구마 1개, 당근 1개, 해바라기씨 2컵, 아마씨 파우더 1/4컵, 참기름 1/4컵, 마늘 2쪽, 쪽파 2줄기, 고추 2개, 간장 2테이블스푼

버거 번 재료
물에 불린 메밀 1컵, 아마씨 1/2컵, 당근 반 개, 올리브 오일 1/4컵, 마늘 1쪽, 소금 조금, 물 1/2~1컵

만드는 법
1. 고구마와 당근은 껍질을 벗기고 양 끝을 잘라냅니다. 씨앗류는 8시간 정도 미리 물에 불려줍니다.
2. 손질한 고구마 패티의 모든 재료를 푸드프로세서에 넣고 동그랑땡 반죽의 느낌이 날 정도로 갈아준 뒤, 일반 햄버거 패티의 크기와 두께(지름 약 8cm, 두께 2cm) 정도로 만들어줍니다.
3. 버거 번 재료를 모두 푸드프로세서로 갈아준 후 고구마 패티보다 약간 작고 얇게 햄버거 빵처럼 빚어줍니다.
4. 패티와 버거 번을 건조기로 4시간 정도 말린 후 뒤집어서 8시간 이상 더 말립니다. 본인이 좋아하는 식감이 날 정도로 말리면 됩니다.
5. 양파와 토마토를 링 모양으로 얇게 잘라줍니다.
6. 건조 후 완성된 버거 번 사이에 상추, 양파, 토마토, 토마토 살사 소스, 버거 패티, 리코타 치즈, 새싹을 순서대로 올려줍니다.

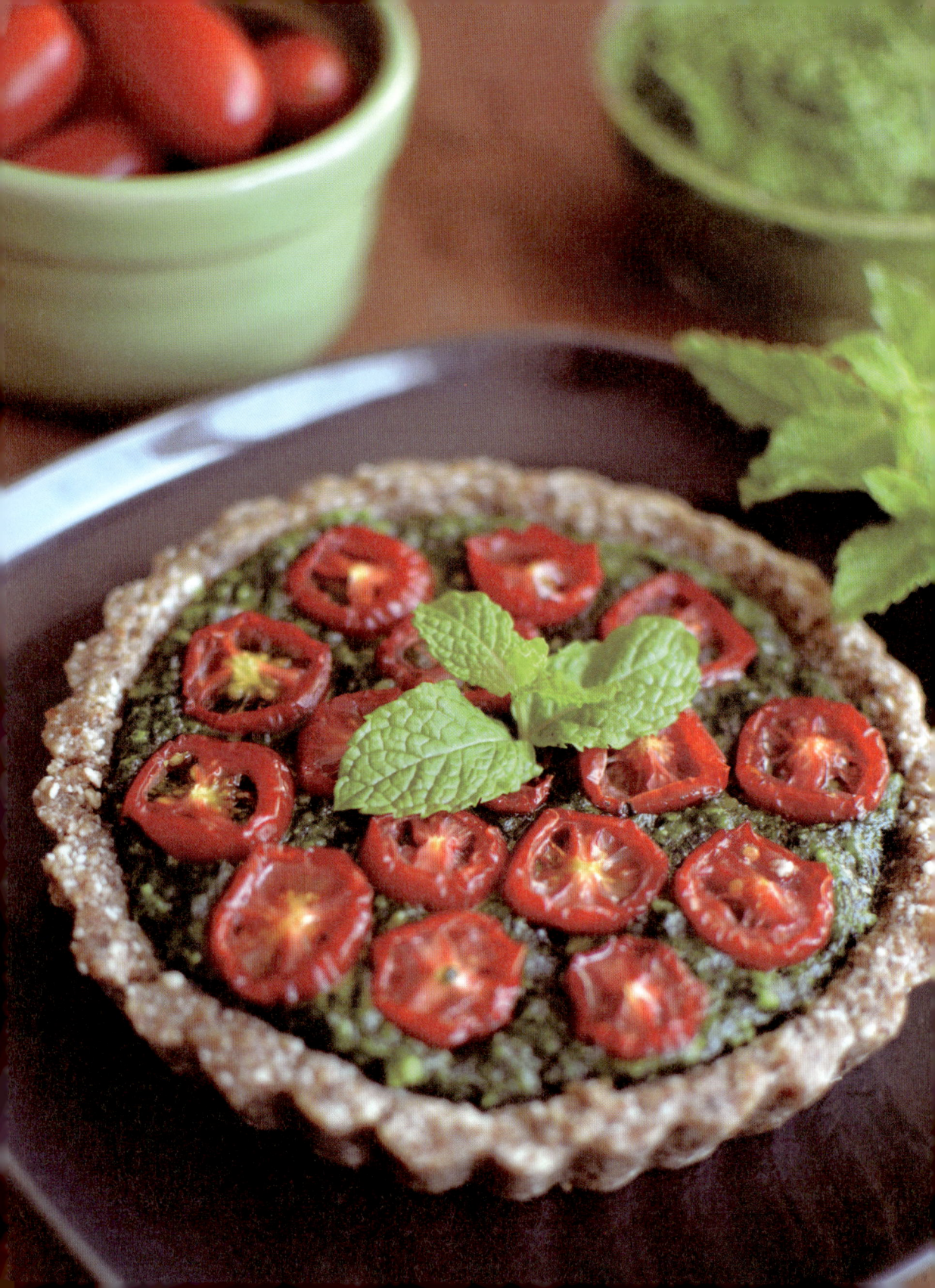

토마토 시금치 타르트

토마토 마리네이트 재료 (3.75인치 타르트 틀 2개 분량)
방울토마토 2컵, 올리브 오일 1테이블스푼, 발사믹 식초 2테이블스푼, 으깬 마늘 2쪽

크러스트 재료
물에 불렸다 말린 아몬드 1컵, 코코넛 오일 1티스푼, 소금 조금

시금치 필링 재료
물에 불린 캐슈너트 1컵, 마늘 1쪽, 애플사이다 식초 혹은 식초 1티스푼, 뉴트리셔널 이스트 1테이블스푼, 시금치 2컵, 소금 조금

만드는 법
1. 방울토마토는 꼭지를 떼어내고 반으로 잘라줍니다.
2. 토마토 마리네이트 재료를 한데 섞어 30분~1시간 정도 재워둡니다.
3. 아몬드는 8시간, 캐슈너트는 4시간 정도 미리 물에 불려줍니다.
4. 필링 재료들을 푸드프로세서로 갈아줍니다. 시금치는 마지막에 넣어 시금치의 씹히는 식감이 살아 있도록 합니다.
5. 크러스트 재료를 푸드프로세서로 곱게 갈아준 후 완성된 반죽을 타르트 틀 바닥에 채웁니다.
6. 크러스트 위에 필링 재료를 채웁니다.
7. 건조기에서 8시간 이상 말려줍니다.
8. 건조시킨 타르트 위에 토마토 마리네이트를 올려주고 2~4시간 정도 더 건조시킵니다.

Dessert

디저트

다이어트에 성공하기 위해 제일 먼저 제한해야 할 것은 정제 탄수화물로 만든 가공식품입니다. 하지만 식사량은 줄이더라도 달콤한 디저트를 끊기는 힘들다는 여자분들이 많습니다. 심지어 식사는 건너뛰고 고열량 디저트만으로 하루 칼로리를 섭취하는 잘못된 다이어트를 하는 분들까지 있습니다. 비록 너트류를 과하게 섭취하게 될 위험 부담이 있긴 하지만 디저트에 대한 식욕이 밀려들 때 로푸드 디저트로 폭풍식욕의 고비를 넘길 수 있답니다. 또 일반 디저트에 뒤지지 않을 만큼 맛있습니다.

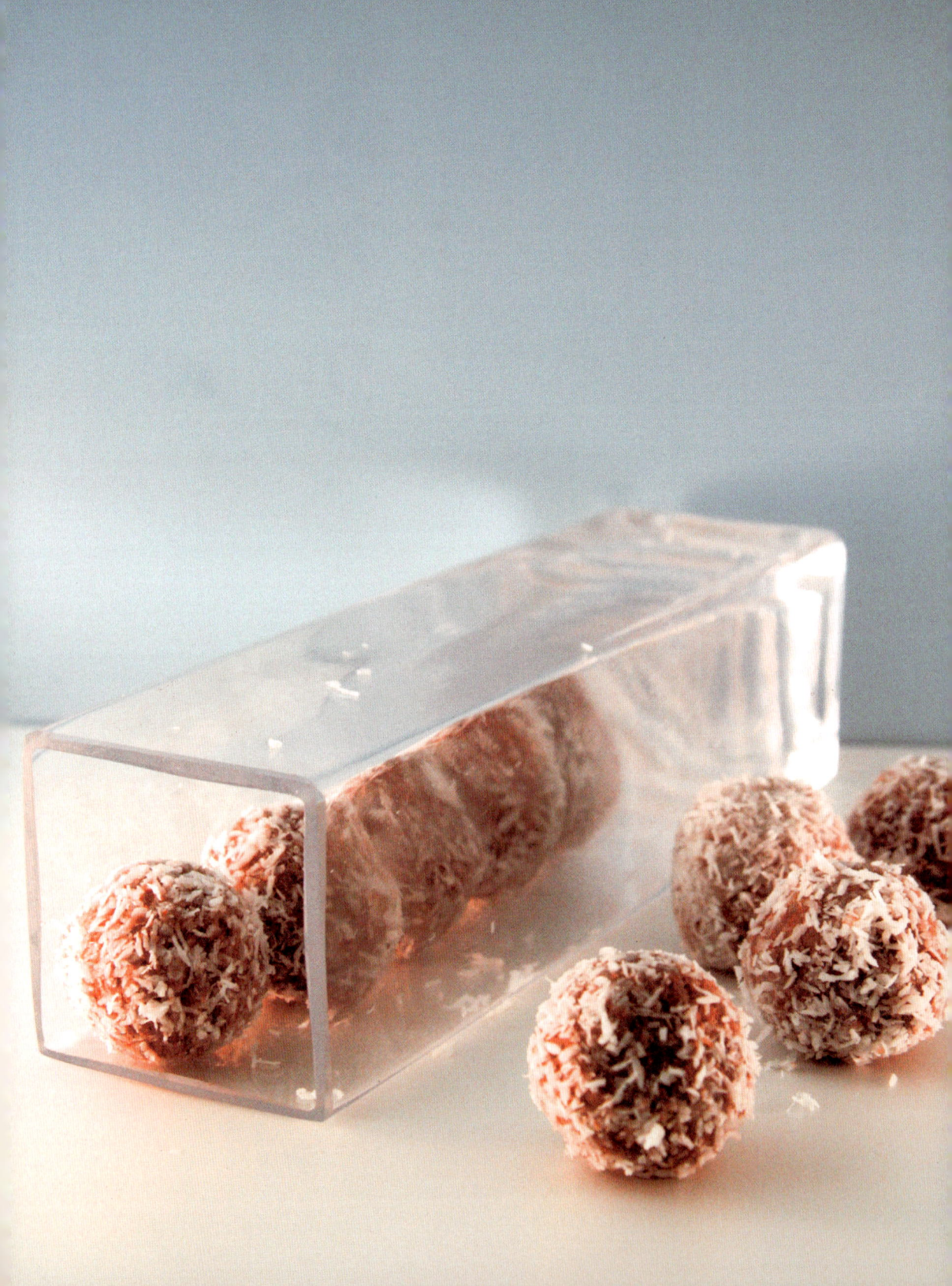

스노우볼

요리 재료 (5개 분량)
아몬드 밀크(205쪽)를 만들고 남은 펄프 1컵, 카카오 파우더 1테이블스푼, 코코넛 오일 1테이블스푼, 시나몬 파우더 1티스푼, 바닐라 농축액 1티스푼, 아가베 시럽 2테이블스푼, 코코넛 플레이크 1/2컵

만드는 법
1. 코코넛 플레이크를 제외한 모든 재료를 섞어 동그랗게 빚어주세요.
2. 아몬드 볼에 코코넛 플레이크를 묻혀주세요. 코코넛 오일을 아몬드 볼에 살짝 발라준 후 코코넛 플레이크 위에 굴리면 쉽습니다.
3. 코코넛 플레이크 대신 녹차 가루, 카카오 파우더 등 각종 파우더를 묻혀 다양한 맛을 즐겨보세요.

- 코코넛 플레이크는 코코넛 미트를 말린 후 잘게 갈아놓은 상태로, 시중에서도 구매하실 수 있습니다.

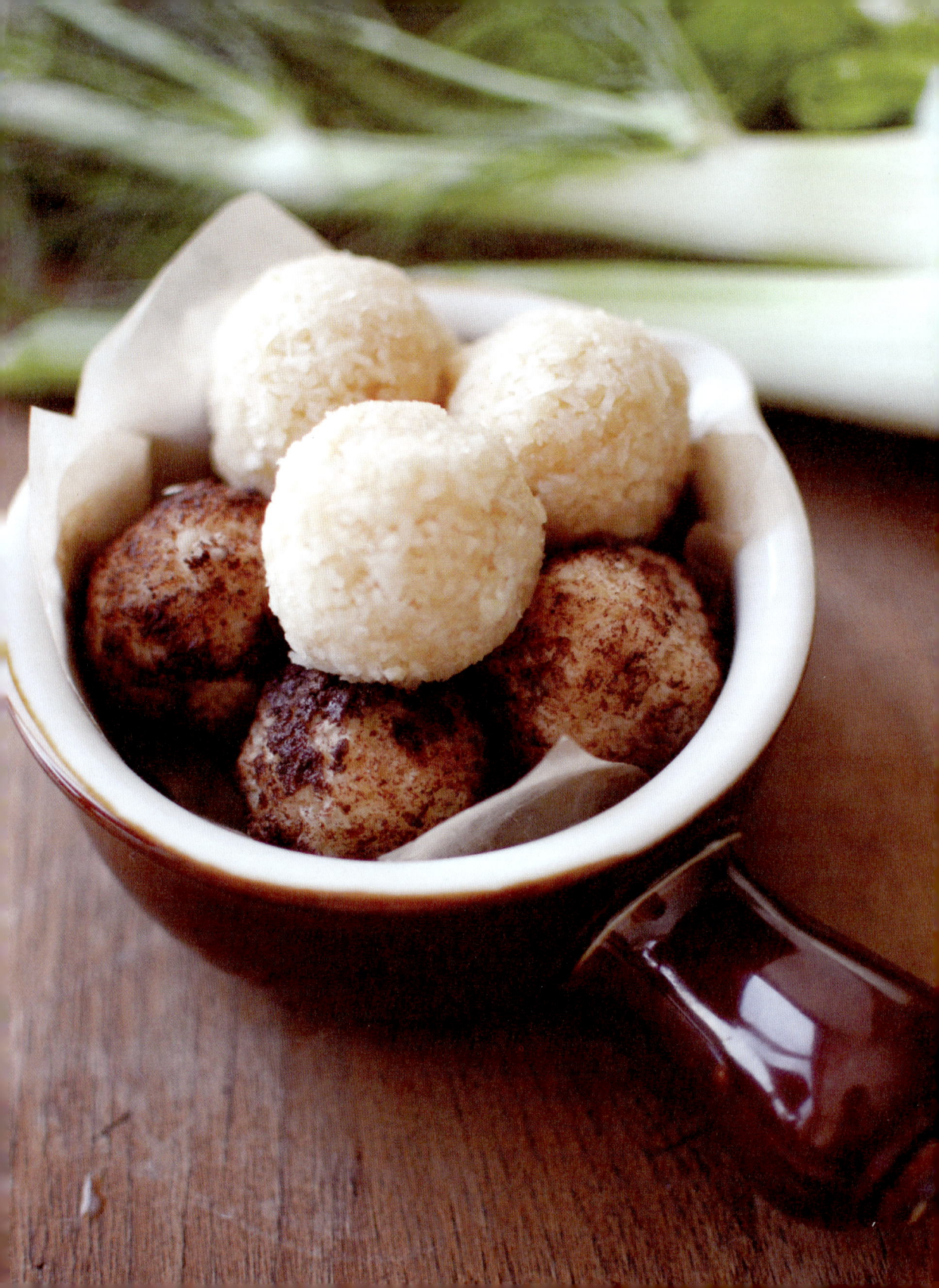

바닐라 마카룬 & 카카오 마카룬

요리 재료 (35~40개 분량)
코코넛 플레이크 1컵, 코코넛 버터 또는 코코넛 오일 1/3컵, 아몬드 가루 1/2컵, 바닐라 농축액, 메이플 시럽 또는 아가베 시럽 1/2컵

만드는 법
1. 코코넛 플레이크를 제외한 모든 재료를 푸드프로세서로 갈아줍니다.
2. 완성된 반죽에 코코넛 플레이크를 섞어준 후 동그랗게 볼을 만들면 됩니다.
3. 완성된 상태 그대로도 맛있지만, 건조기에 넣어 12시간 이상 말려주면 바삭한 식감이 살아납니다.
4. 바닐라 마카룬 반죽에 카카오 파우더 1/2컵을 넣거나, 동그랗게 만든 바닐라 마카룬 볼에 카카오 파우더를 묻혀 건조시키면 초콜릿맛이 나는 카카오 마카룬이 됩니다.

- 아몬드 가루는 물에 불렸다 말린 아몬드를 분쇄기로 갈아 만들거나 시중에 파는 제품을 구입할 수 있습니다.

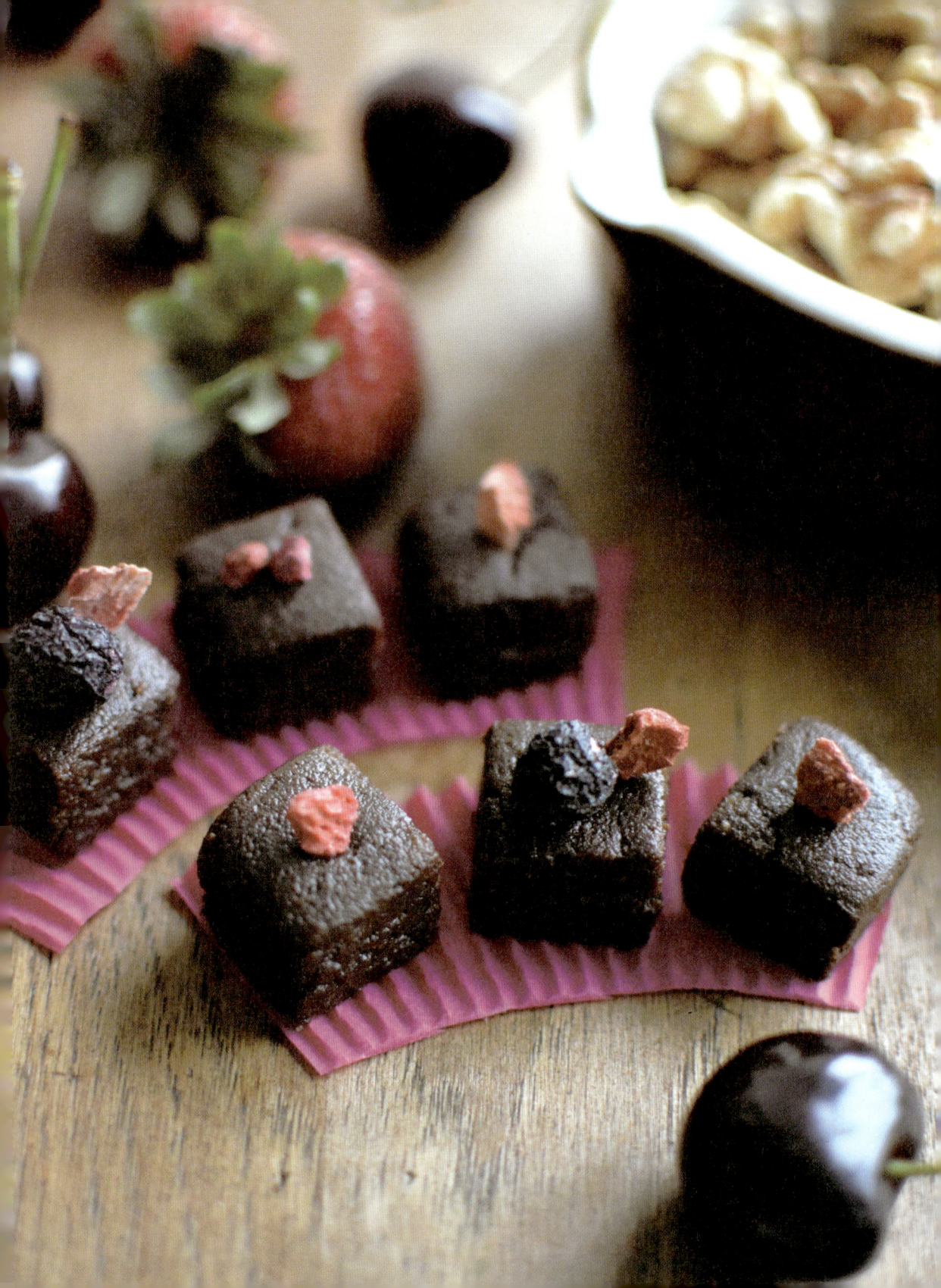

스파이시 호두 브라우니

요리 재료 (가로 세로 18cm 사각 타르트 틀 분량)
호두 2컵, 카카오 파우더 1컵, 고춧가루 또는 칠리 파우더 1티스푼(선택사항), 시나몬 파우더 1티스푼, 곶감 3개, 소금 조금, 물 조금, 바닐라 농축액 조금(선택사항)

만드는 법
1. 곶감과 호두는 4시간가량 미리 물에 불려줍니다.
2. 준비한 호두의 1/2 분량과 나머지 모든 재료를 푸드프로세서에 넣고 곱게 갈아줍니다.
3. 남은 호두를 넣고 호두의 식감이 살아 있을 정도로 푸드프로세서에 다시 한 번 갈아줍니다.
4. 완성된 브라우니 반죽을 무스링 틀에 넣어 케이크처럼 모양을 잡아주세요. 무스링이 없다면 손으로 모양을 잡아주셔도 충분합니다.
5. 틀에 브라우니를 채워넣은 상태에서 정사각형 크기로 적당하게 칼로 잘라주세요.
6. 브라우니 위에 생라즈베리, 생딸기 혹은 건조 딸기 등을 올려주면 색도 예쁘고 맛도 잘 어울립니다.
7. 완성된 상태로 먹어도 맛있지만 건조시켜서 먹으면 식감이 달라져 맛이 색다릅니다.

- 초콜릿맛과 매운맛은 언뜻 보기에는 어울리지 않을 것 같지만 오묘한 조화를 이룹니다. 매운맛이 싫으시다면 레시피에서 고춧가루를 빼시면 됩니다.
- 호두의 씹히는 맛을 좋아하신다면 여분의 호두를 남겨 마지막에 넣어주세요.

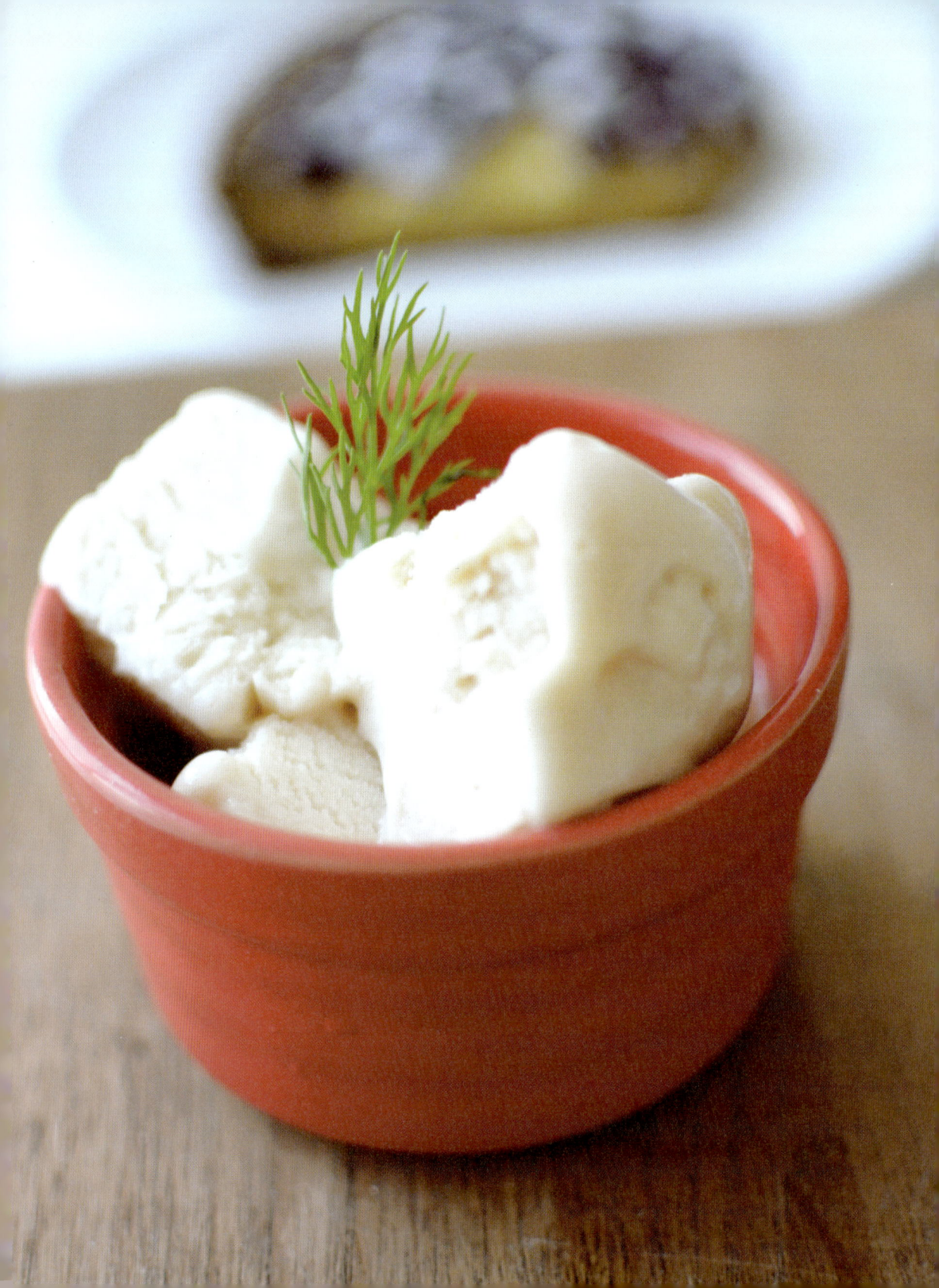

바나나 아이스크림

요리 재료 (1/2컵 혹은 1스쿱 분량)
얼린 바나나 1개, 바닐라 농축액 1티스푼, 시나몬 파우더 1티스푼, 물 조금

만드는 법
1. 바나나는 껍질을 벗기고 한입 크기로 잘라 미리 넉넉히 얼려둡니다.
2. 모든 재료를 믹서기 또는 푸드프로세서에 넣고 아이스크림 같은 식감이 날 때까지 갈아줍니다.
3. 딸기, 블루베리 등 좋아하는 과일을 같이 넣어 갈거나 완성된 아이스크림에 위에 곁들여줍니다.
4. 단맛을 원하시면 아가베 시럽이나 메이플 시럽을 조금 넣어주세요.

- 너트류 섭취량을 조절하기 위해 바나나만을 이용했지만, 캐슈너트를 첨가해주면 아이스크림 식감에 더 가까워집니다. 이를 위해서는 먼저 물에 불린 캐슈너트를 푸드프로세서로 곱게 갈고 난 뒤 얼려주세요. 그리고 바나나와 함께 갈아주시면 됩니다.

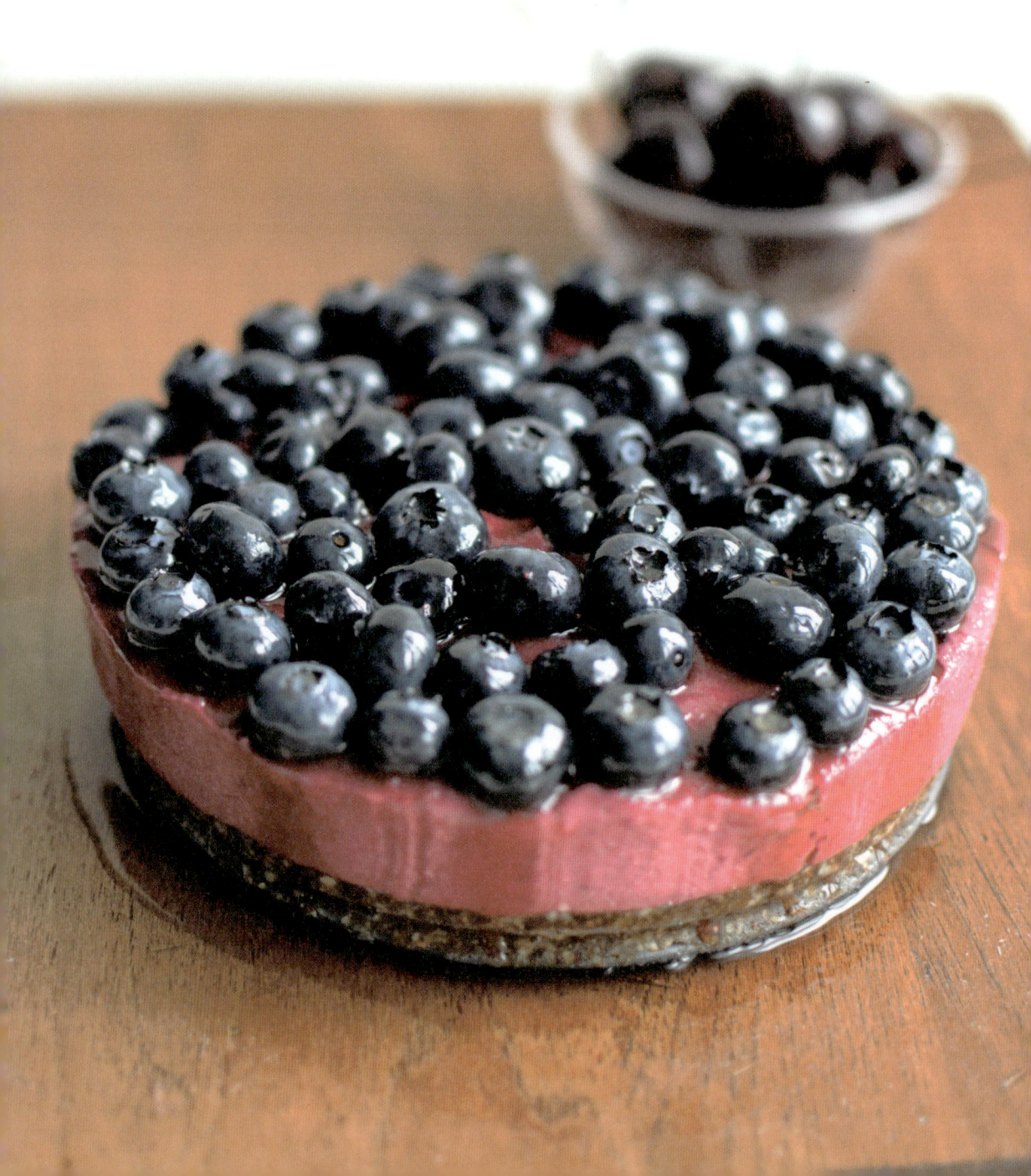

핫핑크 비트 크림 케이크

요리 재료 (8인분)
장식용 라즈베리 또는 딸기

크러스트 재료
물에 불렸다 말린 피칸 또는 아몬드 1컵, 곶감 2개 또는 건포도 1/2컵, 시나몬 파우더 1티스푼, 코코넛 오일 2테이블스푼, 소금 조금

비트 크림 재료
물에 불린 캐슈너트 2컵, 레몬즙 1/3컵, 소이 레시틴 1테이블스푼, 비트 1개(지름 5cm 정도), 코코넛 오일 1/4컵, 아가베 시럽 1/2컵, 바닐라 농축액 1티스푼, 소금 조금

만드는 법
1. 크러스트 재료를 모두 한꺼번에 푸드프로세서에 넣고 부드러운 크림의 느낌이 날 때까지 곱게 갈아주세요.
2. 비트 크림 재료들을 푸드프로세서에 곱게 갈아줍니다.
3. 타르트 틀 바닥에 크러스트 재료를 평평하게 깔아준 뒤 손으로 꾹꾹 눌러줍니다.
4. 크러스트 위에 비트 크림을 채우고 냉동실에 1시간 정도 넣어둔 후에 케이크를 타르트 틀에서 분리해 2~3시간 가량 더 냉동시킵니다.
5. 먹기 전 케이크 위에 좋아하는 과일을 장식해주세요.

- 냉동 상태로 꽁꽁 언 타르트는 먹기 30분 정도 전에 상온에 꺼내두세요.
- 크러스트는 미리 만들어 건조시키고 비트 크림을 넣어 바로 드셔도 맛있습니다.
- 비트 크림은 라즈베리, 딸기 등 신맛 나는 과일과 잘 어울립니다.
- 비트 크림을 이용해 생과일과 비트 크림을 차례로 쌓아 만드는 '과일 파르페'를 만들어 드셔도 좋습니다.

오렌지 초코 케이크

초코 크러스트 재료
물에 불린 아몬드 1컵, 곶감 1개, 카카오 파우더 1/4컵

오렌지 크림 재료
오렌지 껍질 1컵, 물에 불린 캐슈너트 2컵, 코코넛 오일 3/4컵, 아가베 시럽 1/2컵, 생강 조금

만드는 법
1. 아몬드는 8시간, 곶감과 캐슈너트는 약 4시간 정도 물에 불려줍니다.
2. 크러스트 재료들을 모두 푸드프로세서에 넣고 곱게 갈아줍니다. 아몬드가 씹히는 느낌의 좋아하신다면 시간을 짧게 갈아주세요.
3. 캐슈너트를 먼저 푸드프로세서로 곱게 갈아주다가 오렌지 껍질과 생강을 넣고 갈아줍니다. (오렌지는 껍질을 재료로 쓰기 때문에 유기농으로 준비하시면 좋습니다.)
4. 무스 틀에 크러스트를 먼저 채우고 그 다음 오렌지 크림을 채운 뒤 다시 크러스트를 채우고 마지막으로 오렌지 크림을 한 번 더 채워줍니다.
5. 냉동실에 30분 정도 넣어둡니다.

– 부드러운 식감의 케이크인 만큼 꽁꽁 얼리면 맛이 떨어집니다. 너무 많이 얼렸다면 30분 정도 실온에 두면 녹기 시작하므로 조금 기다렸다가 드시면 됩니다.

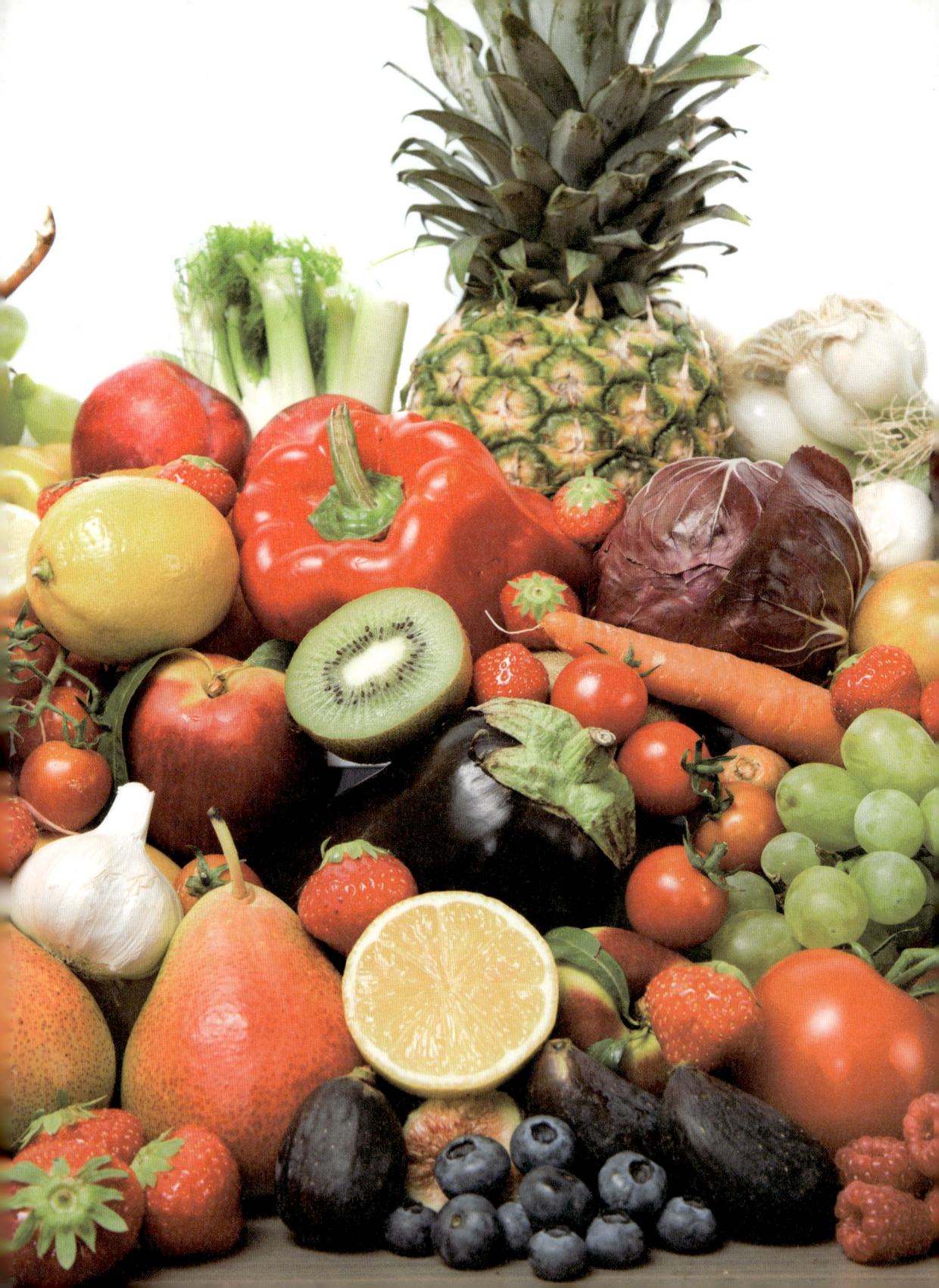

부록

나를 지켜봐 줘! 로푸드 버디 프로젝트

주스 클렌즈 전문가들의 경험담

처음 맛본 로푸드! 놀라움 그 자체

로푸드 뷰티, 홈메이드 마스크팩

푸드 컴비네이션과 로푸드 PH 리스트

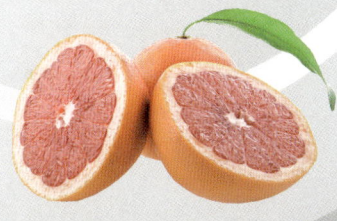

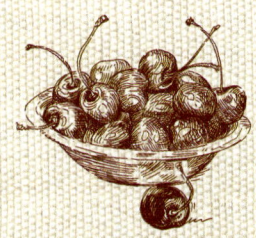

일단 시작해보세요.
완벽하려고 자신을 너무 몰아세우지도 마세요.
다이어트를 하면서 스트레스를 너무 많이 받는다면
진정 자신을 위한 게 아닐 테니까요.
조금씩 느린 걸음이지만 걷다 보면
어느새 멀리 와 있고 변화한 자신을 볼 수 있을 거예요.

나를 지켜봐 줘! 로푸드 버디 프로젝트

혼자 하는 다이어트는 힘들기 마련입니다. 물론 로푸드가 생소한 만큼 다이어트를 할 때 궁금한 점들이 많아 가이드해줄 누군가가 필요하기도 하지만 다이어트를 하는 기간 동안 겪는 어려움을 이야기하고 마음을 나눌 친구도 필요합니다. 특히나 많은 사람이 지켜보면서 응원하고 있다면 약간의 책임감을 느끼면서 다이어트를 유지하는 데 도움이 되지요. '로푸드 버디 프로젝트'는 정해진 기간 동안 다이어트 일기를 블로그에 포스팅하는 시스템입니다. 부족하나마 제가 그 분들의 로푸드 버디(친구)로서 다이어트 기간 동안 하소연도 들어드리고 궁금한 것도 알려드리며 다이어트를 가이드합니다.

체중 문제와 식이장애로 심하게 고생했던 분들이 주로 로푸드 버디 프로젝트에 참여했는데 놀라운 것은 3, 4일 정도 후면 그분들이 내뿜는 에너지가 달라진다는 점입니다. 실제로 많은 분들이 로푸드 다이어트 기간 내내 본인에게 일어나는 변화에 놀라고 행복해하며 체중 감량에 성공하고 있습니다. 여러분보다 먼저 로푸드 다이어트를 경험한 로푸드 버디들의 다이어리를 공개합니다. '러헤븐'은 제 블로그 닉네임이랍니다.

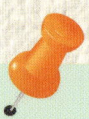

조혜림, 27세, 162cm, 주스 클렌즈 7일 동안 3kg 감량,
주스 클렌즈 이후 총 9kg 감량

요요와의 전쟁.
"뱃살이 생길 틈을 주지 않네요!"

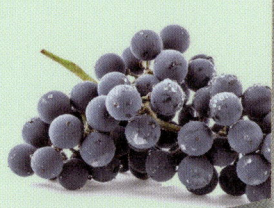

주스 클렌즈를 시작하면서

　제가 의지가 약해서 누군가 옆에서 잡아주지 못하면 다이어트를 시작하기도 전에 겁을 내고 또 중간에 그만두게 돼요. 살 빼는 게 더 중요하다 보니 건강 상태는 무시하며 온갖 다이어트를 해왔어요. 한두 달 만에 10~15kg이 빠지기도 했지만 빠진 체중을 유지하지 못해 두 배로 요요가 오더라고요.

　더 이상은 안 되겠다 싶어 배부르면서도 건강하게 살을 뺄 수 있는 방법을 찾다 로푸드를 알게 됐죠. 그런데 로푸드에 대해 잘 모르다 보니 생채소만 먹었고 곧 화식과 폭식의 유혹이 왔어요. 우연히 러헤븐 님의 블로그를 보고 로푸드의 다양한 요리 메뉴를 접하며 무척 놀랐어요. 세상에 저렇게 맛있어 보이는 게 로푸드라니! 기존 음식을 대체할 수 있는 로푸드 요리가 아주 많았어요.

　7일 동안 주스 클렌즈를 잘할 수 있을까 걱정이 되지만 이번 기회에 용기를 얻어 꼭 성공하고 싶어요. 꼭 성공해서 저처럼 요요와 폭식으로 힘들어하시는 분들께 주스 클렌즈의 효과를 알리고 싶어요.

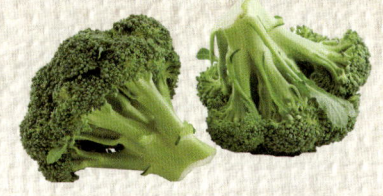

1일 첫날이라 그런지 의욕이 넘쳐요. 오늘 같은 마음이면 매일매일 할 수 있을 것 같아요. 확실히 속이 엄청 편해요. 화식할 때는 많이 먹으면 속이 답답하고 더부룩했는데 로푸드 주스는 배부르게 먹어도 속이 편한 거 있죠.

2일 오늘도 화식의 유혹을 참고 주스로 버텼어요. 가족이 밥을 먹을 때 전 그린 주스를 마셨죠. 신기하게도 그린 주스를 마시면 화식의 유혹을 이기는 게 조금 쉬워져요. 일부러 가족의 저녁식사 시간 맞춰 그린 주스를 마셨답니다. 로푸드 그린 주스는 확실히 배출이 빨라요. 마시고 얼마 되지 않아서 바로 화장실 신호가 오거든요. 화식과 육류 위주로 먹을 땐 화장실을 거르기도 하고 변비도 가끔 있었어요. 로푸드는 속을 바로바로 비워줘요. 그래서 로푸드 하시는 분들이 날씬한가 봐요. 뱃살이 생길 틈을 주지 않네요.

3일 어젯밤부터 오늘 아침까지 정말 신기할 정도로 잠이 확 줄었어요. 오늘 4시 반에 일어나 깜짝 놀랐어요. 졸린데 억지로 일어난 게 아니라 너무 또렷한 정신으로 하루를 시작했어요. 로푸드의 힘일까요?

평소 다이어트 전에는 숙변제거약을 먹었어요. 그런데 주스 클렌즈를 하고 보니 약에 비할 바가 못 되네요. 그린 주스가 꼭 숙변 제거 역할을 해주는 듯한 느낌이 들어요. 약은 자극을 줘서 짧은 시간에 빨리 배출하게 하지만 그린 주스는 천천히 꼼꼼하게 내 몸의 노폐물을 다 배출해주는 것 같아요.

4일 어젯밤에 친구들을 만났는데 난리가 났어요. 피부가 좋아진 걸 느끼긴 했지만 남들이 알아볼 정도는 아니라고 생각했거든요. 친구들이 절 보더니 피부가 많이 깨끗해졌다고 그러는 거예요. 주스 클렌즈 하기 전에는 좁쌀 여드름이랑 울긋불긋하게 올라왔던 것들이 싹 없어졌어요. 친구들한테 로푸드 주스의 효과를 당당히 알리고 왔어요! "아침에 로푸드 주스 마시는 게 피부미인의 지름길이다!" 주스 클렌즈를 하는 보람이 느껴져요.

5일 (별다른 변화 없음)

6일 배고픈 걸 생각하면 길고 긴 6일째지만 피부 변화를 생각하면 기쁜 6일째에요. 내일만 버티면 샐러드를 먹을 수 있네요. 샐러드가 이렇게 그리운 건 처음인 거 같아요. 잠도 잘 자고 주스 클렌즈 이후 아침에 맑은 정신으로 한 번에 일어나요. 숙면하는 느낌이 좋아요.

7일 마지막 날이네요. 러헤븐 님 없이는 시도하지 못했을 거예요. 주스 클렌즈를 해냈다는 게 너무 기뻐요. 진짜 로푸드의 힘을 짧은 시간에 제대로 느꼈어요. 주스 클렌즈 후 바로 화식을 먹으면 안 되니까 로푸드 요리들로 보식 메뉴를 정했어요. 내일은 그린 주스와 그린 베지 수프를 먹으려고 해요.

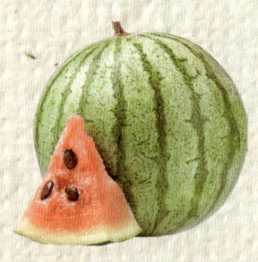

　일주일 전까지는 우울하고 작은 일에도 신경질이 나곤 했는데 주스 클렌즈를 하는 동안 기분이 정말 좋았어요. 긍정의 에너지가 마구 솟아났어요. 특히 저는 피부에 효과를 많이 봤어요. 트러블도 다 없어지고 피부가 깨끗하고 부들부들해요. 가족도 친구들도 피부가 좋아졌다고 말해주니까 주스 클렌즈를 더 열심히 했던 거 같아요. 역시 피부엔 로푸드가 진리!

주스 클렌즈 후 3kg이 빠졌어요. 주스 클렌즈를 하는 동안 운동도 거의 하지 않았고 평소 생활 패턴대로 살았는데 3kg이나 빠지다니 놀라워요. 제가 요요가 여러 번 와서인지 살이 전처럼 드라마틱하게 빠지진 않거든요. 운동도 같이 했더라면 훨씬 더 많이 감량될 것 같아요.

로푸드 식단을 유지하며 장기적으로 건강하고 예쁜 몸을 만들기로 결심했어요. 다신 요요와의 전쟁을 하고 싶지 않거든요. 이번이 마지막 다이어트에요. 요요는 이제 안녕입니다. 이번 주스 클렌즈 기간 동안 용기도 얻었어요. 일주일 해보니까 다음엔 좀 더 쉽게 도전할 수 있을 것 같아요. 주스 클렌즈 후에 로푸드 다이어트 열심히 하면서 올해가 가기 전 한 번 더 주스 클렌즈에 도전할 거예요.

주스 클렌즈 후

하루에 한 끼는 로푸드 메뉴로 식사를 하려고 노력해요. 아침엔 무조건 신선한 과일을 먹고요. 과일을 아침식사로 먹으니 속도 편하고 피부도 좋아지는 느낌이에요! 또 저녁과 아침에 공복 시간을 늘렸더니 속도 편하고 변비가 싹 없어졌어요. 주스 클렌즈 후 수영을 시작했어요.

주스 클렌즈는 로푸드 다이어트를 하기 전에 워밍업으로 자신의 몸을 돌아보는 시간을 마련해주었어요. 다이어트에 지친 많은 분이 로푸드 다이어트로 힘내시길 바랍니다.

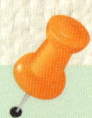

이은지, 22세, 키 165cm, 주스 클렌즈 7일째
62kg에서 5kg 감량. 꾸준히 로푸드 다이어트 후 47kg 유지.

"똥배가 실종됐어요.
너무 쉽게 빠진 거
아닌가요?"

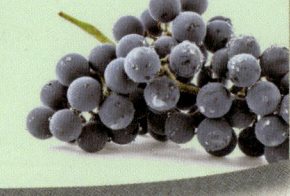

주스 클렌즈를 시작하면서

    3개월 동안 10kg를 감량했지만 불쑥불쑥 찾아오는 밀가루와 정크푸드의 유혹을 이기지 못해 15kg 요요가 왔어요. 폭식으로 정신적 육체적으로 너무 괴로웠지요. 하지만 이번 주스 클렌즈로 불면증, 무기력증, 두통, 여드름 그리고 가장 중요한 체중 감량 효과를 보고 싶어요! 욕심이 많은 것 같긴 하지만 로푸드라면 가능할 거라고 기대해봅니다.

1일   단식.

2일   며칠 전까지만 해도 폭식을 하다 갑자기 속이 텅 비니 허전하긴 하지만 몸이 가볍고 좋아요. 그런데 신기하게 하루 만에 배가 홀쭉해요. 배는 고프지만 기분이 좋네요.

3일   두통이 조금 심해졌어요. 콧물이랑 가래가 생기는 게 감기 기운이랑 비슷해요. 여드름도 더 심해진 것 같아요. 하지만 몸이 독소와 열심히 싸우고 있는 것 같아 뿌듯해요. 평소에 어깨를 많이 써서 어깨랑 등이 좋지 않는데 오늘 유난히 더 아프네요.

4일   오늘 따라 화식의 유혹이 심해서 간식으로 당근을 먹었어요. 두통은 조금 줄었어요. 여전히 밤에 잠은 잘 오지 않지만 주스 클렌즈하기 전이랑은 달라요. 전에는 잠이 오지 않을 때 잡념이 많이 들고 몸도 찌뿌둥하고 아침에 일찍 일어나는 것도 힘들고 피곤했거든요. 어젯밤엔 책을 읽었어요. 정말 집중이 잘되더라구요. 그리고 아침에 알람이 울렸을 때 눈이 바로 떠지는 게 신기해요.

5일   오늘도 어제처럼 화식이 먹고 싶은 건 똑같은데 그린 주스도 같이 생각나더라구요. 이것이 입맛 클렌징의 시작일까요? 그런데 지금 얼굴에 좁쌀 여드름 같은 것들이 생겼어요. 명현 현상이겠죠? 역시 제 몸에 독소가 많이 쌓여 있나 봐요. 이번만큼은 꼭 독소와의 전쟁에서 승리할 거예요!

6일   오늘 역시 화장실도 수월하게 다녀왔어요. 역시 로푸드가 최고라는 생각이 들어요.

7일   아침에 등산 갔다가 온천에 갔는데 깜짝 놀랐어요. 등산도 하고 목욕도 해서 그런지 몰라도 글쎄 몸무게가 5kg이 빠져 있더라구요. 게다가 제 똥배가 실종됐어요! 너무 쉽게 빠진 거 아닌가요? 살이 빠져서 기분이 좋기도 하지만 제가 로푸드를 알고 있다는 사실이 더 기분 좋아요. 절로 춤이 춰질 정도네요. 지금 다이어리를 쓰면서도 흥분돼요. 지난주만 해도 화식으로 짜증나고 의욕이 없었는데 지금은 참 행복하네요.

8일   피부가 촉촉해요. 세안만 하고 아무것도 바르지 않아도 예전처럼 피부가 당기지 않아요. 피부가 수분으로 가득 찬 느낌이에요. 얼굴뿐 아니라 몸까지 부들부들해요.

로푸드 생활을 하면 채소 값으로 돈이 많이 들기도 하지만 대신 병원비, 피부 관리 비용, 화장품 값을 생각하면 오히려 돈을 버는 것 같아요. 원래 주스 클렌즈를 열흘만 하려고 했는데 연장하고 싶다는 생각까지 들어요.

9일   제가 주스 클렌즈를 이렇게 잘하고 있다는 게 뿌듯하고 기분 좋아요. 주스 클렌즈를 하다 보니 로푸드에 대한 공부가 하고 싶어져요. 그래야 주스 클렌즈가 끝나고도 로푸드 식단을 잘 유지할 수 있을 테니까요.

10일   드디어 마지막 10일째예요. 주스 클렌즈 10일 만에 이렇게 몸과 마음에 변화가 올 줄 몰랐어요. 꼭 한 달 정도 지난 것 같은 느낌이에요. 저는 화식의 구렁텅이에 빠져 있으면서 다른 분들이 로푸드 디톡스 하시는 걸 보며 매일 같이 이런 생각만 했어요. '나도 해야 하는데. 내일부터 해야지.' 시작을 해도 작심삼일이었고요. 하지만 이번 로푸드 버디 프로젝트로 성공할 수 있었네요. 러혜븐 님의 고급 정보와 응원 그리고 많은 분의 관심이 큰 힘이 됐어요.

열흘간의 주스 클렌즈로 몸과 마음이 치유된 걸 느껴요. 그리고 로푸드에 대한 더 큰 믿음이 생겼어요. 로푸드는 식이요법 그 이상이에요. 앞으로 화식의 유혹이 왔을 때 잘 참고 이겨낼 수 있을 것 같은 자신감도 생겼어요. 러혜븐 님 감사해요. 러혜븐 님 덕분에 정말 천국에 온 것 같아요. 돈 주고도 살 수 없는 몸과 마음의 건강, 그리고 기운 넘치는 새로운 인생을 선물 받았으니까요.

주스 클렌즈 후

주스 클렌즈를 마친 지 두 달이 지났어요. 주스 클렌즈 후 정말 많은 것이 변했답니다. 우울증은 사라졌고 매일매일이 즐겁고 행복해요. 로 푸드 위주로 식단 유지도 잘 하고 있어요. 무엇보다 드디어 꿈에 그리던 40kg대에 진입했답니다!

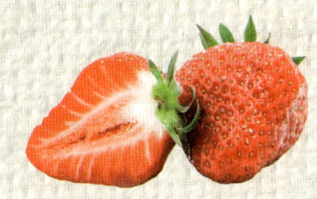

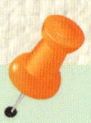

닉네임 '뮤', 32세, 키 168cm 주스 클렌즈 7일 후 몸무게
87kg에서 78kg로 9kg 감량, 보식 한 달 후 총 14kg 감량

"2013년 새해를 주스 클렌즈로 시작했어요!"

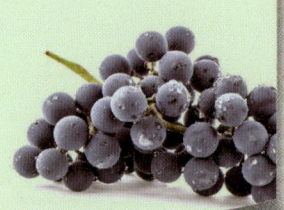

1일 떡국도 포기한 채 2013년을 맞으며 주스 클렌즈를 시작했습니다. 새해를 새로운 기분으로 시작했죠. 24시간 공복도 지켰어요. 오늘 마신 그린 주스는 총 2000ml예요. 주스와 함께 생단호박 2조각을 먹었어요. 저녁에는 주스에 치아씨와 아마씨를 타서 먹었고요. 그린 주스만 마시다 보니 탄수화물도 먹고 싶었어요. 바나나를 몇 번이나 들었다 놓았다 했어요.

2일 설사가 나서 주스 양을 줄였어요. 그리고 몸이 차가워지는 것 같아서 주스에 생강과 수삼을 넣었어요. 매일 평균 0.5kg씩 감량하고 있어요. 첫째 날을 보내고 둘째 날 아침이 되니 무려 1.3kg 감소했네요. 격일로 20분 정도 반신욕도 하고 있어요.

5시 : 프로바이오틱스, 물 한 잔
10시 반 : 그린 주스 700ml(케일 한 단, 당근 3개, 녹색 사과 2개, 브로콜리

한 줌, 시금치 한 단)

12시 반 : 그린 주스 500ml(녹색 사과 2개, 당근 3개, 레몬 1개, 케일 반 단)

간식 : 생단호박 슬라이스, 자몽 주스 300ml, 수박 주스 300ml, 마테차

3일 몸무게는 계속 줄고 있어요. 아침에 스트레칭도 할 겸 요가를 하고 샤워하는데 몸이 엄청 가벼웠어요. 첫날부터 지금까지 2kg 감량했고요.

채소 섭취량을 늘리면서 일어난 가장 큰 변화는 아침에 느끼는 컨디션이었어요. 전에는 아침마다 일어나는 게 너무 버겁고 일을 끝내고 집에 오면 숟가락 들 힘도 없는 그런 저질 체력이었거든요. 그런데 로푸드 다이어트를 시작하고 딱 1일 만에 몸이 가벼워지더라구요. 그러다 하루 이틀이 지나면서 체중 감량까지 됐죠.

피부 트러블도 잠잠해졌어요. 제가 여드름 대마왕이었는데 지금은 흉터만 조금 있고 가끔 하나씩 나는 정도에요. 불면증도 없어졌고요. 전에는 자다가 대여섯 번씩 깼거든요. 그런데 주스 클렌즈를 하면서 푹 숙면을 취할 수 있게 됐어요.

삶의 무게와 목표를 어디에 두느냐가 중요하다는 걸 로푸드 다이어트를 하면서 깨닫고 있어요. 예전에는 정말 내 몸에 독이 되는 줄도 모르고, 그렇게 먹는 게 사는 즐거움이라고 생각했거든요. 육체적·정신적 평화와 건강이 가장 큰 삶의 목적이 된 지금이 정말 행복하네요.

5시 : 프로바이오틱스, 물 한 잔

11시 : 그린 주스 700ml(시금치 반 단, 사과 2개, 케일 한 단, 레드 래디시 5알, 당근 3개, 레몬 1개)

간식 : 자몽 주스 300ml, 수박 주스 300ml, 단호박 작은 조각 20개, 헛개나무차, 마테차, 캐모마일차, 레몬차

4일 약간의 유혹이 찾아오긴 하지만 그럴 땐 그냥 따뜻한 차를 한 잔 마시면서 견디고 있어요.

5시 : 프로바이오틱스, 물 한 잔

점심 : 그린 주스 500ml(당근 3개, 양배추 1/4통, 레드 래디쉬 5알, 생강 한 쪽, 케일 한 단)

간식 : 당근 스틱, 고구마 스틱, 캐모마일차, 우롱차, 국화차

5일 까페에서 업무상 미팅을 하는데 아메리카노와 빵이 먹고 싶어서 혼났어요. 제가 먹고 싶은 건 잘 참는 편인데 오늘은 정말 힘들더라구요. 미팅 끝나자마자 뒤도 돌아보지 않고 집으로 와서 목욕하고 자버렸지요.

5시 : 프로바이오틱스, 물 한 잔

아침, 점심 : 그린 주스 500ml(당근 4개, 양배추 1/4통, 케일 한 단, 레몬 1개, 수삼 1개, 생강 한 조각)

간식 : 오이, 토마토, 단호박 스틱, 스파이시 타이차, 레몬차, 캐모마일차

6일 5시 : 프로바이오틱스, 물 한 잔

10~12시 : 그린 주스 500ml(당근 3개, 자몽 1개, 양배추 1/4통, 케일 한 단, 수삼 한 뿌리, 생강 한 조각)

간식 : 당근 스틱, 마테차, 캐모마일차, 레몬차, 녹차

7일 주스 클렌즈를 하면서 여드름이 말끔히 사라졌어요. 제가 천식이 있는데 주스 클렌즈 기간 동안 천식 발작이 한 번도 오지 않았어요. (보통 하루 평균 두 번 이상 스프레이를 사용했거든요.)

처음엔 의욕에 앞서 시작했는데 마지막으로 갈수록 깡으로 버틴 것 같아요. 이렇게 끝마치고 보니 스스로 대견하기도 하고 앞으로 어떻게 건강한 몸을 지켜나갈지 생각하게 돼요. 세상에는 유혹이 참 많잖아요. 로푸드로 몸과 마음과 삶에 감사하고 행복할 수 있게 되네요. 풀 한 포기, 햇빛 한 자락, 차가운 바람과 비, 땅에서 자라는 모든 것들에 감사하는 마음을 얻었어요. 배고픔을 내어 놓고 더 큰 것들을 얻어갑니다.

6시 : 프로바이오틱스, 물 한 잔
아침, 점심 : 그린 주스 600ml(샐러리 4줄기, 케일 한 단, 청경채 2개, 당근 3개, 사과 2개, 레몬 1개, 생강 한 조각)
저녁 : 치아씨 한 컵
간식 : 당근 스틱, 마즙, 캐모마일차, 마테차, 녹차

주스 클렌즈 후

주스 클렌즈 후 약 한 달간 아침에 공복을 유지하고 점심은 주스로, 저녁은 로푸드로 다이어트한 결과 2013년 4월 현재 73kg입니다.

주스 클렌즈는 체중 감량 효과가 커서 좋기도 하지만 하나의 생활 습관으로 받아들이고 평생을 지속한다면 건강하고 예쁘게 살 수 있을 것 같아요. 생각보다 어렵지 않고요. 중간에 잠시 흐트러졌다가도 쉽게 다시 돌아올 수 있으니 여러분도 부담스럽게 생각하거나 시작을 두려워하지 마세요. 지금 저는 단식 중이에요. 내 몸을 리셋하는 주스 클렌즈를 다시 한 번 시작하려고요!

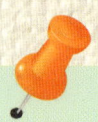

윤영은, 30대 후반,
주스 클렌즈 4일 만에 2kg 감량

"주스 클렌즈는
붓기를 싹 빼줘서
좋아요."

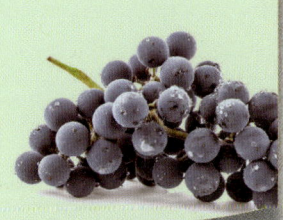

　저는 1월 말부터 3월 초까지 약 3, 4일 정도씩 총 네 번 주스 클렌즈를 했어요. 처음 주스 클렌즈를 할 때는 한 번만 해야지 했는데 몸이 가벼워지는 특유의 느낌에 또 하게 되더라구요.
　12시 전에는 공복을 유지했고 그 다음에 주스를 마셨어요. 보통 케일을 많이 넣었고 레몬과 사과 1/4쪽도 넣었어요. 추가로 봄동이나 시금치 등을 넣었고요. 대략 700~1000ml 정도 되는 주스를 아침에 한 번 만들어서 3시 정도까지 나눠 마셨어요. 3시 이후에는 허브차나 디톡스 요기차를 많이 애용했죠. 당분은 적고 디톡스 효과가 좋다는 자몽도 먹었어요. 차를 마실 때는 카카오가 85% 이상 함유된 다크초콜릿을 조금씩 먹기도 했죠.
　주스 클렌즈를 해보면 첫날은 그럭저럭 지나가는데 둘째 날이 항상 힘들었어요. 몸이 반응해오는 과도기 같아요. 대신 2, 3일째만 잘 넘기면 몸이 달라지는 걸 느끼게 되니까 주스 클렌즈를 견디기 조금 더 쉬워져요.

처음 주스 클렌즈 4일 만에 2kg을 감량했어요. 그런데 체중 감량을 떠나 일단 몸의 붓기가 싹 빠지니까 체중계 숫자와 상관없이 기분이 좋더라구요. 또 군살이 빠지는 느낌을 받았어요. 피부가 매끈해졌고요. 식사량도 줄었어요.

로푸드 다이어트를 경험하다 보니 몸을 무겁게 하는 음식과 가볍게 하는 음식, 그리고 음식이 몸에 들어가고 배출되는 것을 머리가 아닌 몸으로 느끼게 됐어요. 음식에 대한 관념 자체가 바뀌었다고 할까요? 하지만 사회 생활을 위해 일반식을 피할 수도 없으니 앞으로는 어떻게 지혜롭게 식생활의 균형을 찾아갈지가 숙제로 남아 있네요.

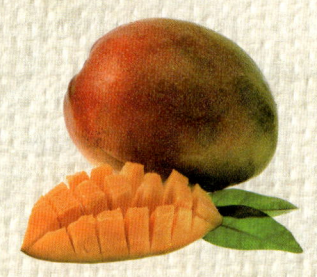

정경○, 34세, 주스 클렌즈 10일, 보식 4일,
78kg에서 72kg으로 총 6kg 감량.

"우리 남편이 달라졌어요!" 만성피로와 체중 감량을 동시에!

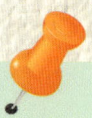

저는 전형적인 30대 직장인이 그렇듯 만성피로가 워낙 심했습니다. 운동할 시간은 없고 사무실에 앉아 일하는 시간이 많은데다 주로 밖에서 식사를 하다 보니 체중이 급격히 늘었고, 급기야 몸에 맞는 양복이 하나밖에 없는 사태까지 이르렀죠. 주스 클렌즈를 하게 된 건 만성피로 해결과 체중 감량, 이 두 가지 이유가 가장 컸습니다. 막연하게나마 '디톡스'를 한 번은 해줘야 할 것 같은 느낌도 컸어요.

직접 주스를 만들어주는 고마운 아내 덕분에 다른 분들에 비하면 훨씬 주스 클렌즈가 수월했습니다. 아침 출근 전에 그린 주스를 한 잔 마시고 회사에서 먹을 주스를 챙겨 집을 나섰습니다. 평소 같으면 동료들과 식사를 했을 텐데 주스 클렌즈 기간에는 집에서 싸온 주스와 멜론으로 점심을 대체했습니다.

총 주스 클렌즈 기간은 10일이었고 보식을 4일 했습니다. 처음엔 1주일을 계획하고 시작했지만 살 빠지는 재미가 쏠쏠해 10일까지 늘렸습니다. 보식을 철저히 해서 거의 2주간 로푸드 다이어트를 한 셈이죠.

러헤븐 님이 매일 같이 밀착 가이드를 해주셔서 궁금한 것들을 바로바로 물어볼 수 있었어요. 녹색 잎을 많이 먹는 게 중요하다고 해서서 케일, 콜라드그린, 시금치 등 녹색 잎채소 위주로 만든 주스를 마셨고 특히 밀싹이 효과가 좋다고 해 밀싹도 종종 주스에 넣었습니다. 당근, 사과, 레몬, 자몽으로 만든 주스도 먹었고 배출 효과가 좋다는 멜론도 매일 먹었습니다.

보식 기간 동안은 주스 클렌즈를 할 때 제한했던 과일을 먹기 시작했습니다. 녹색 잎채소에 딸기와 바나나 등 각종 과일을 넣어 그린 스무디를 만들어 먹었죠. 그리고 주스 클렌즈 기간 동안 운동은 전혀 하지 않았습니다. 사실 초반에 힘이 좀 없어서 운동할 기운이 없더라구요. 주스 클렌즈 중반쯤 후부터는 운동을 하지 않아도 살 빠지는 게 보이니 운동할 생각이 들지 않았던 것도 사실입니다. 만약 운동도 병행했다면 체중 감량 효과가 더 좋지 않았을까 생각합니다.

주스 클렌즈를 하면서 초반에 속이 많이 메스꺼웠고 두통이 있었지만 이런 증상은 곧 사라지더군요. 주스 클렌즈로 78kg이던 몸무게가 72kg으로 줄어 6kg이 빠졌습니다. 2달이 지난 현재까지 요요 현상은 없습니다. 피로감도 몰라보게 줄어들었고요. 단기간에 효과가 눈에 띄게 좋다 보니 일단 3일째 고비만 잘 넘기면 끝까지 하게 되는 것 같습니다.

로푸드 다이어트를 시작하시려는 분들에게 주스 클렌즈를 강력히 추천합니다. 다른 다이어트와 비교해 비교적 다이어트하기가 쉽고 체중 감량 효과도 커서 다시 한 번 할 수 있겠다는 마음이 들더군요. 주스를 만드는 게 조금 귀찮고 먹고 싶은 음식을 먹을 수 없다는 게 힘들긴 하지만, 주스를 배불리 먹다 보면 배고픔이 사라져 그 어떤 다이어트보다 하기가 수월하실 겁니다. 그리고 무엇보다 주스 클렌즈 후 관리만 잘하면 요요가 쉽게 오지 않아 더 좋답니다.

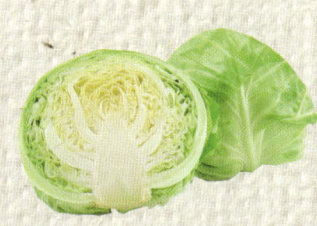

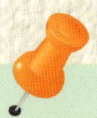

네이버 아이디 Shyhis, 23세, 158cm,
58.5kg에서 3kg 감량 후 현재 55.5kg

얼렁뚱땅
30일 반쪽
로푸드 다이어트

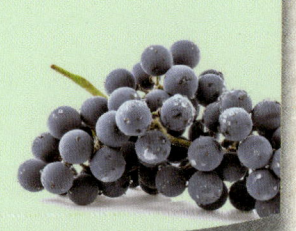

　로푸드 다이어트를 시작한 지 오늘이 약 35일째에요. 30일로 계획했던 주스 클렌즈를 마쳐야 하는데 왠지 아쉬워서 끝내고 싶지 않아요. 50일 이상 계속 하게 될 것 같아요. 저는 100% 완벽하게 주스 클렌즈를 하지는 못했어요. 사실 50% 정도만 로푸드였죠. 중간 중간 화식을 먹었거든요. 심지어 중국 코스 요리를 먹거나 크림 스파게티에 돈까스를 먹은 날도 있고 닭갈비를 먹기도 했어요. 과자와 아이스크림을 폭풍 흡입한 날도 있었고요. 그럼에도 체중이 줄고 무엇보다 로푸드 다이어트를 시작하기 전에 비해 식사량이 확연히 줄었어요. 아직은 정크푸드를 먹기도 하지만 횟수도 예전처럼 많지는 않아요.

　완벽하게 한 건 아니지만 그래도 주스 클렌즈를 하고 있다는 게 어디에요? 예전에는 다이어트할 때 식단에서 조금이라도 엇나갔다 싶으면 망했다 생각하고 바로 접었거든요. 그런데 로푸드 다이어트는 마음의 여유를 갖고 하니까 좋네요. 공복이 익숙해지고 배고픈 걸 참는 능력도 생겼어요. 그러다 보니 어느덧 한 달을 넘기고 지금도 계속하고 있답니다.

며칠 전에는 믹서기랑 건조기도 샀어요. 본격적으로 로푸드를 해보려고요. 친구가 저에게 묻더라고요. 이제 며칠 뒤면 주스 클렌즈 끝나는데 기계 사서 뭐하느냐고요. 그래서 친구에게 말했어요. 주스 클렌즈가 끝나도 로푸드를 그만 둘 수는 없다고요.

저는 제가 채식주의자가 될 수 없다는 걸 알아요. 로푸드만 먹고 살 수는 없을 것 같아요. 하지만 로푸드를 만난 이상 이제는 로푸드와 떨어질 수가 없네요. 요즘 야식이 먹고 싶거나 정크푸드에 손이 가려할 때 제 안에 있는 또 다른 자아가 속삭여요. '먹으면 안 돼!' 그래서 고민하고 절제하게 되네요. '로푸드 천사'가 제 마음속에 있나 봐요.

러헤븐 님의 조언대로 전날 과식하면 다음날은 공복을 유지했어요. 그럼 배변이 좀 수월하더라고요. 전날 많이 먹었으니 잠시 '단식' 해야겠다는 생각, 예전 같으면 생각도 못할 일이죠. 배고프면 먹고 입이 심심해서 또 먹고 하던 저에게 끼니를 거르는 건 상상도 못할 일이었어요.

주스 클렌즈를 시작하며 처음으로 단식을 하던 날, '나도 정말 할 수 있구나!' 라는 자신감이 생겼고, 러헤븐 님과 로푸드 버디님의 응원에 힘입어 여기까지 올 수 있었어요. 그동안 힘든 점이 너무 많았어요. 완벽하게 주스 클렌즈를 하고 싶었지만, 제대로 하지 못해서 정말 아쉬웠고요. 하지만 완벽을 추구했더라면 여기까지 오지도 못했을 거예요. 참 아이러니하죠?

이제는 로푸드를 마음 독하게 먹고 해야 하는 일시적인 다이어트가 아닌 일상으로 받아들이려고 해요. 로푸드를 하면서 냉장고에 채소가 많아졌고, 인스턴트 음식은 쳐다보지도 않게 됐어요. 음식을 대하는 태도도 달라졌고요.

사실 주스 클렌즈를 하기 전에는 공복이 무서웠고, 배고픈 게 짜증이 났어요. 다이어트를 해야겠다는 생각을 할 때면 '내가 할 수 있을까?' 라는 의문이 몇 번이고 머릿속에 떠올랐고요. '맛있는 걸 먹으면 기분 좋으니까'라는 단순한 이유로 패스트푸드와 인스턴트 식품을 먹고 스트레스를 푼다며 폭식을 일삼아 사랑하는 제 몸을 병들게 했어요. 지금 보니 그동안 음식의 노예처럼 살아왔었네요.

이제는 음식을 먹을 때 내 몸에 어떤 작용을 할지 생각하고, 정말 나를 위하는 음식인지 판단하고 먹어요. 음식에 대한 자제력이 생겼고, 공복을 즐기면서 진정한 미식을 깨닫고 있어요.

운동도 하지 않고 화식도 했는데 살이 빠졌어요. 좀 더 잘하지 못한 아쉬움이 크게 남네요. 다음번에는 좀 더 수월하고 완벽하게 할 수 있을 것 같아요. 로푸드는 마치 자동차 브레이크나 내비게이션 같아요. 가끔 화식을 하며 폭식을 하려는 저를 막아주고, 인스턴트 음식과 패스트푸드를 먹더라도 다시 로푸드로, 내 몸에 좋은 음식으로 돌아올 수 있게 해줘요. 주스 클렌즈가 끝난다고 해도 로푸드는 제 일상이 될 거예요.

주스 클렌즈를 하면서 진정으로 나를 사랑하는 방법을 깨닫게 됐고 내 몸을 소중히 하면서 살고 있어요. 로푸드 다이어트를 시작하시려는 분들께 말씀드리고 싶어요. "일단 시작해보세요. 완벽하려고 자신을 너무 몰아세우지도 마세요. 주스 클렌즈를 하면서 스트레스를 너무 많이 받는다면 진정 자신을 위한 게 아닐 테니까요. 조금씩 느린 걸음이지만 걷다 보면 어느새 멀리 와 있고 변화한 자신을 볼 수 있을 거예요." 로푸드가 주는 마음의 평화를 더 많은 분이 누릴 수 있길 바랍니다.

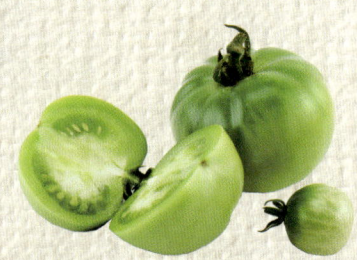

주스 클렌즈 전문가들의 경험담

4장에서 소개한 셀마 헤이엑 외에도 주스 클렌즈를 극찬하는 사람은 많아요. 주스 클렌즈를 장시간 경험한 전문가들이 말하는 주스 클렌즈의 좋은 점에 대해 알아볼까요?

페니 쉘톤, 최장 주스 클렌즈 기간 92일

"로푸드 채소와 과일로 만든 주스는 몸의 PH 밸런스를 맞춰 몸에 생기는 무쿠스(점액)를 배출하게 해줘요. 몸에 쌓인 독 성분과 지방 배출을 도와주기도 하죠. 주스 클렌즈는 내 몸에 대해 제대로 알 수 있는 아름다운 경험이었어요. 한 모금 한 모금 주스를 마실 때마다 건강이 좋아지는 걸 느꼈죠. 이보다 더 좋은 방법은 없을 거예요."

제이 코디치, 최장 주스 클렌즈 기간 2년

"주스 클렌즈를 하면서 경험한 최고 장점은 식습관 개선이었어요. 가공 식품으로 가득 찬 잘못된 식습관을 로푸드 채소와 과일 위주 식단으로 바꿔보라고 권하고 싶어요. 오감이 살아나고 깊은 내면에서부터 숨을 쉬게 되면서 자연을 진심으로 이해하고 느낄 수 있게 되죠. 그리고 체중 감량과 피부 개선 효과 역시 빼놓을 수 없는 부분이에요."

칼라 덜린, 최장 주스 클렌즈 기간 60일

"주스 클렌즈를 알기 전, 가공 식품과 독성이 가득한 음식을 먹던 그

시절로 돌아간다는 건 상상하기조차 힘들어요. 주스 클렌즈의 최대 장점은 다시 태어난 듯 몸이 '리셋' 된다는 점이에요. 우리 몸의 소화 시스템에 휴식할 수 있는 시간을 주면서 진정한 힐링이 가능해져요. 만약 여러분이 로푸드 채소와 과일이 가진 힘을 알게 된다면 절대 로푸드를 알기 전으로 돌아갈 수는 없을 거예요."

엔도 이마, 최장 주스 클렌즈 기간 92일

"주스 클렌즈를 하면 몸 안의 노폐물이 배출되고 세포가 클렌징되면서 세포의 재생 능력이 높아진다고 해요. 효과가 너무 좋아서 92일까지 기간을 연장하게 됐어요. 몸 내부를 완전히 클렌징하고 싶었거든요. 92일간의 주스 클렌즈를 경험했기에 더욱 강도 높은 디톡스 프로그램도 거뜬히 소화할 수 있는 자신감이 생겼어요. 가장 효과를 본 건 감정적인 부분이에요. 완전히 새로운 사람으로 바뀌었거든요. 앞으로도 92일간의 주스 클렌즈를 한 번 더 도전하려고 해요."

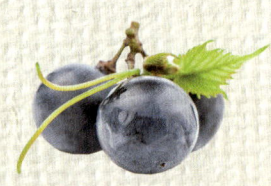

처음 맛본 로푸드! 놀라움 그 자체

먹어보기 전까지는 막연하기만 한 로푸드 음식을 처음 접한 사람들의 반응을 모아봤습니다. 여러분도 로푸드의 세계에 한번 빠져보세요!

- 최명화

처음으로 맛본 로푸드는 피자와 초콜릿이었어요. 정말 신기했죠. 무엇보다 불을 사용하지 않고 만들었다는 점이 신기하고 좋았어요.

로푸드 피자는 어쩜 치즈가 들어간 것도 아닌데 피자맛이 날까요? 아몬드로 만든 치즈를 처음 먹었을 때 그 맛을 잊을 수가 없네요. 정말 고소했어요! 더 먹고 싶은 그런 맛이요! 피자 도우는 밀가루 대신 보리와 아마씨 가루를 이용해서 만든 만큼 피자를 먹고 난 후 더부룩한 느낌이 나지 않아 좋았어요. 그리고 로푸드 초콜릿! 정말 맛있어요. 초콜릿 안에 아몬드 가루와 페퍼민트 농축액이 들어가서 더 맛있었어요. 더구나 100% 카카오로 만든 데다 설탕은 전혀 들어가지 않은 건강한 초콜릿이잖아요! 달달한 게 땡길 때 로푸드 초콜릿 하나 입에 넣어주면 행복해요.

- 신수영

처음 맛본 로푸드는 현미 초코볼이었어요. 생현미가 좋다는 건 알고 있었지만 생으로 먹기는 어쩐지 부담스럽던 참에 로푸드 현미 초코볼을 맛보게 됐어요. 생현미를 불려 만든 거라고 말하기 전까지는 현미가 들어간 줄도 몰랐답니다. 생현미를 씹는 느낌이 거의 나지 않았거든요. 로푸드 초코볼은 시간도 많이 걸리지 않고 손쉽게 만들 수 있어 직장인인 저에게 고마운 레시피랍니다. 미리 만들어놓고 아침마다 먹고 있어요.

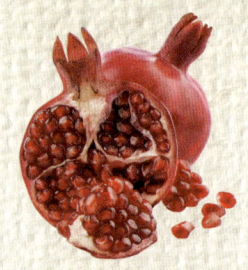

- 장희정

　로푸드를 알기 전까지 제일 싫어하는 채소가 당근이었어요. 당근은 절대 입에도 대지 않았죠. 그런데 지금은 제일 좋아하는 채소가 당근이 되었어요. 처음 맛본 당근 주스의 맛을 잊을 수가 없어요. 당근과 사과와 레몬으로 만든 주스였는데 어쩜 그런 맛이 나는 거죠? 아주 맛있어서 아껴먹을 정도랍니다.

- 고유석

　초대를 받아 로푸드 요리를 처음 맛보았어요. 저는 워낙 식사량이 많은지라 내심 로푸드로 배가 차려나 싶었죠. 로푸드가 어떤 음식을 말하는지도 몰랐고 그저 채소 모듬 정도일 거라고 상상했어요. 그런데 준비된 로푸드 요리들을 보고 깜짝 놀랐죠. 메뉴가 굉장히 풍성하고 다양했거든요. 햄버거를 워낙 좋아해서 자주 먹곤 하는데 먹으면서 항상 마음이 불편했어요. 먹을 땐 맛있지만 먹고 나면 확실히 속도 불편하거든요. 그런데 로푸드 버거는 달랐어요. 먹을 때도 맛있지만 먹고 나서도 불편한 느낌이 없었죠. 햄버거이긴 한데 신선하면서도 먹고 난 후 속이 가볍다고 할까요? 로푸드 햄버거 패티랑 로푸드 소스가 만들어내는 조화가 특별한 맛을 이루는 것 같아요.

- 네이버 아이디 Sisj222

　　가장 처음으로 맛보았던 로푸드 음식은 그린 스무디였어요. 일단 한 잔 마셔봤는데 제가 생각했던 그런 녹즙의 느낌이 전혀 나지 않고 정말 맛있는 거예요. 뭐랄까, 내 몸속 세포가 살아나는 느낌이 들었어요. 그 전에는 오렌지 주스나 포도 주스를 사먹다가 건강을 신경 쓰면서부터 시중에 파는 채소 주스를 사 먹곤 했지만 아무리 친해지려고 해도 친해질 수가 없었어요. 하지만 그린 스무디는 '이거 채소로 만든 거 맞아?'라는 생각이 들 정도로 정말 맛있어요.

- 네이버 아이디 Annynuri

　　저의 첫 경험은 코코넛 마카룬이었어요. 계속 식단을 조절하고 있는 상태라 초콜릿을 몇 개월간 입에 대지 못하고 있던 상태였는데 로푸드 초콜릿을 맛봤을 때 얼마나 감격스럽던지 몰라요. 입에 감기는 단맛과 카카오의 향을 느끼며 입꼬리가 주욱 올라갔죠.

- 네이버 아이디 Suns47

　　로푸드는 발상의 전환으로 호기심을 일으키는 음식이에요! 확실히 색달라요. 문화적인 충격이랄까요? 매일 먹는 음식들을 완전히 다른 관점에서 접해볼 수 있다는 충격 말이죠. 특히 디저트요! 특히 여자들은 맛도 중요하지만 모양과 색감도 중요하게 생각하는데 로푸드 디저트는 이런 부분까지 충족시켜줘서 정말 환상이었어요!

　　로푸드는 지루하지 않다는 장점이 있어요. 모든 음식을 굽거나 튀기고 쪄먹을 줄만 알았는데 효소를 살리기 위해 건조기를 쓰다니 놀라운 발상의 전환이었어요 그렇다 보니 자연스레 자연에도 관심을 갖게 됐구요. 그린 스무디는 생채소와 과일을 갈아 만든다니 어쩐지 궁합이 별로인 듯 했지만 생각보다 괜찮았어요.

- 김기희

로푸드 스낵이나 달콤한 디저트는 매력이 넘쳐요. 이상한 가공 식품 대신 맛있는 케일칩을 먹을 수 있잖아요. (케일칩을 처음 먹고 정말 놀랐어요. 감자칩보다 더 맛있는데 살찔 염려도 적다니 일석이조잖아요.) 뿌리채소칩, 달달한 로푸드 쿠키나 칩, 케이크, 타르트 등등 안심하고 맛나게 먹을 수 있는 디저트가 있다는 게 신기하고 감사했습니다.

- 네이버 아이디 Lizcho

결혼이 2주 앞으로 다가왔는데 회사가 너무 바빴어요. 남들은 결혼 전에 피부 관리도 받는다는데 피부 관리는커녕 잠잘 시간도 부족해 얼굴이 말이 아니었죠. 그러던 중 로푸드가 단기간에 살도 빼주고 피부도 좋아지게 해준다는 걸 알게 됐어요. 긴급 조치를 해야겠다는 마음에 그린 주스를 마셨죠. 그린 주스 덕분에 결혼식 당일 화장도 잘 받고 예쁜 신부가 되었답니다.

로푸드 뷰티, 홈메이드 마스크팩

'먹지 마세요, 피부에 양보하세요' 라는 광고 카피를 기억하시나요? 몸에 좋은 로푸드 재료들이 피부에도 좋은 건 너무 당연하겠죠?

로푸드 재료들 중 팩으로 만들면 좋은 것 중 하나가 아보카도입니다. 아보카도는 비타민 C, 비타민 E, 미네랄이 풍부해 안티에이징 효과가 뛰어납니다. 또 지방 함유량이 높아 모이스처라이징 기능도 있어 피부가 건조해지는 것을 막아주죠. 특히 피부가 건조하신 분들에게 아보카도가 효과적입니다.

내 몸에 잘 맞는 음식이 있듯 본인의 피부 타입에 따라 나에게 잘 맞는 팩도 한번 찾아보세요.

재료 (2~3회분)

1. 기본 아보카도 팩 : 아보카도 반 개, 생꿀 2테이블스푼
2. 카카오 아보카도 마스크팩 : 아보카도 반 개, 생카카오 파우더 1테이블스푼, 생꿀 2티스푼
3. 아보카도 시위드 마스크팩 : 아보카도 반 개, 해조류(물에 불린 다시마, 톳, 김 등) 1테이블스푼, 생꿀 2티스푼
4. 스피루리나 팩 : 생알로에 3테이블스푼, 스피루리나 파우더 1테이블스푼, 생꿀 1테이블스푼
5. 바나나 코코넛 마스크팩 : 바나나 1개, 엑스트라버진 코코넛 오일 1테이블스푼, 생꿀 1테이블스푼

만드는 법

1. 포크로 아보카도를 잘 으깨줍니다.
2. 으깬 아보카도를 나머지 재료와 잘 섞어주고 10~20분 정도 팩을 해주면 됩니다.

 Tip

- 아보카도 시위드 마스크는 물에 충분히 불린 해조류와 아보카도, 생꿀을 푸드 프로세서로 갈아서 만드시면 됩니다.
- 다시마로 만든 팩은 보습과 노폐물 제거에 효과적입니다.

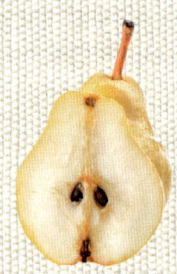

푸드 컴비네이션과 로푸드 PH 리스트

	과일	건조 과일, 너트류, 씨앗류	콩류	탄수화물	동물성 단백질	기타
푸드 컴비네이션 법칙 적용	다른 음식과 섞지 말고 빈속에 먹을 것. 단, 생녹색잎 채소와는 어울림	모든 생채소와 어울림	모든 생채소, 익힌 채소와 어울림	모든 생채소, 익힌 채소, 아보카도와 어울림	모든 생채소, 익힌 낮은 전분성 채소와 어울림	대부분의 음식과 어울림
강알칼리성이면서 수분 함유량이 높음	수박, 멜론, 레몬, 사과, 배, 베리류					생코넛 워터, 생코코넛 미트, 생채소, 마늘, 생강, 허브, 양념류
약알칼리성이거나 수분 함유량이 높음	바나나, 아보카도	서양 대추, 건조 과일, 헴프씨로 만든 우유		아보카도, 발아시킨 곡물류		
중성 (산성도 알칼리성도 아님)		씨앗류(참깨, 해바라기씨, 헴프씨 등), 너트류, 너트 버터	발아시킨 콩과 식물, 렌즈콩, 완두콩, 콩류		생염소 우유, 생염소 치즈	
약산성이면서 건조한 상태				익힌 호박, 익힌 고구마, 익힌 곡물류 (수수, 퀴노아, 메밀)	살균한 염소 치즈, 일반 생치즈 (소젖으로 만든), 생선, 달걀	
강산성이면서 건조한 상태				현미, 통밀	살균된 소젖으로 만든 치즈 (모짜렐라, 파마산, 리코타), 쇠고기, 가금류	와인, 카카오 함량 80% 이상 다크 초콜릿

출처 : Natalia Rase & Doris Choi, 《The Fresh Energy CookBook》, Skirt, 2013.

맺는 글

생활 방식과 식습관
개선을 위한 제안, 로푸드

네이버 블로그에서 제 닉네임은 '러헤븐(Raw Heaven)' 입니다. 로푸드에 흠뻑 반해 여기저기 알리는 것으로도 모자라 블로그를 시작했고 나름 고심해서 이름을 지었지요. 로푸드 다이어트 후 즐거운 하루하루를 보내며 이런 게 '천국' 이 아닐까 싶었으니까요.

누구든 건강해지고 싶다거나 살을 빼고 싶다는 말을 꺼내면 저도 모르게 눈을 반짝이며 로푸드 이야기를 들려주게 됐습니다. 그렇게 뉴욕에 사는 지인들은 하나둘 씩 집안에 주서기와 믹서기를 들여놓기 시작했지요.

워킹맘으로서 아들 쌍둥이를 키우는 친한 동생이 로푸드로 건강을 회복해보겠다며 '도깨비방망이' 로 그린 스무디를 만들어 먹는 모습이 안쓰러워 주서기를 사서 보내준 적이 있습니다. 아무래도 주서기든 믹서기든 처음부터 기계를 덜컥 들여놓기가 쉽지 않으니까요. 그린 주스를 먹기 시작한지 하루 만에 피부가 좋아진 것 같다고 너스레를 떠는 동생을 보며 그 어떤 선물을 했을 때보다 기뻤습니다. 책에서 다루진 못했지만, 출산과 육아에 지쳐 있는 엄마들에게 로푸드를 권하고 싶은 마음도

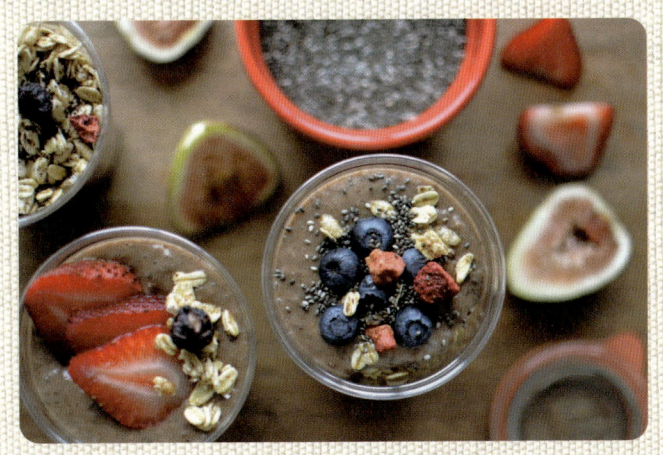

있었으니까요.

　로푸드 다이어트는 '생활 방식'이자 '식습관'입니다. 그래서 제가 사는 뉴욕의 스튜디오에서 일정 기간 숙박을 함께 하며 로푸드를 체험해보는 '로푸드 하우스' 프로그램을 시작하게 됐습니다. 함께 지내다보면 자연스럽게 로푸드가 생활에 녹아들게 된답니다. 아침에 일어나서 주스를 마시고 과일을 먹는 일은 습관이 되어가고, 언제 봐도 예쁜 녹색잎과 색색의 파프리카, 새싹들로 만든 샐러드는 점심, 저녁 끼니의 주인공이 됩니다. 그리고 다양한 로푸드 요리를 배우러 오신 만큼 앞서 소개해드린 다양한 로푸드 메뉴들로 풍성한 저녁식사를 합니다. 요리하는 내내 "맛있어요. 신기해요. 이런 요리라면 로푸드 100%도 어렵지 않겠어요!"를 연발하며 좋아하시는 모습을 보면 정말 기분이 좋습니다.

　로푸드가 체중감량 효과가 워낙 좋고, 더 많은 분들께 편안하게 다가가기 위해 다이어트 콘셉트로 글을 써내려가긴 했지만 사실 몸이 아픈 분들께 로푸드를 소개해드리고 싶은 마음이 큽니다. 오랜 시간 당뇨로 고생하시고, 대부분의 당뇨 환자분들이 그렇듯 만성신부전증이 찾아와

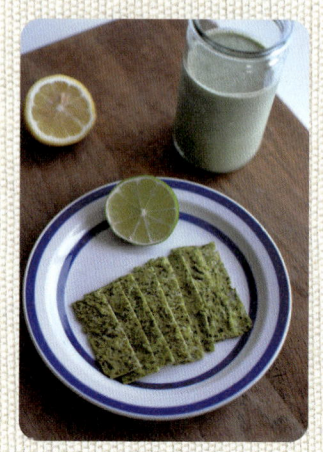

　신장 투석과 신장 이식의 기로에 서 계시기도 했던 아버지 때문이기도 해요. 아버지와 함께 병원을 찾아 진료를 받으며 음식 조절은 어떻게 해야 할지 물었을 때 돌아오는 대답은 '싱겁게 드세요'가 다였습니다.

　5분 동안 상담을 하기 위해 오랜 시간 진료실에서 대기하고 있는 환자들을 보며 이분들의 식단은 어떨까, 식습관의 변화로도 몸이 달라질 수 있다는 얘기를 해주는 사람이 주변에 있을까 싶어 마음이 무거웠습니다. 아예 대기실에 자리를 잡고 앉아 그분들께 식습관과 로푸드에 대해 알려드리고 싶은 마음이 굴뚝같았지요. 대기실 한켠에서 밀싹즙을 짜드리고 싶기도 했고요. 그때부터 로푸드에 대해 보다 진지한 마음으로 공부하고 접근하게 된 것 같습니다. 제가 의사가 아닌 이상 몸이 아프신 분들께 로푸드를 소개하는 일이 조심스럽긴 하지만, 로푸드를 통해 건강을 되찾은 분들이 미국에는 이미 많답니다.

　마지막으로, 우리 아이들이 어린 시절부터 로푸드를 접하게 되길 바랍니다. 뉴욕시 공립학교의 매 끼니 식단에는 반드시 채소와 과일이 들어가야 하고 샐러드 바를 제공합니다. 뉴욕 공립학교 급식 총 책임자이

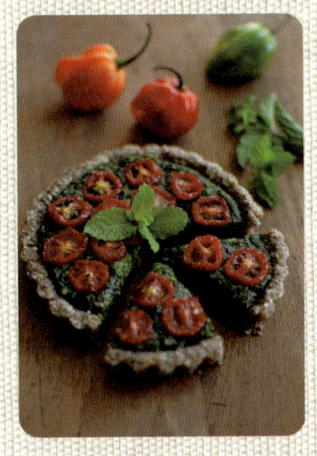

자 현재 제가 공부하고 있는 대학원에서 멘토의 인연으로 만난 오브리언과 함께 뉴욕시의 한 공립학교를 방문했을 때 아이들이 샐러드 바에서 채소와 과일을 원하는 만큼 담는 모습을 보며 기쁘기도 하고 한편으론 부럽기도 했습니다.

이렇게 말씀드리고 보니 다이어트 책을 써놓고, 온 국민이 로푸드 식사를 하면 좋겠다는 이야기를 하는 것 같네요. (사실 제 속마음은 그렇기도 합니다.) 제가 처음 블로그를 시작한 때에 비하면 로푸드를 알고 계시는 분들이 많아져서 참 기쁩답니다. 아무쪼록 이 책을 통해 더 많은 분들께서 로푸드의 특별함을 경험하면서, 자유롭고 건강한 삶을 누릴 날을 기대해봅니다.

참고문헌

Alissa Cohen, 《Living on Live Food》, Cohen, 2004.
Alissa Cohen, 《Raw Food for Everyone: Essential Techniques and 300 Simple-to-Sophisticated Recipes》, Avery Trade, 2011.
Ani Phyo, 《Ani's Raw Food Essentials: Recipes and Techniques for Mastering the Art of Live Food》, Da Capo Lifelong Books, 2012.
Ann Wigmore, 《The Sprouting Book: How to Grow and Use Sprouts to Maximize Your Health and Vitality》, Avery Trade, 1986.
Dr. Douglas N. Graham, 《The 80/10/10 Diet》, FoodnSport Press, 2006.
Dr. Edward Howell, 《Enzyme Nutrition》, Avery Publishing Group, 1995.
Dr. John Mansfield, 《The Six Secrets of Successful Weight Loss》, Hammersmith Health Books, 2012.
Harvey Diamond, Marilyn Diamond, 《Fit for Life》, Grand Central Life & Style, 2010.
Judita Wignall, 《Going Raw: Everything You Need to Start Your Own Raw Food Diet and Lifestyle Revolution at Home》, Quarry Books, 2011.
M.D. Joel Fuhrman, 《Eat For Health》, Gift of Health Press, 2008.
M.D. Joel Fuhrman, 《Eat to Live》, Little, Brown and Company, 2011.
M.D. Joel Fuhrman, 《Super Immunity: The Essential Nutrition Guide for Boosting Your Body's Defenses to Live Longer, Stronger, and Disease Free》, HarperOne, 2011.
Matthew Kenney and Sarma Melngailis, 《Raw Food/Real World: 100 Recipes to Get the Glow》, William Morrow Cookbooks, 2005.
Michael F. Roizen (Author), Mehmet C. Oz (Author), 《YOU: On A Diet Revised Edition: The Owner's Manual for Waist Management》, Scribner, 2009.
Mimi Kirk, 《Live Raw: Raw Food Recipes for Good Health and Timeless Beauty》, Skyhorse Publishing, 2011.
N.W. Walker, 《Pure and Simple Natural Weight Control》, Norwalk Press, 1981.
N.W. Walker, 《Raw Vegetable Juices》, Health Research, 2003.
Natalia Rose, 《Detox 4 Women》, HarperCollins, 2009.
Sarma Melngailis, 《Living Raw Food: Get the Glow with More Recipes from Pure Food and Wine》, William Morrow Cookbooks, 2009.
Susan Powers, 《Rawmazing Desserts: Delicious and Easy Raw Food Recipes for Cookies, Cakes, Ice Cream, and Pie》, Skyhorse Publishing, 2013.
Susan Powers, 《Rawmazing: Over 130 Simple Raw Recipes for Radiant Health》, Skyhorse Publishing, 2012.
Victoria Boutenko, 《12 Steps to Raw Foods: How to End Your Dependency on Cooked Food, North Atlantic Books》, 2007.
Victoria Boutenko, 《Green for Life: The Updated Classic on Green Smoothie Nutrition》, North Atlantic Books, 2010.
Victoria Boutenko, Elaina Love and Chad Sarno, 《Raw and Beyond: How Omega-3 Nutrition Is Transforming the Raw Food Paradigm》, North Atlantic Books, 2012.
마쓰이 지로 지음, 정은경 옮김, 《아침밥 절대로 먹지마라》, 펜하우스, 2009.
모리 미치요 지음, 허요하 옮김, 《생채식의 기적》, 한국자연건강회, 2009.
신현재 지음, 《춤추는 효소》, 도서출판 이채, 2010.
와타나베 쇼 지음, 김기준 편역, 《서식건강법에 의한 현대병에 도전》, 홍익재, 2000.

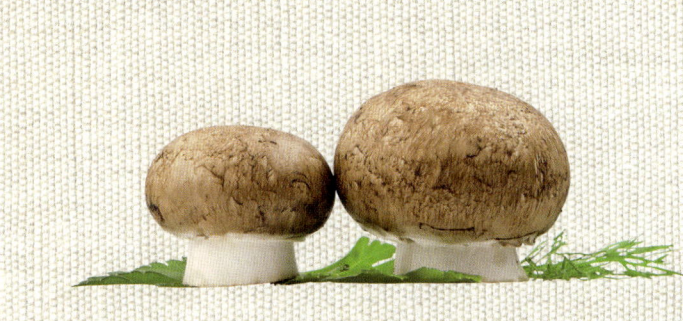

로푸드
다이어트

초판 1쇄 인쇄 · 2013년 9월 6일
초판 1쇄 발행 · 2013년 9월 13일

지은이 · 경미니

펴낸이 · 이종문(李從聞)
펴낸곳 · 국일미디어

편집기획 · 송인국, 김미화, 홍지은, 김숙연, 한송희
디자인 · 이희욱, 강찬숙
영업마케팅 · 김종진, 이진석, 정아민
교육사업부 · 임상국
관리 · 최옥희, 장은미
제작 · 유수경

등록 · 제406-2005-000025호
주소 · 경기도 파주시 교하읍 문발리 파주출판문화정보산업단지 507-9
영업부 · Tel 031)955-6050 l Fax 031)955-6051
편집부 · Tel 031)955-6070 l Fax 031)955-6071

ⓒ 2013 경미니
이 책의 저작권은 저자와 국일미디어에 있습니다. 서면에 의한 저자와
출판사의 허락 없이 이 책에 실린 글이나 그림의 무단전재와 복제를 금합니다.

평생전화번호 · 0502-237-9101~3

홈페이지 · www.ekugil.com (한글인터넷주소 · 국일미디어, 국일출판사)
E-mail · kugil@ekugil.com

값은 표지 뒷면에 표기되어 있습니다.
잘못된 책은 바꾸어 드립니다.

ISBN 978-89-7425-603-6(13510)

2016년 도서목록

국일미디어 | 국일증권경제연구소 | 책이있음 | 국일아이

출간 즉시 베스트셀러

한 평짜리 방에서 6만 평, 50억 가치의 땅 부자되다

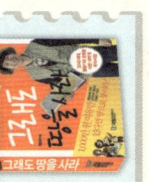

대한민국에서 부자가 되고 싶다면 땅을 사라!

평생 울금 쟁이돼도 절대 부자가 될 수 없다. 평생였금을 받을 수 있는 땅이 쉽게 기 투자시장이 답이다. 이 책에서 대박땅 꾼의 과감한 땅 투자법을 권한다.

대박땅꾼 전은규의 집 없어도 땅을 사라

전은규 지음 | 408쪽 | 값 18,000원

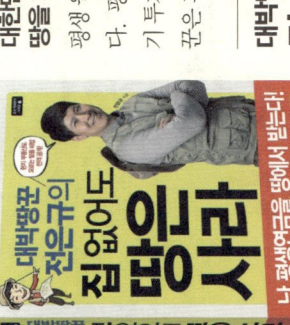

대박땅꾼 전은규의 그래도 땅을 사라

전은규 지음 | 288쪽 | 값 15,000원

부동산 고수만 아는 대박 투자 비결!

다년간의 경험을 바탕으로 토지에 연이어 성공한 대박땅꾼 이 전해주는 대박 땅 투자 비결!

노르웨이 국민소설

촉매살인

한스 올라브 랄룸 범죄 스릴러 시리즈

한스 올라브 랄룸 지음 | 값 13,800원

하나의 살인사건이 또 다른 살인사건으로 이어진다

살인사건의 발단이 되는 것은 2년 전 발생한 연인의 실종사건이다. 1968년과 1970년을 오가며 전개되는 이 소설은 과거의 나치주의자들, 젊은 공산주의자들, 그리고 정부기관까지 개 계층의 용의자 그룹을 통해 사건의 진실에 다가간다. 정치적 시선과 인간 심리의 내면이 버무려진 무거운 내용 속에서, 오히려 앞날의 희망과 낙관주의를 느낄 수 있다.

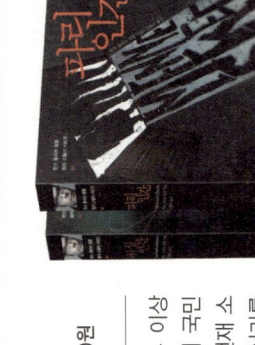

파리인간·위성인간

한스 올라브 랄룸 지음 | 각 권 값 13,800원

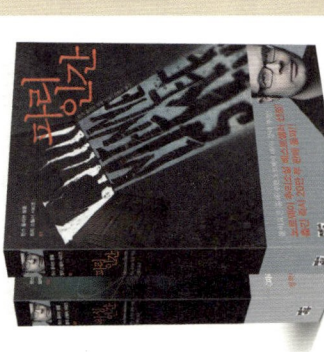

인구 460만의 노르웨이에서 20만 부 이상이 팔리며 추리 붐을 일으킨 노르웨이 국민 소설 시리즈다. 평범한 청사년 18세 천재 소녀가 이끄는 범죄 스릴러로 인간의 심리를 교묘하게 파고들어 가면서 범인을 색출하는 과정을 그렸다.

아동문학 베스트셀러

명탐정 셜록 홈즈 1~10권

아서 코난 도일 지음 | 각 권 값 10,000원

어린이의 상상력과 논리력을 키우는 원작에 가장 가까운 「명탐정 셜록 홈즈」 시리즈

세계적인 작가 아서 코난 도일의 작품을 어린이의 눈에 맞춰 재구성한 「명탐정 셜록 홈즈」. 명탐정 셜록 홈즈와 그의 친구인 왓슨의 추리를 통해 논리력과 추리력, 그리고 판단력을 키울 수 있다.

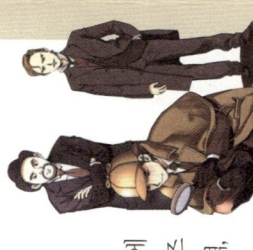

셜록 홈즈와 헤치안 사건·셜록 홈즈와 베일에 가린 탐정·셜록 홈즈와 엉킨 실타래

데이비드 스튜어트 데이비스 지음
각 권 값 12,800원

셜록과 왓슨이 숨겨진 모험 이야기

'런던' 셜록 홈즈에 소속된 셜록 홈즈의 권위자 데이비드 스튜어트 데이비스의 셜록 홈즈 페스티시 시리즈, 셜록과 왓슨의 기괴하고도 스릴 넘치는 모험!

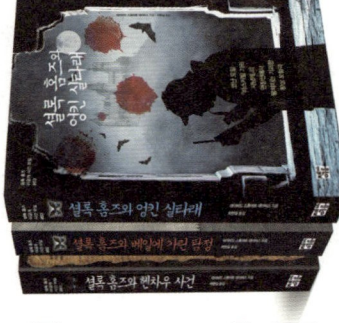

국일출판사는 책을 만드는 곳이 아니라 꿈을 만드는 곳입니다.
전화: (02)2237-4523 | 팩스: (02)2237-4524

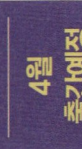

4월 출간예정

지금 이 순간을 살아라 고민하지 않는다

이허기 나오키 지음 | 224쪽 | 12,800원

"내 안의 고민과 어떻게 맞설 것인가?"
응급현장에서 삶과 죽음에 맞서온 의사의
인생을 후회 없이 살아가는 법

언제 닥칠지 모르는 불행을 생각할 시간에
지금 당장 눈앞에 있는 행복을 즐기자!
집착하지 않고 욕심내지 않으며
지금 이 순간을 사는 것이 정답이다.

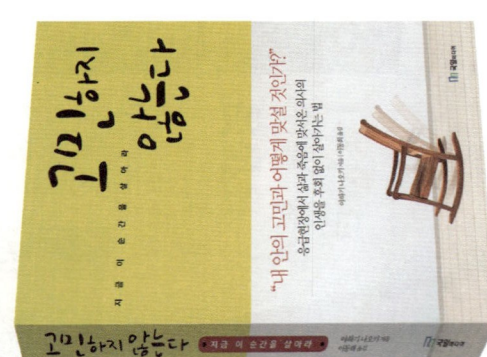

자기계발 스테디셀러

무지개 원리

차동엽 지음 | 408쪽 | 값 14,800원

150만 독자에게 희망을 심어준 초장기 베스트셀러!

꿈을 성취한 사람들의 성공 요인에서 일곱 가지 공통 원리를 찾아내어 '무지개 원리'라는 이름으로 정리했다. 하는 일마다 다 잘 되게 하는 '무지개 원리'라는 이름으로 정리했다. 전면 개정으로 완전히 새로워진 이번 세 번째 무지개들을 보내온 다양한 이전들 반영했으며, 무지개 원리 일곱 가지가 확실히 심어지도록 구성을 바꾸어 집중 설명했다.

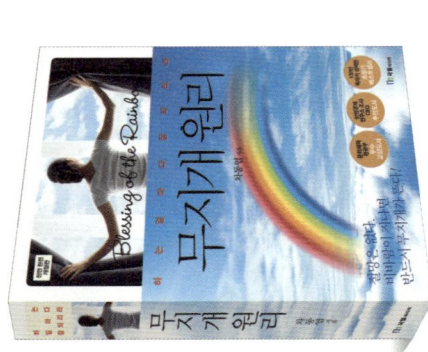

어린이 무지개 원리

차동엽 · 구경분 지음 | 200쪽 | 값 10,800원

꿈을 이루는 마법의 주문이 필요해!

학교와 교실을 배경으로 친구들과의 관계, 선생님과의 관계 등 다양한 일상 이야기를 담고 있다. 책 속의 아이들이 무지개 원리로 변화하는 모습을 보면서 이 책을 읽는 어린이들은 자연스럽게 자신의 꿈에 대해 생각하게 되고, 꿈을 이루기 위해서 어떻게 행동해야 할지 깨달을 수 있다.

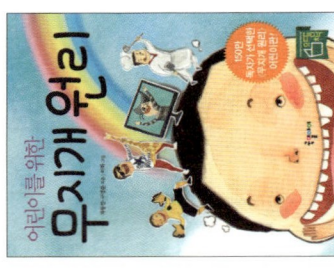

대한민국 브랜드 파워 대상 수상

스스로 미래를 찾게 해주는 진로 · 직업체험 학습만화

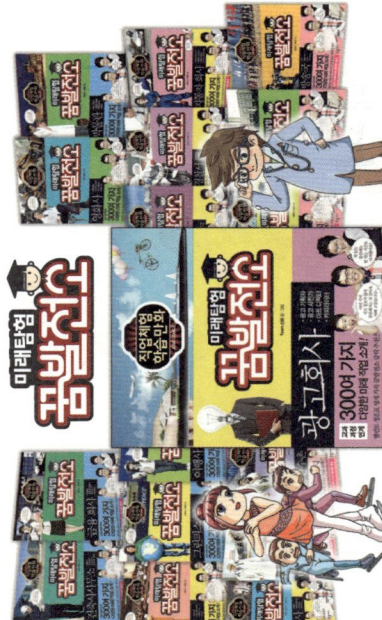

지식경제부 · 국가브랜드위원회 · 한국디자인진흥원 후원,
머니투데이 주관 '대한민국 브랜드파워 대상' 기업 선정

서울특별시교육청 직업 체험 선정업체

"미래탐험 꿈발전소는 꿈나무들에게 직업의 가치와 정보를 친절하게 설명하고 있다. 이 책을 읽고 많은 꿈나무들이 멋진 꿈과 희망을 얻게 되길 바란다."
— 문용린(서울대학교 교육학과 명예교수, 전 서울시 교육감, 전 교육과학기술부 장관)

30권 세트 | 값 330,000원(월권연속도로 구매 가능합니다. 낱권 값 11,000원)

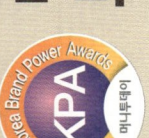
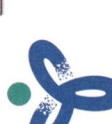

초장기 베스트셀러

대한민국 드림헬퍼 이자성의 연작 시리즈
300만 부 돌파! 독자들의 현명한 선택

꿈을 생생하고 구체적으로 그린다
당신도 최고의 인생을 누릴 수 있다!

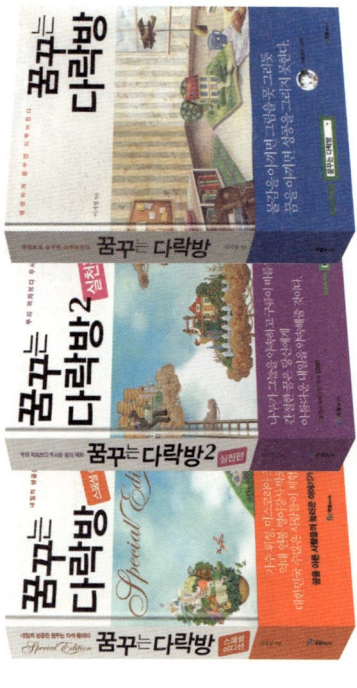

꿈꾸는 다락방 이지성 지음 | 각 권 값 13,500원

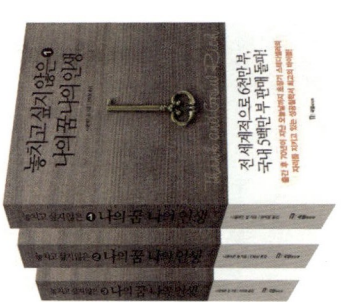

동지고 싶지 않은
나의 꿈 나의 인생 ①②③

나폴레온 힐 지음 | 각 권 값 13,500원

**전 세계적으로 6천만 부,
국내 5백만 부 판매 돌파!**

성공철학의 가장 나폴레온 힐이 평생 연구한 자신의 성공이론을 읽기 쉽고 현실에 적용하기 편하게 정리했다. 출간 이래 수많은 사람을 성공으로 이끈 자기계발 필독서.

마음이 '똑' 쉽게 부러지는 시대
단단하게 '나'를 지키는 방법

자기계발 베스트셀러

부러지지 않는 마음

사이토 다카시 지음 | 224쪽 | 값 12,800원

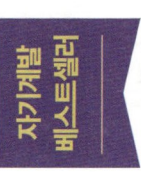

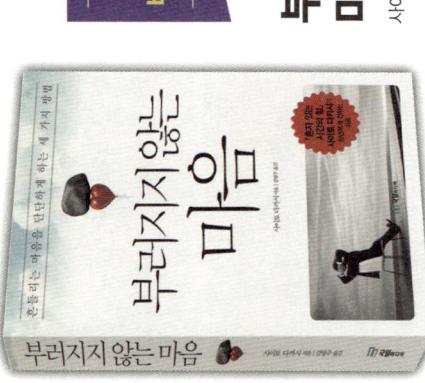

여기서 톡, 저기서 톡 마음이 부러진다

요즘 우리는 마음이 '똑' 하고 쉽게 부러지는 시대를 살고 있다. 왜 이렇게 약해진 걸까? 이 책의 저자인 사이토 다카시는 이런 세상 속에서 좌절하지 않으려면 인연을 소중히 여기고 사람과 깊이 사귀어야 한다고 조언한다. 확고한 자존감과 자기 긍정이 있다면, 마음은 쉽게 부러지지 않는다고 말한다. 이 책에서는 작은 일에도 쉬이 부러지는 마음을 인연의 끈으로 단단하게 엮어, 현실에 굳건히 발을 디디고 스스로 지탱할 수 있는 세 가지 방법을 제시한다. 내 인연이 굳건해서, 내 인연이 사람들에게 둘러싸여 있으면 자연히 마음이 단단해질 수 있다.

과거를 바꾼다, 맞춘다, 인정한다,
그만두지 않는다
인생을 가치있게 가꾸는 마음가짐!

과거를 후회할 시간이 있다면, 미래를 걱정할 여유가 있다면, 지금부터 무엇을 할지 어디에 갈지 누구와 만날지 하고 싶은 일을 상상해봅시다.
이런저런 상상의 나래를 펴는 동안에 나를 괴롭혔던 고민거리는 어느새 사라져 보이지 않게 됩니다. 당신의 인생에 가치 없는 사건이나 에피소드는 하나도 없습니다. 시간 저편으로 사라져버린 고민거리조차도 언젠가는 즐거운 이야 깃거리로 삼을 날이 오겠지요. – 본문 중에서

1 소유하지 않기	• 소유한 물건이 많아지면 자유롭지 못합니다. • 우리를 괴롭히는 집착을 버립시다.
2 연연하지 않기	• 행복도 불행도 받아들이기 나름입니다. • 인연 하나가 커지면 독점다면 새로운 인연이 생깁니다.
3 외곬으로 믿지 않기	• 모든 사람의 의견이 독점다면 이 세상을 살기 어렵습니다. • 매일 살아가는 삶 자체가 수행입니다.
4 걱정하지 않기	• 자신을 객관화해서 보면 스트레스가 사라집니다. • 배울 점이 있기에 이별도 좋은 공부입니다.
5 지금 이 순간을 살아라	• 시점을 바꾸면 즐거움이 보입니다. • 이 세상에서 수행하는 우리는 모두 배우는 중입니다.

초장기 베스트셀러

과자, 내 아이를 해치는 달콤한 유혹 1, 2
안병수 지음 | 각 권 값 11,000원

알고서는 먹을 수 없는 불편한 진실 눈을 크게 떠라! 안전한 가공식품은 없다!

이 책은 생활습관병을 부르는 가공식품의 실체를 밝힌다. 영양가는 없으면서 적은 공부량으로 공부감이 해소되는 식품인 정크푸드가 하나같이 당 지수가 높으면서 각종 첨가물이 무자별 사용된 식품이라는 점을 비롯해 설탕을 마수로 치부하는 중적적인 내용이 고스란히 담겨 있다.

인간이 만든 위대한 속임수 식품첨가물
아베 쓰카사 지음 | 211쪽 | 값 10,000원

만든 사람은 절대 먹지 않는 식품이 이면

일체 최고의 첨가물 실력자였던 저자가 회사를 그만둔 이유는 자신과 자신의 가족 역시 소비자였음을 깨달았기 때문이다. 이 책은 자판 아니라 가공식품, 삼각김밥, 샌드위치 등에도 포함된 첨가물에 대해 지적한다.

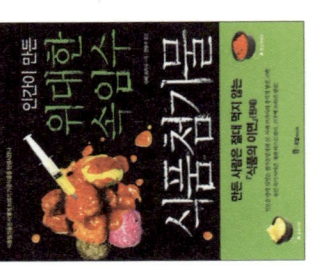

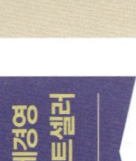

경제경영 베스트셀러

벤저민 그레이엄의 현명한 투자자 (완전개정판)
벤저민 그레이엄 지음 | 679쪽 | 값 32,000원

시공을 뛰어넘는 투자의 고전

증권투자자의 아버지이자 가치투자가 벤저민 그레이엄의 역작 『현명한 투자자』(1949년)에 미국의 투자 저널리스트이 제이슨 츠바이크의 생생하고 풍부한 시장 사례와 보석 추가된 완전판. 현대 투자자들에게 고전이 지니고 있는 통시대적 메시지를 깊이 있게 수 있는 새로운 즐거움을 준다.

전설로 떠나는 월가의 영웅
피터 린치 외 지음 | 472쪽 | 값 23,000원

미국 월가의 영웅, 피터 린치의 투자이론서

가치있게도 무시하고 개별기업의 가치에에 주목했던 피터 린치. 13년 동안 2,000만 달러를 무려 660배에 달하는 132억 달러로 불린 그가 이 책에 자신의 투자이론을 낱낱이 밝혀놓았다.

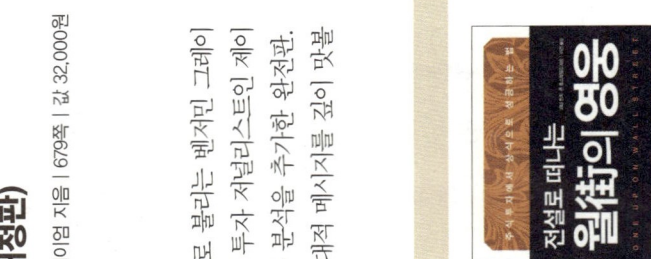

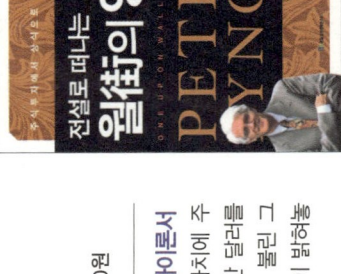

출간 즉시 베스트셀러

주식 초보자가 가장 알고 싶은 101가지 이야기
권정태 지음 | 360쪽 | 값 16,000원

주식투자 입문 한 권으로 끝내자!

주식투자의 경험이 있는 주식 초보자들이 실제로 궁금해하는 내용을 중심으로 101가지 주제를 설정해 이해하기 쉽게 설명한 책. 주식투자를 하고 싶지만 무엇부터 시작해야 하는지 모르거나, 주식투자를 해보았지만 기초부터 다시 탄탄히 다지길 원하는 이들이라면 주식투자에 관한 효과적인 지식을 얻을 수 있다.

Start! 왕초보 주식투자
전인구 지음 | 368쪽 | 값 16,000원

주식 초보를 위한 가장 쉽고 간단한 입문서

주식은 정말 위험하기만 한 것일까? 우리는 일확천금의 욕심을 버리고 장기간 안정적인 부를 축적하기 위한 공부를 해야 한다. 한 방을 노리는 무리수가 아니라 진짜 투자 고수가 되어보자.

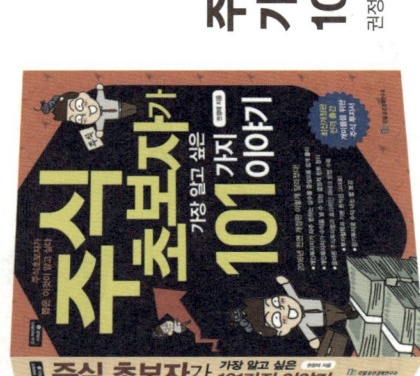

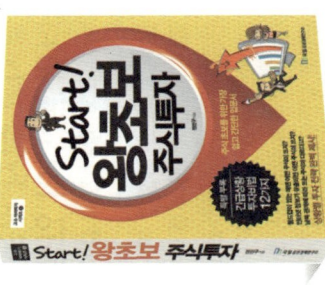